# Klinische Anästhesiologie und Intensivtherapie
Band 35

Herausgeber:
F. W. Ahnefeld  H. Bergmann  C. Burri  W. Dick
M. Halmágyi  G. Hossli  E. Rügheimer
Schriftleiter: J. Kilian

E. Rügheimer (Hrsg.)

# Anästhesie für Operationen im Kopfbereich

Unter Mitarbeit von
F. W. Ahnefeld, H. Bergmann, M. Brandl, A. Brandts, M. Buchfelder,
I. Danhauser-Leistner, K. Decker, A. Deller, W. Dick, R. Fahlbusch, H. Götz,
H. Grimm, M. Halmágyi, J. Helms, V. Hempel, D. Heuser, G. Hossli,
J.-P. Jantzen, J. Kilian, P. P. Kleemann, G. Kraus, G. K. Lang, M. Lipp,
G. Michelson, G. O. H. Naumann, Th. Pasch, E. Pfenninger, S. Piepenbrock,
E. Rügheimer, K. W. Ruprecht, W. Russ, U. Scheele, N. Schwenzer,
F. Sitzmann, C. Strauss, H. Strauss, A. Thiel, H. Vontin, J. Weindler

Mit 65 Abbildungen und 79 Tabellen

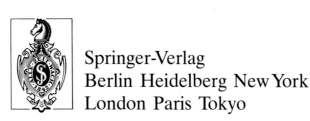

Springer-Verlag
Berlin Heidelberg New York
London Paris Tokyo

ISBN 3-540-18681-6 Springer-Verlag Berlin Heidelberg New York
ISBN 0-387-18681-6 Springer-Verlag New York Berlin Heidelberg

Dieses Werk ist urheberrechtlich geschützt. Die dadurch begründeten Rechte, insbesondere die der Übersetzung, des Nachdrucks, des Vortrags, der Entnahme von Abbildungen und Tabellen, der Funksendung, der Mikroverfilmung oder der Vervielfältigung auf anderen Wegen und der Speicherung in Datenverarbeitungsanlagen, bleiben, auch bei nur auszugsweiser Verwertung, vorbehalten. Eine Vervielfältigung dieses Werkes oder von Teilen dieses Werkes ist auch im Einzelfall nur in den Grenzen der gesetzlichen Bestimmungen des Urheberrechtsgesetzes der Bundesrepublik Deutschland vom 9. September 1965 in der Fassung vom 24. Juni 1985 zulässig. Sie ist grundsätzlich vergütungspflichtig. Zuwiderhandlungen unterliegen den Strafbestimmungen des Urheberrechtsgesetzes.

© Springer-Verlag Berlin Heidelberg 1988
Printed in Germany

Die Wiedergabe von Gebrauchsnamen, Warenbezeichnungen usw. in diesem Werk berechtigt auch ohne besondere Kennzeichnung nicht zu der Annahme, daß solche Namen im Sinn der Warenzeichen- und Markenschutzgesetzgebung als frei zu betrachten wären und daher von jedermann benutzt werden dürften.

Produkthaftung: Für Angaben über Dosierungsanweisungen und Applikationsformen kann vom Verlag keine Gewähr übernommen werden. Derartige Angaben müssen vom jeweiligen Anwender im Einzelfall anhand anderer Literaturstellen auf ihre Richtigkeit überprüft werden.

Druck- u. Bindearbeiten: Druckhaus Beltz, Hemsbach/Bergstr.
2119/3145-543210

# Vorwort

Das Thema „Anästhesie für Operationen im Kopfbereich" ist in der deutschsprachigen Literatur in den letzten Jahren etwas stiefmütterlich behandelt worden. Das mag daran liegen, daß die Augen- und HNO-Heilkunde und die Zahn-, Mund- und Kieferchirurgie als „kleine" Fächer gelten. Wenn man aber die Komplikationsraten der Anästhesie in diesen Operationsgebieten berücksichtigt und sich die vielfältigen Möglichkeiten vor Augen stellt, die neue Pharmaka und neue Techniken gerade für die Tätigkeit in diesen Kliniken bieten, dann muß man diese überkommene Einschätzung revidieren.
In der Neurochirurgie sind die hintere Schädelgrube und die Schädelbasis heute interdisziplinäre Grenzgebiete, die eine enge Zusammenarbeit mit den Fachgebieten Augen- und Hals-Nasen-Ohren-Heilkunde sowie Kieferchirurgie erfordern. Aus diesem Grund wird im vorliegenden Band das anästhesiologische Vorgehen bei Operationen in diesem Gebiet auch aus der Sicht der Neurochirurgie nochmals aufgegriffen, obwohl die Anästhesie in der Neurochirurgie bereits in Band 27 dieser Schriftenreihe aufgearbeitet wurde. Besondere Probleme der Anästhesie bei Operationen an der hinteren Schädelgrube und der Schädelbasis resultieren daraus, daß der Patient in sitzender Position operiert werden muß und häufig in der Nähe lebenswichtiger neuronaler Strukturen operiert wird. Aus den operationstechnischen und topographischen Besonderheiten dieser Eingriffe ergeben sich naturgemäß hohe Anforderungen an das Monitoring. Speziell bei der Suche nach quantifizierbaren Kriterien für den Funktionszustand des Gehirns während der Operation und nach Trauma scheinen sich durch die Anwendung von EEG und evozierten Potentialen Fortschritte anzubahnen.
Bei augenärztlichen Operationen beobachten wir einen Wandel in der Indikation zur Lokalanästhesie. Für zunehmend differenziertere Eingriffe am Auge sind die Operateure auf einen ruhigen Patienten mit absolut ruhiggestelltem Organ angewiesen. Diesen Anforderungen kann in der Regel nur eine Allgemeinanästhesie mit Muskelrelaxation genügen. Problematisch ist dabei neben den durch die Altersstruktur der Patienten bedingten Risiken vor allem der Einfluß von Anästhetika und Relaxanzien auf den intraokularen Druck (bei geschlossenem Auge) bzw. auf das Iris-Linsen-Diaphragma (bei offenem Auge). Hier scheinen neue, kürzer wirkende nichtdepolarisierende Muskelrelaxanzien, beispielsweise das Vecuronium, den intraokularen Druck kaum zu erhöhen. Ähnliches gilt vom Isofluran, das praktisch keine Auswirkung auf den Augeninnendruck haben soll.
In der HNO-Heilkunde geht es neben anderen Fragen um den Stellenwert der Jetbeatmung, die vor wenigen Jahren ihren Ausgang als eine unkonventionelle Technik zur Sicherstellung von Ventilation und Oxygenierung bei diagnostischen und therapeutischen Eingriffen an Larynx und Trachea nahm. Einige Zeit erweckte sie den Eindruck, als könne sie alle bisherigen Beatmungsverfahren ablösen und ersetzen. Die Protagonisten sind inzwischen bescheidener geworden, so daß die Indikationen für die Anwendung der Jetventilation jetzt fest umrissen erscheinen.
Im Zusammenhang mit den Besonderheiten bei kieferchirurgischen Eingriffen und in der zahnärztlichen Chirurgie wird wieder nach dem Stellenwert der Lachgasanalgesie und der Analgosedierung im Verhältnis zur Allgemeinanästhesie gefragt. Im Vordergund steht dabei der Sicherheitsaspekt, unabhängig davon, wer, was und von wem operiert wird. Ein übergreifender Beitrag setzt sich deshalb auch mit den anästhesiologischen Besonderheiten bei Ein-

griffen im Kopfbereich in Praxis und Tagesklinik auseinander, einem Thema, das für die zukünftige Entwicklung in der Anästhesie große Bedeutung hat.

Am Lachgas zeigt sich exemplarisch, daß differenzierter werdende Erkenntnisse über die einzelnen Anästhetika nicht weniger, sondern mehr interdisziplinäre Information und Kommunikation mit den operativen Partnern erfordern, um in jeder Situation für jeden Patienten das für ihn beste Narkoseverfahren auswählen zu können. Lachgas – innerhalb der Anästhesie immer noch das am weitesten verbreitete und am häufigsten angewendete Mittel – galt lange als nahezu ideales, nahezu inertes Anästhetikum, von dem man glaubte, alles zu wissen. Inzwischen hat sich aber gezeigt, daß Lachgas bei Patienten mit kardialer Vorschädigung einen kreislaufdeprimierenden Effekt hat. Noch ein weiteres Phänomen ist relevant: Luftgefüllte dehnbare Hohlräume im Körperinneren expandieren durch Lachgaseinstrom. Bei einer Luftembolie oder ohnehin erheblichen Luftansammlungen kann dies bedeutsam werden und in nicht dehnbaren, nicht drainierten Räumen wie dem Mittelohr zu Druckerhöhungen führen. Eine weitere, die Fachgebiete übergreifende Problematik ist die Senkung der Blutungsneigung durch spezielle Techniken. Erörtert werden in diesem Zusammenhang Vorteile und Risiken bestimmter Anästhesieverfahren, der kontrollierten Hypotension sowie lokal applizierter Vasokonstriktoren.

Das Besondere an diesem Band ist, daß die anästhesiologischen Probleme gemeinsam mit Beiträgen zu den spezifischen pathophysiologischen und operationstechnischen Besonderheiten, Erfordernissen und Wünschen aus der Sicht der Neurochirurgie, der Ophthalmologie, der Hals-Nasen-Ohren-Heilkunde und der Zahn-, Mund- und Kieferchirurgie dargestellt und erörtert werden. Es geht dabei aber um mehr als nur eine gegenseitige Bilanz. Neben der Darstellung des „State of the art" steht aus anästhesiologischer Sicht im Vordergrund, inwieweit heute durch narkosespezifische und adjuvante Methoden auf die operationsbedingten Anforderungen eingegangen werden kann und wo möglicherweise aus weiteren experimentellen und klinischen Untersuchungen Antworten zu erwarten sind.

Allen Teilnehmern an der gleichnamigen Workshopveranstaltung ist zu danken, daß sie ihre Referate im Sinne des didaktischen Konzepts dieser Buchreihe gründlich aufgearbeitet haben. Mein besonderer Dank gilt den Kollegen aus unseren operativen Partnerfächern für ihre Bereitschaft zum interdisziplinären Gespräch im Interesse einer optimalen Versorgung unserer gemeinsamen Patienten. Im Namen der Herausgeber danke ich den Firmen Deutsche Abbott GmbH, Wiesbaden, Janssen GmbH, Neuss, und Drägerwerk AG, Lübeck, für die großzügige Unterstützung der Veranstaltung. Mein Dank gilt schließlich Herrn Kilian für die bewährte Schriftleitung und dem Springer-Verlag für die rasche Produktion dieses Bandes und seine angemessene Ausstattung.

Erlangen, im September 1987 E. Rügheimer

# Inhaltsverzeichnis

Pathophysiologische und operationstechnische Besonderheiten bei Eingriffen an der Schädelbasis aus der Sicht des Neurochirurgen
(R. Fahlbusch, M. Buchfelder und C. Strauss) ................ *1*

Anästhesie bei Eingriffen an der Schädelbasis
(M. Brandl, U. Scheele und J. Weindler) ................ *15*

Neurophysiologisches Monitoring: EEG und evozierte Potentiale
(W. Russ und A. Thiel) ................ *34*

Anästhesie bei der Diagnostik mit bildgebenden Verfahren im Kopfbereich
(H. Götz und Th. Pasch) ................ *51*

Erstversorgung bei Kopf- und Halsverletzungen durch den Notarzt
(H. Grimm und H. Strauss) ................ *62*

Das anästhesiologische Vorgehen bei Hirn- und Gesichtsschädeltrauma
(E. Pfenninger) ................ *74*

Zusammenfassung der Diskussion zum Thema:
„Eingriffe im Bereich der Schädelbasis" ................ *93*

Anästhesie in der Augenheilkunde. Pathophysiologische und operationstechnische Besonderheiten aus der Sicht des Ophthalmochirurgen
(G. O. H. Naumann und G. K. Lang) ................ *104*

Lokalanästhesie in der Ophthalmochirurgie
(K. W. Ruprecht, G. Michelson und G. K. Lang) ................ *121*

Die Wirkung von Anästhetika und Muskelrelaxanzien auf den intraokulären Druck
(J.-P. Jantzen) ................ *143*

Anästhesie bei Eingriffen am Auge
(D. Heuser und K. Decker) ................ *154*

Anästhesie für Augenoperationen bei Kindern
(G. Kraus) ................ *172*

Anästhesiologische Probleme bei Hals-Nasen-Ohren-Operationen aus der Sicht des HNO-Chirurgen
(J. Helms) ................ *188*

Anästhesie für Operationen an Ohr, Nase und Epipharynx
(S. Piepenbrock) ................ *196*

Anästhesie bei Eingriffen an Hypopharynx, Larynx und Trachea
(V. Hempel) ................ *207*

Die Sicherstellung von Ventilation und Oxygenierung bei speziellen diagnostischen und therapeutischen Eingriffen an Larynx und Trachea
(A. Deller) ................ *213*

Zusammenfassung der Diskussion zum Thema:
„Anästhesie in der Ophthalmologie und HNO-Klinik" ................ *222*

Pathophysiologische und operationstechnische Besonderheiten aus der Sicht der Mund-Kiefer-Gesichts-Chirurgie
(N. Schwenzer) ................ *236*

Anästhesie bei kieferchirurgischen Eingriffen
(M. Lipp und P. P. Kleemann) ................ *246*

Anästhesie für die kraniofaziale Chirurgie im Säuglings- und Kindesalter
(I. Danhauser-Leistner) ................ *257*

Möglichkeiten der Schmerzausschaltung in der zahnärztlichen Chirurgie
(F. Sitzmann) ................ *265*

Anästhesie bei Eingriffen im Kopfbereich in Praxis und Tagesklinik
(A. Brandts) ................ *274*

Zusammenfassung der Diskussion zum Thema:
„Anästhesie bei Eingriffen im Mund-, Kiefer- und Gesichtsbereich" ................ *283*

Sachverzeichnis ................ *287*

# Verzeichnis der Referenten und Diskussionsteilnehmer

*Prof. Dr. F.W. Ahnefeld*
Universitätsklinik für Anästhesiologie
Klinikum der Universität Ulm
Steinhövelstraße 9
D-7900 Ulm (Donau)

*Prof. Dr. H. Bergmann*
Ludwig Boltzmann-Institut
für Experimentelle Anaesthesiologie
und Intensivmedizinische Forschung
– Außenstelle Linz –
Krankenhausstraße 9
A-4020 Linz (Donau)

*Priv.-Doz. Dr. M. Brandl*
Institut für Anästhesiologie
der Universität Erlangen-Nürnberg
Maximiliansplatz 1
D-8520 Erlangen

*Dr. A. Brandts*
Keßlerplatz 5
D-8500 Nürnberg 20

*Dr. I. Danhauser-Leistner*
Institut für Anästhesiologie
der Universität Würzburg
Josef-Schneider-Straße
D-8700 Würzburg

*Dr. A. Deller*
Oberarzt an der
Universitätsklinik für Anästhesiologie
Klinikum der Universität Ulm
Steinhövelstraße 9
D-7900 Ulm (Donau)

*Prof. Dr. W. Dick*
Leiter der Klinik für Anästhesiologie
Klinikum der
Johannes Gutenberg-Universität Mainz
Langenbeckstraße 1
D-6500 Mainz (Rhein)

*Prof. Dr. R. Fahlbusch*
Neurochirurgische Klinik mit Poliklinik der
Universität Erlangen-Nürnberg
Schwabachanlage 6
D-8520 Erlangen

*Dr. H. Götz*
Institut für Anästhesiologie
der Universität Erlangen-Nürnberg
Maximiliansplatz 1
D-8520 Erlangen

*Priv.-Doz. Dr. H. Grimm*
Institut für Anästhesiologie
der Universität Erlangen-Nürnberg
Maximiliansplatz 1
D-8520 Erlangen

*Prof. Dr. M. Halmágyi*
Klinik für Anästhesiologie
Klinikum der
Johannes Gutenberg-Universität Mainz
Langenbeckstraße 1
D-6500 Mainz (Rhein)

*Prof. Dr. J. Helms*
Hals-, Nasen-, Ohrenklinik und Poliklinik
Klinikum der
Johannes Gutenberg-Universität Mainz
Langenbeckstraße 1
D-6500 Mainz (Rhein)

*Prof. Dr. V. Hempel*
Abteilung Anästhesie I
Krankenanstalten Konstanz
Luisenstraße 7
D-7750 Konstanz

*Prof. Dr. D. Heuser*
Zentralinstitut für Anästhesiologie
der Eberhard-Karls-Universität Tübingen
Calwer Straße 7
D-7400 Tübingen 1

*Prof. Dr. G. Hossli*
em. Direktor des Instituts
für Anästhesiologie
Universitätsspital Zürich
Rämistraße 100
CH-8091 Zürich

*Dr. J.-P. Jantzen*
Klinik für Anästhesiologie
Klinikum der
Johannes Gutenberg-Universität Mainz
Langenbeckstraße 1
D-6500 Mainz (Rhein)

*Prof. Dr. J. Kilian*
Universitätsklinik für Anästhesiologie
Klinikum der Universität Ulm
Prittwitzstraße 43
D-7900 Ulm (Donau)

*Dr. P. P. Kleemann*
Klinik für Anästhesiologie
Klinikum der
Johannes Gutenberg-Universität Mainz
Langenbeckstraße 1
D-6500 Mainz (Rhein)

*Dr. G. Kraus*
Institut für Anästhesiologie der
Universität Erlangen-Nürnberg
Maximiliansplatz 1
D-8520 Erlangen

*Dr. Dr. M. Lipp*
Klinik für Anästhesiologie
Klinikum der
Johannes Gutenberg-Universität Mainz
Langenbeckstraße 1
D-6500 Mainz (Rhein)

*Prof. Dr. G. O. H. Naumann*
Augenklinik mit Poliklinik der
Universität Erlangen-Nürnberg
Schwabachanlage 6
D-8520 Erlangen

*Prof. Dr. Th. Pasch*
Direktor des Instituts für Anästhesiologie
Universitätsspital Zürich
Rämistraße 100
CH-8091 Zürich

*Dr. E. Pfenninger*
Oberarzt an der
Universitätsklinik für Anästhesiologie
Abteilung Experimentelle Anästhesiologie
Klinikum der Universität Ulm
Oberer Eselsberg, M 23
D-7900 Ulm (Donau)

*Prof. Dr. S. Piepenbrock*
Zentrum Anästhesiologie
Abteilung II
Medizinische Hochschule Hannover
Konstanty-Gutschow-Straße 8
D-3000 Hannover 61

*Prof. Dr. E. Rügheimer*
Direktor des
Instituts für Anästhesiologie der
Universität Erlangen-Nürnberg
Maximiliansplatz 1
D-8520 Erlangen

*Prof. Dr. K. W. Ruprecht*
Augenklinik mit Poliklinik
der Universität Erlangen-Nürnberg
Schwabachanlage 6
D-8520 Erlangen

*Dr. W. Russ*
Abteilung Anästhesiologie und
Operative Intensivmedizin
Klinikum der
Justus-Liebig-Universität Gießen
Klinikstraße 29
D-6300 Gießen

*Prof. Dr. Dr. N. Schwenzer*
Ärztlicher Direktor der Abteilung für
Kiefer- und Gesichtschirurgie
Zentrum für
Zahn-, Mund- und Kieferheilkunde
der Eberhard-Karls-Universität Tübingen
Osianderstraße 2–8
D-7400 Tübingen

*Prof. Dr. F. Sitzmann*
Universitätsklinik für
Zahn-, Mund- und Kieferheilkunde
Klinikum der Universität Ulm
Oberer Eselsberg 40
D-7900 Ulm (Donau)

*Dr. H. Strauss*
Institut für Anästhesiologie der
Universität Erlangen-Nürnberg
Maximilansplatz 1
D-8520 Erlangen

*Dr. H. Vontin*
Zentralinstitut für Anästhesiologie
der Eberhard-Karls-Universität Tübingen
Calwer Straße 7
D-7400 Tübingen

# Verzeichnis der Herausgeber

*Prof. Dr. Friedrich Wilhelm Ahnefeld*
Universitätsklinik für Anästhesiologie
Klinikum der Universität Ulm
Steinhövelstraße 9
D-7900 Ulm (Donau)

*Prof. Dr. Hans Bergmann*
Ludwig Boltzmann-Institut
für Experimentelle Anaesthesiologie
und Intensivmedizinische Forschung
– Außenstelle Linz –
Krankenhausstraße 9
A-4020 Linz (Donau)

*Prof. Dr. Caius Burri*
Chirurgische Universitätsklinik
und Poliklinik
Abteilung Unfall-, Extremitäten-,
plastische und Wiederherstellungschirurgie
Klinikum der Universität Ulm
Steinhövelstraße 9
D-7900 Ulm (Donau)

*Prof. Dr. Wolfgang Dick*
Leiter der Klinik für Anästhesiologie
Klinikum der
Johannes Gutenberg-Universität Mainz
Langenbeckstraße 1
D-6500 Mainz (Rhein)

*Prof. Dr. Miklos Halmágyi*
Klinik für Anästhesiologie
Klinikum der
Johannes Gutenberg-Universität Mainz
Langenbeckstraße 1
D-6500 Mainz (Rhein)

*Prof. Dr. Georg Hossli*
em. Direktor des Instituts
für Anästhesiologie
Universitätsspital Zürich
Rämistraße 100
CH-8091 Zürich

*Prof. Dr. Erich Rügheimer*
Direktor des Instituts für Anästhesiologie
der Universität Erlangen-Nürnberg
Maximiliansplatz 1
D-8520 Erlangen

Schriftleiter:
*Prof. Dr. Jürgen Kilian*
Universitätsklinik für Anästhesiologie
Klinikum der Universität Ulm
Prittwitzstraße 43
D-7900 Ulm (Donau)

# Pathophysiologische und operationstechnische Besonderheiten bei Eingriffen an der Schädelbasis aus der Sicht des Neurochirurgen

## Von R. Fahlbusch, M. Buchfelder und C. Strauss

Die Schädelbasis, angelegt in drei doppelseitigen Schädelgruben, dient als Durchgangspforte für eine Fülle lebenswichtiger Leitungsbahnen und ist erst in den letzten 15 Jahren Schwerpunkt operativer Tätigkeit geworden. Voraussetzungen dazu schufen die Einführung der mikrochirurgischen Operationstechnik und moderner radiologischer Untersuchungsverfahren, wie die Computertomographie und die erst seit einigen Jahren verfügbare Magnetresonanztomographie. Erste internationale Erfahrungsaustausche wurden durch die Skull Base Study Group zu Beginn der 80er Jahre organisiert (7, 8, 10). Dabei hatten sich Anatomen und Physiologen, Neurochirurgen, Hals-Nasen-Ohren-Ärzte, Kiefer-Gesichts-Chirurgen, Augenärzte und auch Anästhesisten eingefunden, die an einer interdisziplinären Zusammenarbeit interessiert waren. Für viele Erkrankungen ergab sich, daß ein gemeinsames operatives Vorgehen sehr wertvoll sein kann: Dabei bringen Neurochirurgen vom intrakraniellen Raum, Kieferchirurgen und Hals-Nasen-Ohren-Ärzte vom Gesichtsschädel her ihre fachbezogenen Erfahrungen ein. Man kann den Themenkreis (9) von der Ätiologie der Störungen her nach Traumen (7), Tumoren (10) und Mißbildungen oder aufgrund der vielfältigen Symptomatik von seiten der Hirnnerven- (8) oder Hirnstammbeteiligung abhandeln. In diesem Beitrag sollen jedoch nur solche pathophysiologischen und operationstechnischen Besonderheiten hervorgehoben werden, die für den Anästhesisten bei operativen Eingriffen im Bereich der Schädelbasis aus neurochirurgischer Sicht Belang haben dürften. Dazu werden die Erlanger Erfahrungen bei 925 Eingriffen in den letzten vier Jahren zugrundegelegt (Tabelle 1). In einem speziellen Teil werden exemplarisch spezifische Probleme im Bereich der vorderen Schädelgrube am Beispiel der Ästhesioneuroblastome, im Bereich der mittleren Schädelgrube am Beispiel der Hypophysenadenome und im Bereich der hinteren Schädelgrube am Beispiel der Akustikusneurinome dargestellt.

A. Allgemeine Betrachtungen

Für die präoperative Planung des Eingriffs ist die voraussichtliche Operationsdauer von großer Bedeutung. Sie kann bei neurochirurgischen Operationen an der Schädelbasis in einem weiten Bereich variieren und beträgt in vielen Fällen bei der Entfernung eines Hypophysenadenoms auf transsphenoidalem Weg weniger als 1 h. Andererseits sind bei ausgedehnten Tumoren jeder Art Eingriffe, die länger als einen halben Tag dauern, einzuplanen.

Wenn voraussichtlich eine Nachbeatmung erfolgen soll, beispielsweise wenn bei älteren Patienten mit großen Akustikusneurinomen

Tabelle 1. Operative Eingriffe an der Schädelbasis in der
Neurochirurgischen Klinik der Universität Erlangen-Nürnberg
(01.12.82 - 01.10.1986), n = 925

| Traumatologie | | n = 161 |
|---|---|---|
| 1. Frontobasale Liquorfisteln | | 144 |
| 2. Otobasale Liquorfisteln | | 17 |
| | | |
| Tumoren | | n = 740 |
| 1. Hypophysenadenome | | 486 |
| 2. Kraniopharyngiome | | 36 |
| 3. Basale Meningiome | | 90 |
| 4. Kleinhirnbrückenwinkeltumoren | | 101 |
| (Akustikusneurinome | 61) | |
| 5. Sonstige | | 27 |
| (Ästhesioneuroblastome | 5) | |
| | | |
| Mißbildungen | | n = 24 |
| 1. Kraniosynostosen | | 11 |
| 2. Enzephalozelen | | 9 |
| 3. Fibröse Dysplasien | | 4 |

am Hirnstamm präpariert wurde, soll nasal intubiert werden. Der Tubus muß bei der transsphenoidalen Operation über den sublabialen Mittelschnitt lateral im Mundwinkel plaziert werden, um das Operationsfeld freizuhalten.

Das Blutungsrisiko kann niedrig sein - nur bei etwa einer von 100 transsphenoidalen Hypophysenoperationen wurde eine Transfusion notwendig - oder sehr hoch, beispielsweise bei den gefäßreichen Basistumoren.

Die Lagerung des Patienten erfolgt prinzipiell so, daß das Gehirn aufgrund der Schwerkraft von der Basis zurückfällt, so daß sich ohne Kompression von Gehirngewebe mit dem Spatel ein natürlicher Spalt zwischen dem Gehirn und der Schädelbasis als Zugangsweg zum Operationsobjekt bietet. Dies wird in Rückenlagerung für alle Eingriffe an der frontalen Basis, in Seitenlagerung oder sitzender Lagerung für die Eingriffe an der hinteren Schädelbasis erreicht.

Als flankierende Maßnahmen zur Protektion des Gehirns (13) werden darüber hinaus eingesetzt (Tabelle 2): die Drainage von Liquor entweder lokal durch Absaugen aus den basalen Zisternen, über eine Ventrikelpunktion oder eine lumbale Ableitung. Dexamethason, das wir in einer Dosis bis 24 mg/die verwenden, kann das perifokale Hirnödem bei Tumoren reduzieren. Eine Entwässerung mit Mannitol 20 % führt zur akuten Volumenabnahme des Gehirns. Ebenso kann eine mäßige Hyperventilation bis auf einen $PaCO_2$ von 30 - 35 mm Hg den intrakraniellen Druck akut senken. Mit dem Einsatz intraoperativer Monitoringverfahren, wobei vor allem die Ableitung evozierter Potentiale hervorzuheben ist, beginnen wir heute über "Warnsysteme" zur Vermeidung drohender struktureller neuronaler Schäden zu verfügen. Duraverletzungen, die nicht selten bei alten Patienten mit dünner Dura vorkommen,

Tabelle 2. Maßnahmen zur Hirnprotektion bei neurochirurgischen Eingriffen an der Schädelbasis

| | |
|---|---|
| Lokale zerebrale Kompression | Mikrochirurgie<br>Verwendung schmaler Zugänge<br>Liquordrainage (lokal, Ventrikel, lumbal)<br>Dexamethason<br>Mannitol 20 %<br>Hyperventilation<br>Monitoring (Hirndruck, evozierte Potentiale und andere) |
| Duraverletzung (Liquorfistel, Meningitis) | Plastische Deckung (Galea-Periost-Lappen, Fascia lata)<br>(Perioperative Antibiotikagabe) |
| Gefäßläsionen | Arterien:<br>Blutdruckregulation<br>Barbiturate<br>Kalziumantagonisten<br><br>Venen:<br>PEEP-Beatmung<br>Lagerung<br>(Doppler-Monitoring) |

und Duradefekte können mit einem Galea-Periost-Schwenklappen oder einem Stück Faszie vom Temporalmuskel, eventuell auch mit Fascia lata aus dem Oberschenkel abgedeckt werden. Falls eine stärkere Liquorrhö auftritt, kann auch eine lumbale Liquorableitung direkt am Operationsende angelegt werden. In diesen Fällen halten wir eine perioperative Antibiotikagabe für indiziert, ebenso wie bei sehr lange dauernden Eingriffen.

Kommt es zu arteriellen Gefäßläsionen, kann im Einzelfall eine kurzfristige Hypotension mit dem Anästhesisten abgesprochen werden. Das gilt auch für die Verabreichung von Barbituraten und die später mögliche kontrollierte Hypotension. Werden perioperativ Spasmen an den basalen Arterien beobachtet, kommen auch Kalziumantagonisten zum Einsatz. Bei venösen Blutungen aus den großen Sinus im Basisbereich besteht stets die Gefahr der Luftembolie, die bei entsprechend sitzender Lagerung naturgemäß höher ist als bei tieferer Kopflage. Das Risiko hämodynamisch bedrohlicher Luftembolien kann durch PEEP-Beatmung, Positionieren eines Rechtsherzkatheters und entsprechendes Monitoring mit der Doppler-Sonde gemindert werden (5).

Neue, zum Teil sehr aufwendige technische Entwicklungen zur Verfeinerung der operativen Strategie helfen Zeit sparen und erhöhen die Selektivität, oft auch gleichzeitig die Radikalität des Eingriffs. So gehören die Verwendung des Deckenmikroskops und der intraoperativen Bildwandlerkontrolle heute zur Standardausrüstung eines neurochirurgischen OPs. Zu nennen sind in diesem Zusammenhang auch Ultraschallsauger, Laser und Averager für die Ableitung evozierter Potentiale. Eine Übertragung mikrochirurgischer Operationen am großen Bildschirm läßt alle Beteiligten an den sonst nur für den Operateur einsehbaren Manövern teilhaben.


B. Spezielle Probleme

1. Vordere Schädelbasis

Als ein typischer, wenn auch sehr seltener Prozeß der vorderen Schädelbasis soll das Ästhesioneuroblastom vorgestellt werden. Diese semimaligne Geschwulst geht von den Fila des Nervus olfactorius aus und hat einen invasiven Charakter (4). Der Tumor kann vom Cavum nasi in die Nebenhöhlen, die Orbita, den Epipharynx und nach subfrontal intrakraniell entwickelt sein (Abb. 1 a). Wir haben in den letzten vier Jahren fünf Patienten mit Ästhesioneuroblastomen gemeinsam mit Prof. Wigand, HNO-Universitätsklinik, operiert. Die erste operative Sitzung erfolgte in der Regel in der HNO-Klinik, wobei zum Teil Großteile der Tumoren auf endonasalem Weg entfernt wurden. Bei der zweiten, dann gemeinsam durchgeführten Operation wurde eine bifrontale Trepanation als Zugangsweg benutzt. Nach Ausräumung des Tumors aus dem intrakraniellen Raum, den Stirnhöhlen, dem Siebbein und dem oberen Cavum nasi konnte bis in den unteren Nasenbereich eingesehen werden, so daß im Einzelfall sogar der Endotrachealtubus in der Tiefe ausgemacht wurde. Dann ist mechanisch und bildlich engster Kontakt mit dem Zugangsweg des Anästhesisten hergestellt. Die Schädelbasis wurde nach der Tumorentfernung großflächig doppelschichtig unter Verwendung eines Galea-Periost-Lappens und Fascia lata abgedeckt. Bei keinem der Patienten kam es in der frühen postoperativen Phase zu einer Liquorfistel. Eine Patientin, bei der auf transnasalem Wege die Sella und der Ethmoidalzellbereich von Tumorgewebe befreit wurde, entwickelte ein Jahr nach der Radiotherapie eine Liquorfistel. Hier wurden die Duradefekte später von transkraniell abgedeckt. Alle Patienten wurden spätestens nach der zweiten Operation einer Bestrahlungsbehandlung unterzogen. Als typische Komplikationen müssen je ein epidurales Hämatom und Empyem genannt werden. Wegen gelegentlich beobachteter subfrontaler Luftansammlungen sollte in solchen Fällen Lachgas nicht zur Narkoseführung verwendet werden. Mit Ausnahme einer Patientin mit einem sehr rasch wachsenden invasiven Tumor nahmen bisher alle Patienten einen günstigen Verlauf. Computertomographisch ist im Verlauf von bis zu 22 Monaten kein Tumorrezidiv beobachtet worden.


2. Mittlere Schädelbasis

Den typischen Vertreter eines Tumors aus dem Mittelpunkt der Schädelbasis stellt das Hypophysenadenom dar. Die normale Hirnanhangdrüse ist ein etwa 12 mm breites, 8 mm langes und 6 mm hohes Organ. Die Drüse wird nach lateral vom Sinus cavernosus

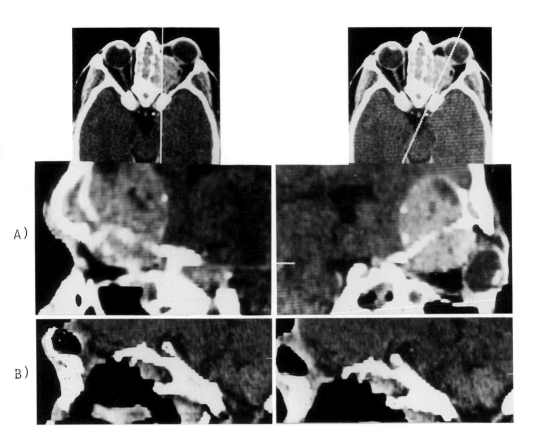

Abb. 1. Ästhesioneuroblastom: Prä- (a) und postoperative (b) computertomographische Untersuchung. Obwohl der Tumor die Schädelbasis durchsetzt hatte und sehr ausgedehnt war, zeigt das postoperative Computertomogramm keinen Tumorrest mehr

begrenzt, durch den die Arteria carotis und die optomotorischen Hirnnerven III, IV und VI verlaufen. Diese anatomischen Strukturen können heute mit Hilfe der Computertomographie und der Kernspintomographie bildlich dargestellt werden. Dabei können auch kleine Tumoren in diesem Bereich ab einem Durchmesser von etwa 5 mm erfaßt werden. Wir sind heute in der Lage, solche "Mikroadenome" selektiv, d. h. unter Erhaltung des normalen Hypophysenkörpers und dessen Funktionen zu entfernen und dadurch den vom Adenom verursachten Hormonexzeß mit seinen klinischen Folgen zu beseitigen (1). Dies ist wohl die wesentliche Errungenschaft der Hypophysenchirurgie in den letzten 15 Jahren. Der operative Zugang erfolgt für alle intrasellären Prozesse von basal her durch die Keilbeinhöhle. Die von uns gebräuchliche Lagerung zur transsphenoidalen Operation ist in Abb. 2 wiedergegeben. Der Operateur steht dabei, wie einst schon von Cushing vorgeschlagen (Abb. 3), hinter dem Kopf des Patienten. Die damals primitiven Beleuchtungsvorrichtungen und manuellen Hilfen, die lediglich Operationen bei großen Tumoren erlaubten, sind durch differenzierte Mikroinstrumente abgelöst; das Operations-

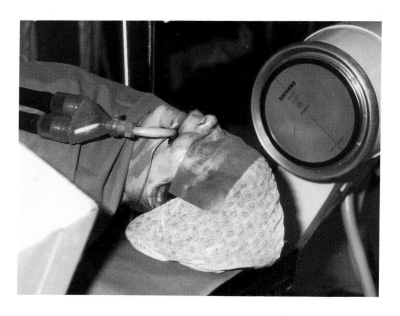

Abb. 2. Lagerung des Patienten zur transsphenoidalen Entfernung eines Hypophysenadenoms

feld in der Tiefe wird vom Operationsmikroskop hell ausgeleuchtet. Bei der Präparation am Nasenseptum, ob nun von sublabial oder pernasal her, kann es durch Irritation der vom Nervus trigeminus versorgten Nasenschleimhaut zu Blutdruckanstiegen kommen. Diese können nicht immer durch die Lokalanästhesie abgefangen werden. Nach Eröffnen der Keilbeinhöhle und Ausräumen der Schleimhaut wird der Sellaboden eröffnet und der Tumor aus der Sella entfernt. In der Regel kann dabei der weiche, nicht vaskularisierte Tumor vom festeren, vaskularisierten Hypophysengewebe gut differenziert werden.

Die selektive Entfernung von Hypophysenadenomen läßt sich durch eine prä- und postoperativ durchgeführte subtile endokrinologische Funktionsdiagnostik belegen. Die Indikation zur Operation basiert in vielen Fällen kleiner Adenome ausschließlich auf den Befunden dynamischer Hormonuntersuchungen. Dies trifft besonders für die Sellaexploration bei Morbus Cushing zu, vor der differentialdiagnostisch andere Ursachen eines Cushing-Syndroms ausgeschlossen werden müssen (3). Bei der Hälfte der Patienten läßt sich neuroradiologisch kein Tumor darstellen. Mit einer Normalisierung des Hormonexzesses kann im Falle einer Mikroadenomektomie (Tabelle 3) bei Morbus Cushing in 74 % der Fälle gerechnet werden (3), bei Mikroprolaktiomen liegt die Normalisierungsquote bei 61 % (2). Bei der letzteren Gruppe können bis zu 77 % der Patienten normalisiert werden, wenn die initialen Prolaktinspiegel unter 4 000 µE/ml liegen. Bei Wachstumshormon-sezernierenden Mikroadenomen liegt die Normalisierungsquote sogar bei 87,5 % (2) - 95 %, wenn Reoperationen eingeschlossen werden.

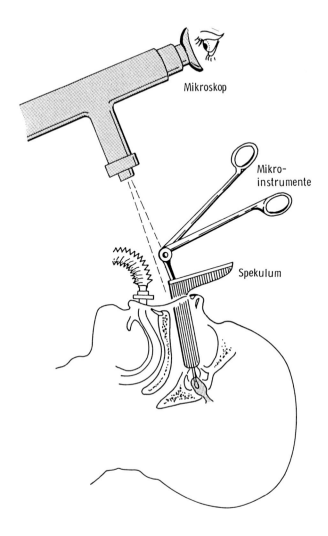

Abb. 3. Schematische Darstellung des transsphenoidalen Zugangswegs zur Sella turcica (Aus 1)

Besondere Probleme bei der Narkoseführung bieten die Patienten mit Morbus Cushing mit ihrem, dem Syndrom eigenen schwer einzustellenden Hypertonus, der besonderen Infektanfälligkeit, Blutungsneigung und Neigung zu Thrombosen und Embolien (3). Wir verwenden nur bei diesen Patienten routinemäßig eine Antibiotikaprophylaxe. Darüber hinaus geben wir intra- und postoperativ immer, wenn ein Mikroadenom gefunden und entfernt wurde, Hydrokortison, um einer relativen sekundären Nebennierenrindeninsuffizienz mit einem akuten Kortisoldefizit zu begegnen. Wir empfehlen dabei die intraoperative Verabreichung von 50 mg Hydrokortison und die Gabe von weiteren 50 mg per infusionem für den Rest des Tages auch in allen Fällen, bei denen präoperativ eine sekundäre Nebennierenrindeninsuffizienz und damit eine verminderte Streßfähigkeit dokumentiert wurde (1). Im Verlauf einer

Tabelle 3. Normalisierung des Hormonexzesses nach transsphenoidaler selektiver Adenomektomie von hormonaktiven Mikroadenomen der Hypophyse

| Krankheit/Symptom | Hypophysenadenom | Normalisierungskriterium | Normalisierungsquote |
|---|---|---|---|
| Akromegalie – Gigantismus (Nach 6) | GH-produzierend (n = 48) | Serum GH < 5 ng/ml | 87,5 %  (94 %) 1) |
| Hypogonadismus – Galaktorrhö (Nach 6) | PRL-produzierend (n = 108) | Serum PRL < 500 µE/ml | 61 %  (77 %) 2) |
| Cushing-Syndrom (Nach 7) | ACTH-produzierend (n = 96) | Suppression von Kortisol < 2 µg/dl nach 2 mg Dexamethason über Nacht | 74 %  (77 %) 3) |
| Hyperthyreose (Nach 6) | TSH-produzierend (n = 2) | Serum-TSH < 7 µE/ml bei normalem $T_3$ und $T_4$ | 100 % |

GH = Wachstumshormon; PRL = Prolaktin; 1) inklusive Reoperationen; 2) bei initialen Serumprolaktinspiegeln < 4 000 µE/ml; 3) inklusive Hypophysektomien

Tabelle 4. Erhaltene Hirnnervenfunktionen nach Entfernung
großer Akustikusneurinome (Ø = 3 cm)
n = 61 Operationen bei 52 Patienten

|  |  | prä-operativ | post-operativ | Nach-untersuchung |
|---|---|---|---|---|
| N. VIII: | Hörvermögen | 27/61<br>44 % | 14/27<br>52 % | 10/27<br>37 % |
| N. VII: | Motorik (PG 1 - 3) | 95 % | 50 % | 79 % |
| N. V: | Sensibilität | 25 % | 25 % | 71 % |
| N. IX, X: | Schlucken | 75 % | 61 % | 95 % |
| Hydrozephalus |  | 38 % |  |  |
| Mortalität |  | 4/61 |  |  |

Woche wird die Dosis dann auf die physiologische Erhaltungsdosis von 25 mg pro Tag reduziert. Operationstechnisch bieten die Sellaexplorationen bei Morbus Cushing wegen der oft unregelmäßigen Begrenzung und lateralen Lokalisation der Adenome nicht selten ein Höchstmaß an Schwierigkeiten.

Mikroadenome mit Prolaktinsekretion werden heute nur dann operiert, wenn die Therapie mit Dopaminagonisten, die als Alternative zur Verfügung steht, nicht vertragen wurde oder nicht erfolgreich war - oder wenn die Tumoren doch so groß sind, daß man im Falle einer Schwangerschaft Komplikationen befürchten müßte. Große Prolaktinome können unter Verwendung von Dopaminagonisten zum Schrumpfen gebracht und so leichter operativ entfernt werden. Dabei fallen in der Regel auch die Prolaktinspiegel dramatisch ab. Viele dieser Geschwülste können dadurch, wie von uns propagiert (2), nach einer mehrwöchigen medikamentösen Vorbehandlung, heute auf transsphenoidalem Weg operiert werden, die früher auf transkraniellem Weg mit einer höheren Mortalität und Morbidität nur inkomplett reseziert werden konnten. Internisten bevorzugen oft die dauerhafte medikamentöse Behandlung, können den Tumor selbst dadurch aber nicht beseitigen. Sie bleiben im Computertomogramm weiterhin sichtbar und können beim Absetzen des Medikaments auf ihre ursprüngliche Größe und Ausdehnung reexpandieren, manchmal sogar innerhalb weniger Tage.

Nach wie vor müssen alle primär extrasellär entwickelten Tumoren und asymmetrisch aus der Sella heraus entwickelten Geschwülste auf transkraniellem, intraduralem Weg entfernt werden. Der Anteil der transkraniellen Operationen insgesamt konnte jedoch, unter anderem auch durch die Einführung der dopaminagonistischen Vorbehandlung bei großen Makroprolaktinomen in unserem Krankengut auf bis zu 6,5 % gesenkt werden (2).

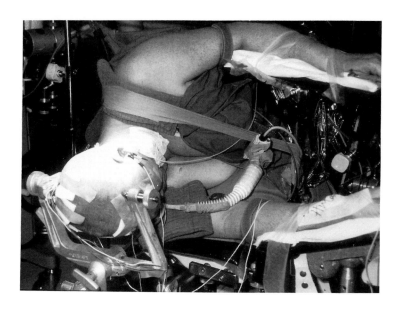

Abb. 4. Lagerung des Patienten zur subokzipitalen Trepanation und Entfernung eines Akustikusneurinoms

## 3. Hintere Schädelbasis

Abschließend soll als Beispiel eines raumfordernden Prozesses in der hinteren Schädelgrube die perioperative Problematik beim Akustikusneurinom besprochen werden. In der Mehrzahl der Fälle geht das Akustikusneurinomn von der Pars vestibularis des achten Hirnnerven aus und entwickelt sich aus dem Porus acusticus internus gegen den Hirnstamm und das Zerebellum. Dabei kann der Tumor eine erhebliche Ausdehnung annehmen und über eine Kompression und Verlagerung des vierten Ventrikels einen Hydrozephalus verursachen. Neben der typischen Hörminderung als Früh- und Warnsymptom, der Irritation des Gleichgewichts und der Ausbildung einer Fazialisparese können je nach Ausdehnung des Tumors Sensibilitätsstörungen im Gesicht (Nervus trigeminus) und auch Schluckstörungen (Nervus glossopharyngeus und Nervus vagus) beobachtet werden.

Bevorzugt intrakanalikulär entwickelte Tumoren, aber auch kleinere Geschwülste im Kleinhirnbrückenwinkel werden nach interdisziplinärer Absprache in Erlangen - zum Teil in gemeinsamen operativen Sitzungen - auf transtemporalem Wege in der Hals-Nasen-Ohren-Klinik der Universität entfernt (14). Hingegen werden große, vorwiegend im Kleinhirnbrückenwinkel wachsende Akustikusneurinome über einen subokzipitolateralen Zugang in der Neurochirurgischen Klinik angegangen. Prinzipiell ist vom operativen Aspekt die sitzende Lagerung günstig, die liegende Position mit Seitenlagerung bietet jedoch anästhesiologische Vorteile und wird von uns, auch wegen der geringen Gefahr einer Luftembolie, bevorzugt. Der Operationserfolg wird neben der vollständigen Tumorentfernung vor allem an der funktionellen Erhaltung der beteiligten Hirnnerven gemessen.

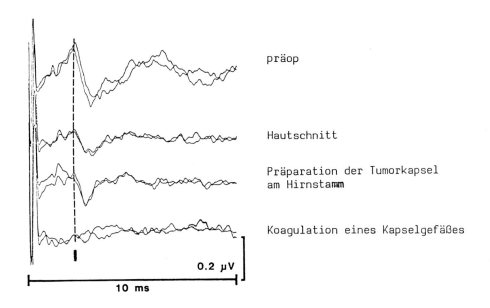

Abb. 5. Dokumentation des Hörverlusts nach Koagulation eines Kapselgefäßes durch intraoperative Ableitung akustisch evozierter Potentiale

Wir verfügen über Erfahrungen mit 61 Akustikusneurinomen, die seit Dezember 1982 operiert wurden (Tabelle 1). Trotz der durchschnittlichen Tumorgröße von 3 cm Durchmesser ohne Berücksichtigung des Tumoranteils im Meatus acusticus internus wiesen noch 27 Patienten vor dem operativen Eingriff ein klinisch relevantes Hörvermögen auf. Von diesen hörten unmittelbar postoperativ noch 14, bei einer späteren Nachuntersuchung noch zehn Patienten (37 %). Die Erhaltung der Funktion des Nervus facialis war in 79 % unserer Patienten sehr gut bis zufriedenstellend. Nur 10 % benötigten eine Nerventransplantation oder eine andere korrigierende Maßnahme (Tabelle 4). Die Tatsache, daß vier Patienten verstorben waren, drückt die hochgradige Empfindlichkeit dieser Hirnstammregion aus, wenn es auch in zwei Fällen zu tödlichen Embolien kam. Ein Patient verstarb an einer Nachblutung, und nur in einem Fall kam es zu einer irreversiblen Irritation des Hirnstammes. Durch die Adhärenz der medialen Tumorkapsel an die Strukturen des Hirnstammes kann es bei der Tumorpräparation zu Irritationen des Hirnstammes kommen mit Bradykardie und Blutdruckdysregulation, die im weiteren Verlauf vor allem am dritten und vierten postoperativen Tag im Rahmen einer Schwellungsreaktion erneut von Bedeutung sein können. Die Kooperation mit dem Anästhesisten ist gerade in solchen Fällen von entscheidender Bedeutung. Neben der Irritation des Hirnstammes selbst kann es auch durch Präparation am Nervus trigeminus und vagus zu abrupten Bradykardien kommen. Dieses Phänomen wird darüber hinaus auch bei zu kalter Spülung mit physiologischer Kochsalzlösung beobachtet. Waren diese vegetativen Reaktionen in früheren Jahren Wegweiser und Warnzeichen bei der Präparation, so stehen heute unter anderem akustisch evozierte Hirnstammpotentiale (BAEP) im Mittelpunkt der Diskussion.

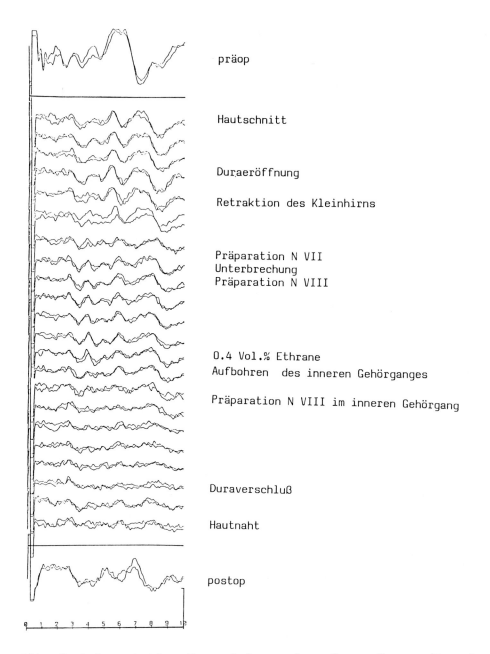

Abb. 6. Dokumentation der Erhaltung des Hörvermögens während der Entfernung eines Akustikusneurinoms durch intraoperative Ableitung akustisch evozierter Potentiale

Wir verfügen über Erfahrungen bei 350 intraoperativen Ableitungen (SEP, VEP, BAEP), darunter 80 bei Prozessen im Kleinhirnbrückenwinkel (11). Die Wertigkeit von BAEP für das Operationsergebnis läßt sich am ehesten anhand des erhaltenen Hörvermögens bei Akustikusneurinomen abschätzen (6). Intraoperative Potentialverluste haben in der Regel einen Verlust des Hörvermögens zur Folge (Abb. 5). Dies kann bei der Präparation des Hörnerven am Hirnstamm selbst oder im inneren Gehörgang beobachtet werden. Aber auch anästhesiologische Maßnahmen können zu einer Verschlechterung der BAEP führen. Der Einsatz von Ethrane und Halothan kann ebenso zu einer Beeinträchtigung führen wie Hypothermie und Hypoxie. Amplitudenminderung und Latenzverzögerungen sind die Folge. Eine gute Relaxierung ist zur Vermeidung von Artefakten und damit zur Verkürzung der Meßzeit wünschenswert. Nützlich erscheint uns die Neuroleptanalgesie. Ethrane und Halothan sollten - wenn überhaupt - nur in niedriger Dosierung gegeben werden, um die Möglichkeit einer falsch negativen Beurteilung der Hirnstammpotentiale zu mindern (Abb. 6). Verzögerte postoperative Hörverluste, die auf ein Versagen der Vasa nervorum zurückgeführt werden (12), lassen sich beim gegenwärtigen Stand der Erfahrungen noch nicht mit entsprechenden intraoperativen Potentialveränderungen in Einklang bringen. Mit Sicherheit kann nur gesagt werden, daß das Hörvermögen in solchen Fällen erhalten werden konnte, in denen präoperativ noch reproduzierbare BAEP abgeleitet wurden; weiterhin, daß der Verlust von Gipfel I und den nachfolgenden Komponenten praktisch regelmäßig mit Ertaubung einhergeht und daß sich der Verlust des V. Gipfels negativ auf die Qualität des erhaltenen Hörvermögens auswirkt. Die mit Veränderung des V. Gipfels zu postulierende Irritation der Hörbahn in Höhe des Mittelhirns geht jedoch klinisch nicht mit einem schlechteren Verlauf im Sinne einer Hirnstammdysfunktion einher. Die klinische Relevanz des Hirnstammmonitorings mit Hilfe akustisch evozierter Potentiale muß zum gegenwärtigen Zeitpunkt noch sehr zurückhaltend beurteilt werden. Zur Beurteilung des postoperativen Verlaufes sind wir nach wie vor auf vegetative Parameter angewiesen. Die Entscheidung über eine eventuell notwendige postoperative Nachbeatmung muß anhand klinischer Parameter getroffen werden. In solchen Fällen müssen Sedativa mit möglichst kurzer Halbwertszeit (z. B. Brevimytal) eingesetzt werden, um jederzeit die Überwachung der neurologischen Funktionen zu gewährleisten. Nur so können therapiebedürftige postoperative Komplikationen, wie beispielsweise Nachblutungen, rechtzeitig erkannt werden.


Die Autoren bedanken sich bei folgenden Kollegen der Universität Erlangen-Nürnberg für die intensive und anregende Zusammenarbeit:
Prof. Dr. E. Rügheimer, Direktor des Instituts für Anästhesiologie, und seinen Oberärzten Priv.-Doz. Dr. M. Brandl, Priv.-Doz. Dr. H. Grimm, Dr. G. Kraus und Prof. Dr. Th. Pasch,
Prof. Dr. M. Wigand, Direktor der Hals-Nasen-Ohren-Klinik, und seinen Mitarbeitern Prof. Dr. M. Weidenbecher und Priv.-Doz. Dr. T. Haid,
Prof. Dr. E. Steinhäuser, Direktor der Klinik für Kiefer- und Gesichtschirurgie, und seinen Mitarbeitern
sowie bei Prof. Dr. J. Schramm (Arbeitsgruppe Evozierte Potentiale) und Dr. U. Schrell (Neuroendokrinologisches Labor) der Neurochirurgischen Klinik.

Literatur

1. FAHLBUSCH, R., MARGUTH, F.: Tumoren der Hypophyse. In: Klinische Neurochirurgie (eds. H. DIETZ, W. UMBACH, R. WÜLLENWEBER), p. 86. Stuttgart: Thieme 1984

2. FAHLBUSCH, R., BUCHFELDER, M., SCHRELL, U.: Neurochirurgische Therapie neuroendokrinologischer Störungen. Internist 26, 293 (1985)

3. FAHLBUSCH, R., BUCHFELDER, M., MÜLLER, O. A.: Transsphenoidal surgery for Cushing's disease. J. roy. Soc. Med. 79, 262 (1986)

4. FISCHER, H. J., UHLENBROCK, D., FISCHER-MATTLER, K.: Diagnostik und Therapie von extracraniellen Olfaktorius-Neuroblastomen. Dtsch. med. Wschr. 109, 1164 (1984)

5. McDOWALL, D. G.: Anästhesie in Neurochirurgie und Neuroradiologie. In: Klinische Neurochirurgie (eds. H. DIETZ, W. UMBACH, R. WÜLLENWEBER), p. 453. Stuttgart: Thieme 1984

6. OJEMANN, R. G., LEVINE, R. A., MONTGOMERY, W. M., McGAFFIGAN, P.: Use of intraoperative auditory evoked potentials to preserve hearing in unilateral acoustic neuroma. J. Neurosurg. 61, 938 (1984)

7. SAMII, M., BRIHAYE, J.: Traumatology of the skull base. Berlin, Heidelberg, New York: Springer 1983

8. SAMII, M., JANETTA, P. J.: The cranial nerves. Berlin, Heidelberg, New York: Springer 1981

9. SASAKI, C. T., McCABE, B. F., KIRCHNER, J. A.: Surgery of the skull base. Philadelphia: Lippincott 1983

10. SCHEUNEMANN, H., SCHÜRMANN, K., HELMS, J.: Tumors of the skull base. Berlin, New York: de Gruyter 1986

11. SCHRAMM, J., MOKRUSCH, T., FAHLBUSCH, R., HOCHSTETTER, A.: Intra- und perioperative akustisch evozierte Hirnstammpotentiale bei Kleinhirnbrückenwinkel-Operationen. H. N. O. (Berl.) 33, 495 (1985)

12. SEKIYA, T., MOLLER, A. R., JANETTA, P. J.: Pathophysiological mechanisms of intraoperative and postoperative hearing deficits in cerebellopontine angle surgery: An experimental study. Acta neurochir. 81, 142 (1986)

13. SPENCER, D. D.: Protection of the brain during skull base surgery. In: Surgery of the skull base (eds. C. T. SASAKI, B. F. McCABE, J. A. KIRCHNER), p. 1. Philadelphia: Lippincott 1983

14. WIGAND, M. E., RETTINGER, G., HAID, T., BERG, M.: Die Ausräumung von Oktavusneurinomen des Kleinhirnbrückenwinkels mit transtemporalem Zugang über die mittlere Schädelgrube. H. N. O. (Berl.) 33, 11 (1985)

# Anästhesie bei Eingriffen an der Schädelbasis

Von M. Brandl, U. Scheele und J. Weindler

## 1 Einleitung

Die Entwicklung neuartiger bildgebender Verfahren (CT, NMR) zur Untersuchung des Schädels und radioimmunologische Nachweismöglichkeiten geringer Mengen hormoneller Stoffe im Blut ermöglichten in den letzten Jahren eine deutlich verbesserte Diagnostik von zerebralen Erkrankungen. Zunehmend können auch kleinste zerebrale Neoplasien nachgewiesen und lokalisiert werden. Damit sind die Voraussetzungen gegeben, sehr spezifische neurochirurgische Eingriffe vorzunehmen.

Insbesondere bei Operationen an der Schädelbasis wurden große Fortschritte erzielt. Aufgrund der komplexen Verhältnisse von zerebralen, vasalen und ossären Strukturen und deren Funktionen an der Schädelbasis erfordern hier operative Eingriffe ein differenziertes anästhesiologisches Konzept.

## 2 Anästhesie bei Hypophyseneingriffen

Wenngleich Probleme bei Narkosen für Hypophyseneingriffe selten sind, sind anästhesiologisch Komplikationen in dreierlei Hinsicht denkbar:

- Durch die Grundkrankheit können hormonelle Dysregulationen oder sekundäre Veränderungen an anderen Organsystemen vorliegen.

- Intraoperative Besonderheiten können aus der Art des neurochirurgischen Zuganges resultieren, insbesondere aber auch aus der Ausdehnung eines Hypophysentumors hinsichtlich einer Gefährdung benachbarter Strukturen.

- Postoperative Probleme sind durch Veränderungen der endokrinen Situation und durch die akute vitale Gefährdung bei Nachblutungen denkbar.

Die Beurteilung anästhesiologischer Probleme im Rahmen von Hypophysenoperationen setzt somit Kenntnisse der funktionellen Bedeutung dieses Organs und dessen anatomischer Umgebung voraus.

## 2.1 Physiologische Vorbemerkungen

Die Hypophyse nimmt innerhalb des endokrinen Systems eine zentrale Stellung ein. Zusammen mit dem autonomen Nervensystem steuert das endokrine System die Regulation des sogenannten "Milieu interne": Kreislauf, Wasserhaushalt, Elektrolyte, pH-Wert, Körpertemperatur usw. Im Gegensatz zu den sehr raschen und fein abgestuften nervalen Übertragungsmechanismen ist das endokrine System auf eine langsame, chronische Signalübertragung spezialisiert.

In seiner Gesamtstruktur ist es hierarchisch gegliedert, aber durch vielfältige Rückkopplungsmechanismen stark modulierbar.

Im allgemeinen geht der Hormonausschüttung ein nervaler Reiz im ZNS voraus. Nerval-hormonale Schaltstelle ist der Hypothalamus, der die ankommenden nervalen Signale in eine Hormonabgabe aus dem Hypophysenvorderlappen oder Hypophysenhinterlappen umsetzt.

Die Hormone des Hypophysenhinterlappens, ADH und Oxytozin, werden im Hypothalamusgebiet gebildet und gelangen durch axoplasmatischen Transport in den Hinterlappen. Sie werden dort im Sinne einer Neurosekretion bei Bedarf in das Blut abgegeben. Durch übermäßigen Zug am Hypophysenstiel kann ihr Transport gefährdet werden (38).

Aktive Hypophysenadenome betreffen ausschließlich den Vorderlappen, da hier im Gegensatz zum Hypophysenhinterlappen die entsprechenden Hormone in den Drüsenzellen gebildet werden. Unter dem Einfluß regulativer Faktoren wird ihre Freisetzung gefördert oder inhibiert. Ca. zwei Drittel der Hypophysenadenome sind hormonell aktiv. Am häufigsten sind Prolaktinome, gefolgt von STH- und ACTH-bildenden Adenomen. Außerordentlich selten sind Adenome mit überschießender Produktion von TSH, LH oder FSH (Tabelle 1) (4, 16).

## 2.2 Anatomische Grundlagen

Die Hypophyse liegt in der Fossa hypophysialis des Keilbeines und ist vom Gehirn durch das Diaphragma sellae, einem Teil der Dura mater, abgegrenzt. Dieses Diaphragma wird vom Hypophysenstiel durchzogen. Nach kranial liegen in einem Abstand von 1 - 1,5 cm die Sehnervenkreuzung und dahinter das Zwischenhirn mit dem dritten Ventrikel. In enger nachbarlicher Beziehung befinden sich neben den Hirnnerven Okulomotorius, Trochlearis, Abduzens und Trigeminus der Sinus cavernosus und seitlich die beiden Aa. carotides internae (36). Eine Verletzung dieser Gefäße, die bei ausgedehnten Tumoren leicht möglich ist, bedeutet eine akute vitale Gefährdung für den Patienten.

Aus den anatomischen Gegebenheiten wird klar, daß der Bereich der Hypophyse operativ auf zwei unterschiedlichen Zugangswegen erreicht werden kann. Der transkranielle frontotemporale Zugang wird bei größeren suprasellär oder parasellär gelegenen Tumoren gewählt. Der eindeutig bevorzugte Zugang, gerade bei kleineren

Tabelle 1. Hypophysenadenome

| | |
|---|---|
| Hormonell inaktiv | 33 % |
| - Kompressionssyndrome | |
| - Hypophysäre Insuffizienz | |
| | |
| Hormonell aktiv | |
| (nur Adenome des Vorderlappens) | |
| - Prolaktin | 25 % |
| - STH | 27 % |
| - ACTH | 15 % |
| - TSH/LH/FSH | < 1 % |

Adenomen, ist der transsphenoidale Zugang. Hier wird in Rückenlage des Patienten nasal oder sublabial ein transseptaler transsphenoidaler Zugang zur Sella turcica geschaffen (16).

## 2.3 Anästhesiologisches Vorgehen

### 2.3.1 Präoperative Gesichtspunkte

Wie bereits eingehend dargestellt, lassen sich die anästhesiologischen Besonderheiten aufgliedern in Aspekte vor, während und nach dem eigentlichen operativen Eingriff. Bei den präoperativen Gesichtspunkten ist die hormonelle Ausgangssituation von großer Bedeutung. Bei den endokrin aktiven Adenomen ist entsprechend dem Hormonstatus ein differenziertes anästhesiologisches Vorgehen erforderlich (Tabelle 2). Während bei den Prolaktinomen von anästhesiologischer Seite keinerlei Besonderheiten zu erwarten sind, ändert sich dieses Bild bei den Wachstumshormon produzierenden Tumoren. Hier sind im Rahmen der Prämedikationsvisite insbesondere die Fragen einer myokardialen Vorschädigung, einer eventuell erschwerten Intubation und einer Neigung zu Hyperglykämien abzuklären (35). Trotz hoher Insulinspiegel sind erhöhte Blutzuckerwerte zu erwarten. Bedingt durch die Makroglossie und durch die verminderte Beweglichkeit der HWS bei akromegalen Patienten können erhebliche Probleme bei der Beatmung mit der Maske und bei der Intubation auftreten. Oftmals ist eine Intubation mit dem Bronchoskop unumgänglich. Aufgrund einer möglichen Kardiomegalie und ihrer Folgen ist darauf zu achten, daß im Rahmen der präoperativen Untersuchungen vorhandene Rhythmusstörungen und Zeichen einer Herzinsuffizienz erkannt und entsprechend behandelt werden.

Bei ACTH produzierenden Adenomen ist nach der operativen Entfernung relativ rasch mit einer adrenokortikalen Insuffizienz zu rechnen. Cushing-Patienten werden daher grundsätzlich unter Hormonsubstitution operiert, die spätestens bei Operationsanfang, besser noch einige Stunden davor beginnen sollte (22, 33). Sie wird mit 100 mg Hydrokortison am Operationstag sowie am ersten postoperativen Tag eingeleitet und schrittweise bis zum achten postoperativen Tag auf 20 - 40 mg abgebaut.

Tabelle 2. Anästhesiologische Gesichtspunkte vor Operationen von hormonell aktiven Hypophysenadenomen

A Prolaktin produzierende Adenome
Klinische Symptomatik: Blutungsanomalien, anovulatorische Zyklen, Galaktorrhö Libido- und Potenzminderung (häufig Chiasmasyndrom)

Anästhesiologische Besonderheiten: Keine

B Wachstumshormon produzierende Adenome
Klinische Symptomatik: Akromegalie (Gesicht, Hände, Füße) Viszeromegalie (Struma, Myokardhypertrophie) Motorisches Karpaltunnelsyndrom

Anästhesiologische Besonderheiten: Kardiale Vorschädigung Intubationsschwierigkeiten Hypertonieneigung, Hyperglykämieneigung trotz erhöhter Insulinspiegel (Toleranz ↓)

C ACTH produzierende Adenome
Klinische Symptomatik: M. Cushing: Stammfettsucht, Striae, Facies lunata, Büffelnacken, Hypertonus, Muskelschwäche, Osteoporose, Depression
Nelson-Syndrom: Funktioneller ACTH-Anstieg nach bilateraler Adrenalektomie, Hautpigmentierung

Anästhesiologische Besonderheiten: Intraoperative Kortisonsubstitution nötig Hydrokortison: 100 mg ein bis zwei Tage postoperativ schrittweiser Abbau → 20 - 40 mg

Tabelle 3. Anästhesiologische Gesichtspunkte vor Operationen von hormonell inaktiven Hypophysenadenomen

A Zur Klärung einer hypophysären Insuffizienz sollte ein Hormonstatus vorliegen: Basalwerte, Suppressionsteste, Stimulationsteste, Streßfähigkeitstest

B Reihenfolge des Funktionsausfalls — Klinische Symptomatik und Therapie

| | Klinische Symptomatik und Therapie |
|---|---|
| Gonadotrope Achse → | Sekundärer Hypogonadismus, Oligo-/Amenorrhö Minderung von Libido und Potenz Therapie: Keine Substitution |
| Thyreotrope Achse → | Sekundäre Hypothyreose, Kälteempfindlichkeit, Obstipation Therapie: Nur bei ausgeprägter Hypothyreose |
| Adrenokortikotrope Achse → | Sekundäre NN-Rindeninsuffizienz, Adynamie, Hypotonie Therapie: Kortisonsubstitution |
| Komplette Hypophysenvorderlappeninsuffizienz | Fahlgelbes Hautkolorit, feine Hautfältelung um Augen, Verlust der lateralen Augenbrauen, Rückgang der sekundären Geschlechtsbehaarung Therapie: $T_4$ ($T_3$)-Substitution, Kortisonsubstitution |

C Hormonelle Substitution sollte mindestens 24 (besser 48) h präoperativ beginnen und stets die adrenokortikotrope Achse mit einbeziehen. Bei alleiniger $T_4$ ($T_3$)-Substitution Gefahr der akuten NN-Rindeninsuffizienz (SHEEHAN, 1949)

Auch bei hormonell inaktiven Tumoren muß im Zuge der Prämedikationsvisite der Hormonstatus beachtet werden, da hier in der Regel eine hypophysäre Insuffizienz vorliegt (Tabelle 3). Typischerweise fallen bei dieser endokrinen Insuffizienz die hypophysären Funktionen in folgender Reihenfolge aus: zunächst die gonado-, dann die thyreotrope und zum Schluß die adenokortikotrope Achse bis hin zur totalen Insuffizienz. Eine Substitution der gonadotropen Achse ist von seiten der Anästhesie ohne jeglichen Belang. Eine Gabe von Schilddrüsenhormonen ist nur bei ausgeprägter Hypothyreose erforderlich. Wenn sie durchgeführt wird, muß gleichzeitig eine Kortisonsubstitution erfolgen, da es sonst zu einem funktionellen Nebennierenrindenkollaps kommen kann. Die Ursache dieses seit 1949 bekannten Phänomens ist bis heute ungeklärt. Bei Beeinträchtigung der ACTH-Achse oder totaler Insuffizienz sollte vor Narkosebeginn auf jeden Fall eine Kortisonsubstitution erfolgen, da es intraoperativ gehäuft zu Komplikationen kommen kann.

2.3.2 Narkoseführung

Die Frage, ob die hormonelle Ausgangssituation wesentlichen Einfluß auf die Auswahl des einzuschlagenden Narkoseverfahrens hat, ist mit einem klaren Nein zu beantworten. Nach dem heutigen Erkenntnisstand ist die Wahl der Narkosemittel bei Hypophysenoperationen unter dem endokrinologischen Aspekt völlig frei (34). Zwar haben Anästhetika Einfluß auf die hormonelle Regulation, jedoch ohne klinische Relevanz. Das Verfahren der Wahl ist die Neuroleptanalgesie (13, 35).

Werden intraoperativ ACTH und Kortisonspiegel bestimmt, wird das Einleitungshypnotikum Etomidat gegen Methohexital ausgetauscht, um diese Bestimmungen wegen der bekannten Hemmung der Kortisonsynthese durch Etomidat nicht zu verfälschen (14, 15, 42). Bei Akromegaliepatienten wird wegen der zu erwartenden Intubationsschwierigkeiten eine Barbiturateinleitung durchgeführt.

Wichtige praktische Hinweise für die Narkoseführung zeigt Tabelle 4. Da das Operationsgebiet sehr nahe am Tubus liegt, sind nachträgliche Tubuskorrekturen ohne Schaden für den Patienten nicht mehr möglich. Um knickbedingte Stenosen zu vermeiden, sollte man Spiraldrahttuben verwenden. Der Oropharynx wird mit einer nassen Mullbinde austamponiert, um die Rate des postoperativen Erbrechens durch Blutaspiration vom Nasopharynx in den Magen herabzusetzen (24). Aus dem gleichen Grund wird vielerorts eine orogastrale Sonde gelegt.

Als zusätzliches anästhesiologisches Monitoring wird die endexspiratorische $CO_2$-Konzentration zur Identifizierung einer eventuellen Luftembolie überwacht. Eine arterielle Kanülierung und das Einbringen eines Kava- bzw. Blasenkatheters wird nur in Ausnahmefällen durchgeführt. Routinemäßig wird ein zentraler Zugang bei Cushing-Patienten gelegt, da diese Patienten intraoperativ wegen des bestehenden Hypertonus und der Linksherzbelastung bzw. -insuffizienz große Probleme bereiten können (35).

Tabelle 4. Praktische Gesichtspunkte zur Narkoseführung bei Hypophysenoperationen

---

Intubation:
Spiraldraht-Tubus (PVC), Tamponade des Oropharynx,
Intubationsschwierigkeiten bei Akromegalie (Bronchoskop),
Fixierung im linken Mundwinkel unterlippenwärts,
absolut sichere Konnektion - Cuffprüfung

Monitoring:
Wie bei anderen Eingriffen plus Kapnometrie
- Arterielle Kanülierung       Instabiler Hypertonus
                                Große Tumoren
- Kavakatheter (Lagerung!)     M. Cushing (Linksherzinsuffizienz)
- Blasenkatheter                Vorbestehender Diabetes insipidus
- Temperatursonde               Suprasselläre Tumorausdehnung

Timing:
Absprache über OP-Dauer (Extubationsvoraussetzungen)

---

Eine gute anästhesiologisch-neurochirurgische Kooperation ist für das optimale Gelingen eines Hypophyseneingriffs entscheidend. Zur Optimierung der Tumorexposition für den Operateur sollte eine Hyperventilation des Patienten vermieden werden, damit sich die Hypophyse nicht in Richtung Diaphragma zurückzieht. Insbesondere bei Tumoren, die sich nach supraselllär erstrecken, kann es erforderlich werden, diese supraselllären Ausläufer durch passagere Hirndrucksteigerungen nach unten zu drücken. Hierzu werden auf Bitten des Operateurs kurzfristig die Venae jugulares internae beidseits komprimiert. Der angestrebte Effekt kann durch Anwendung eines leichten PEEP verstärkt werden. Als Alternative wird von einigen Autoren auch die Instillation einer Elektrolytlösung oder von Gas in den Spinalkanal empfohlen (29). Zur frühzeitigen Erkennung einer möglichen Schädigung des Nervus opticus durch den Operateur können visuell evozierte Potentiale aufgezeichnet werden. Nach der Narkoseeinleitung muß noch vor operativen Manipulationen an der Hypophyse eine zufriedenstellende Stabilität der abgeleiteten Wellenform erreicht werden. Nur dann ist ein objektives und quantitatives Monitoring des Nervus opticus und der vorderen Sehbahn möglich. Dazu ist es nötig, das Narkoseverfahren in Absprache mit dem Untersucher zu wählen bzw. zu ändern (21).

Auf der anderen Seite kann auch der Operateur die Arbeit des Anästhesisten erleichtern. Durch Manipulation im Bereich der lateralen Sellae kann es reflektorisch über den Nervus trigeminus bzw. Nervus vagus zu extremer Bradykardie kommen. Sie ist in der Regel durch eine rechtzeitige Operationsunterbrechung reversibel. Bei der Verwendung von Adrenalin zur Blutungsminderung können tachykarde Rhythmusstörungen auftreten. Eine vorsichtige Dosierung und die Beimischung von Lidocain kann das Auftreten dieser Rhythmusstörungen reduzieren. Der Ersatz von Adrenalin durch POR 8 stößt in jüngster Zeit vermehrt auf Kritik (3). Da der Anästhesist von seinem Platz aus den Stand des Eingriffs nicht erkennen und beurteilen kann, ist die regelmäßige Verständigung über die vermutliche Operationsdauer wichtig. Nur so ist die Extubation im Operationssaal, die bei Hypophysenoperationen die Regel ist, schnell und für den Patienten schonend möglich. Transsphenoidale Operationen können bei entsprechendem operativem Geschick kurz dauern und gelegentlich abrupt enden (35).

### 2.3.3 Postoperative Phase

Während der postoperativen Phase ist neben der bereits besprochenen Kortisonsubstitution als weitere Besonderheit die Gefahr eines sich entwickelnden Diabetes insipidus von Bedeutung (17). Verstärkt wird dieses Krankheitsbild durch eine Substitution von Glukokortikoiden, da diese einerseits zu einer verminderten Vasopressinsekretion führt, andererseits die Nierendurchblutung und die glomeruläre Filtrationsrate erhöht. Die Häufigkeit eines postoperativen Diabetes insipidus bei Hypophysenoperationen wird in der internationalen Literatur mit 9 - 57 % angegeben (2).

In den meisten Fällen bildet sich die Symptomatik innerhalb von wenigen Tagen spontan zurück. Das Leitsymptom ist eine am ersten oder zweiten postoperativen Tag einsetzende Polyurie mit Urinmengen über 150 ml/h, entsprechend 3 - 15 l pro Tag. Aufgrund der überschießenden Wasserausscheidung weist der Urin eine sehr niedrige, das Serum eine hohe Osmolalität auf. Differentialdiagnostisch sind eine infusionsbedingte Überwässerung und eine Glukosurie auszuschließen.

Die Therapie besteht in einer stundenweise bilanzierten Flüssigkeitssubstitution. Am besten ist es, die Selbstregulationsfähigkeit des Patienten durch baldige orale Flüssigkeitsaufnahme auszunutzen. Ist eine medikamentöse Behandlung erforderlich, so ist heute das Mittel der Wahl das DDAVP, besser bekannt unter seinem Handelsnamen Minirin. Die antidiuretische Wirkung dieses Vasopressinabkömmlings wird durch die Desaminierung verstärkt und die Wirkungsdauer auf 12 - 24 h verlängert. Die vasopressorische Komponente ist bei diesem Präparat durch die Verwendung des rechtsdrehenden Desarginins nahezu vollständig ausgeschaltet (30).

In seltenen Fällen kann auch ein triphasischer Diabetes insipidus auftreten. Nach einer ersten Phase verminderter ADH-Freisetzung kommt es plötzlich zu einer exzessiven Ausschüttung des Hormons, vermutlich aus degenerierten und nekrotischen Nervenenden (17). Er tritt besonders häufig bei Operationen mit direkter Schädigung des Hypophysenstiels oder bei der totalen Hypophysektomie auf. Die klinische Symptomatik stimmt während der ersten Tage vollständig mit der des normalen Diabetes insipidus überein. Aufgrund der plötzlich exzessiven ADH-Freisetzung kommt es dann zu einer Symptomumkehr mit massiver Wasserretention, Oligurie, erhöhter Urinosmolalität, entsprechend erniedrigter Serumosmolalität und Hyponaträmie.

Die Therapie besteht in einer drastischen Flüssigkeitsrestriktion auf weniger als 1 l pro Tag. Bei beginnenden Zeichen der

Wasserintoxikation ist die Substitution von Natriumchlorid durch 3%ige Infusionslösungen und die Diureseanregung mit Furosemid nötig. Die Kenntnis dieser Variante des Diabetes insipidus ist zur differentialdiagnostischen Unterscheidung von einem Volumenmangel notwendig, der eine gegenteilige Therapie, nämlich eine Volumengabe, erfordert. Die Phase einer exzessiven ADH-Freisetzung geht innerhalb einiger Tage in eine normale Diurese oder meist in einen erneuten Diabetes insipidus über, der wiederum vorübergehend oder permanent sein kann (15).


## 3 Anästhesie bei Eingriffen in der Fossa cerebri posterior

Mit wesentlich anderen Problemen ist man im Vergleich zu Eingriffen in der mittleren Schädelgrube bei Operationen in der hinteren Schädelgrube konfrontiert. Die Fossa cerebri posterior wird gebildet dorsal und lateral vom Os occipitale, rostral vom Clivus; kaudal wird sie begrenzt vom Foramen magnum, kranial vom Tentorium cerebelli. In der Fossa posterior befinden sich Kleinhirn, Pons und Medulla oblongata mit den primären Atem- und Kreislaufzentren, den Kernen der unteren Hirnnerven und den sensorischen und motorischen Hauptfasern. Chirurgische Manipulationen können hier intraoperativ Herz-Kreislauf- und Atemstörungen auslösen, die bis in die postoperative Phase hinein andauern können. Anatomische Strukturen und die Art des operativen Zugangs für die okzipitale Kraniotomie führen zu charakteristischen Problemen und beeinflussen das anästhesiologische Konzept wesentlich.

### 3.1 Operativer Zugang und Lagerung

Grundsätzlich kann der operative Zugang in Bauchlage, in halbsitzender Stellung mit gedrehtem Hals und in sitzender Position erfolgen. Bevorzugt werden die halbsitzende und sitzende Position.

### 3.1.1 Halbsitzende Position

Vorteile der halbsitzenden Position sind die Reduktion von systemischen Kreislaufkomplikationen und die geringere Gefahr von Luftembolien. Die wesentlichsten Nachteile sind: Eine relativ schlechte Venen- und Liquordrainage, die das operative Vorgehen erschwert, sowie lagerungsbedingte Schäden, die von Druckschädigungen im Bereich der Hüften und des Brustkorbes über eine Läsion des Plexus brachialis bis hin zu zerebralen Ischämien reichen (22, 46). Im eigenen Krankenhaus verstarb eine 59jährige Patientin nach der Operation eines malignen Glomustumors in halbsitzender Position am achten postoperativen Tag, ohne das Bewußtsein wiedererlangt zu haben (31). Sehr wahrscheinlich war es bei dieser Patientin durch die starke Torsion des Halses in Kombination mit einer intraoperativen Hypotension zu einer Beeinträchtigung der Durchblutung einer Vertebralarterie gekommen. Eine gleichzeitig vorhandene Anomalie der anderen Arteria vertebralis verhinderte eine ausreichende Blutversorgung des Hirnstammes und der Kleinhirnhemisphären.

### 3.1.2  Sitzende Position

Von vielen Neurochirurgen wird für Operationen in der Fossa posterior die sitzende Position bevorzugt. Sie ermöglicht einen optimalen Zugang, ein flüssigkeitsfreies Operationsfeld durch die hervorragende Venen- und Liquordrainage und einen guten anatomischen Überblick. Diese Vorteile müssen durch zum Teil gravierende Nachteile erkauft werden: Lagerungsschäden, respiratorische Veränderungen, systemische Kreislaufkomplikationen, davon abhängig eine Beeinträchtigung der zerebralen Perfusion, die Entwicklung eines Pneumenzephalus und in allererster Linie die Gefahr einer Luftembolie (18, 23, 44). Insbesondere letztere Komplikationsmöglichkeit hat die sitzende Position zunehmend in Mißkredit gebracht. Umfangreiche Untersuchungen konnten aber zeigen, daß die sitzende Position Morbidität und Mortalität nicht signifikant beeinflußt (40, 47). Relativ kontraindiziert ist die sitzende Position bei alten Patienten mit ausgeprägten kardiovaskulären Erkrankungen, bei zervikaler Stenose und bei Patienten mit intrakardialem Rechts-links-Shunt (12, 28).

### 3.2  Allgemeine Pathophysiologie

### 3.2.1  Kreislaufveränderungen

Bereits beim wachen Patienten führt der Übergang von der liegenden in eine sitzende Position zu einem vorübergehenden Blutdruckabfall, da zwischen 700 und 1 500 ml des mobilen Blutvolumens in die untere Körperhälfte verschoben wird. Die muskuläre Aktivität des wachen Patienten verbessert jedoch den venösen Rückfluß zum rechten Herzen. Die venöse Umverteilung wird außerdem durch eine sympathische Gegenregulation begrenzt. Beim anästhesierten und relaxierten Patienten sind die entsprechenden Kompensationsmechanismen jedoch vermindert. Durch den Gebrauch von volatilen Narkotika wird die Ansprechbarkeit der Barorezeptoren im Karotissinus und im Aortenbogen deutlich herabgesetzt. Meist treten noch ganglioplegische und vasodilatierende Effekte hinzu. Aus diesen pathophysiologischen Veränderungen resultiert eine Abnahme des Schlagvolumens um 20 - 50 %, eine Reduktion des Herzindex um 15 - 25 % (11, 29). Besonders gefährdet sind durch diese Vorgänge Patienten mit erhöhtem intrakraniellem Druck und Hypertoniker mit einem Rechtsshift der zerebralen Autoregulation (24). Blutdruckabfälle müssen bei diesen Patienten zur Vermeidung zerebraler Komplikationen verhindert werden. Hierzu dient vor allem eine Auffüllung des Gefäßbettes mit kristalloiden oder kolloidalen Lösungen. Zusätzlich werden die Beine zum besseren venösen Rückfluß bis zur Herzhöhe "hochgeklappt" (Taschenmesserposition) (5, 44). Zur Kompression der kapazitiven Gefäße der unteren Extremität genügt ein sorgfältiges Wickeln mit elastischen Binden, auf das Anlegen von sogenannten Anti-gravity-suits kann verzichtet werden (41, 45). Da die Neuroleptanalgesie mit einem Benzodiazepin die Barorezeptoren am wenigsten beeinträchtigt, ist sie - auch aus später noch darzulegenden Gründen - das Narkoseverfahren der Wahl. Die Aufrichtung des Patienten erfolgt schrittweise, um durch Anpassung der Barorezeptorenaktivität das Ausmaß der Hypotension zu begrenzen (46).

### 3.2.2 Respiratorische Komplikationen

Die möglichen respiratorischen Veränderungen, die aus einer sitzenden Position resultieren können, lassen sich wie folgt beschreiben: Im Vergleich zur liegenden Position kommt es in sitzender Position zu einer FRC-Erhöhung, die jedoch ausgeprägter ist als die gleichzeitige Zunahme des Verschlußvolumens. Als Nettoeffekt ergibt sich ein vermindertes Airtrapping und eine Reduktion des sogenannten Shunt in time.

Durch eine Akzentuierung der Perfusion in den basalen Lungenabschnitten kann es trotz Abnahme des intrapulmonalen Rechts-links-Shunts zu einer schlechteren Oxygenierung kommen, die in Kombination mit der oben erwähnten Abnahme des Herzminutenvolumens zu einer Erhöhung der $AaDO_2$ führt. Um optimale Blutgasverhältnisse aufrechtzuerhalten, ist deshalb die kontrollierte Beatmung der Spontanatmung vorzuziehen, die in vielen amerikanischen Zentren immer noch üblich ist (18).

### 3.3 Luftembolie

Wie bereits erwähnt, ist die wesentlichste Komplikation in sitzender Position das Auftreten einer Luftembolie. Ihre Inzidenz variiert in der Literatur von 1 % bis zu 60 % (23, 25). Die Rate der Luftembolien mit klinischer Symptomatik reicht von 8 - 25 % (11). Der entscheidende Grund für diese unterschiedlichen Angaben ist in der differierenden Sensitivität der verwendeten Überwachungsmethoden zu sehen. In einer neueren, bis jetzt noch unbestätigten Untersuchung mit Hilfe eines Massenspektrometers soll die durchschnittlich aufgenommene Luftmenge nahezu 1 400 ml betragen (12, 20, 46). Der Eintritt der Luft erfolgt in den meisten Fällen als stetiger Einstrom von kleinen Luftblasen, vereinzelt auch in Form eines größeren Bolus. Die Eintrittspforten sind durch anatomische Strukturen fixierte, nicht kollabierte Venen der Nackenmuskulatur, des Knochens und der Meningen (23, 41). Die pathophysiologische Grundlage für den Lufteintritt bildet der große negative Druckgradient zwischen dem rechtsatrialen Druck und dem hydrostatischen Druck der Venen in der Fossa cerebri posterior (24, 46). Die Folge der Luftembolie ist zunächst eine Schaumbildung mit Volumenmangel im rechten Ventrikel, die akut das Schlagvolumen vermindert. Gravierender ist jedoch, daß die in den Pulmonaliskreislauf eingeschleppte Luft über eine mechanische Blockade und einen reflektorischen Gefäßspasmus zu einer Erhöhung des pulmonalen Gefäßwiderstandes führt. Durch die Steigerung des rechtsventrikulären Afterload kann es zu einer akuten Dilatation des rechten Ventrikels kommen. Verminderte Pumpleistung des rechten

Ventrikels, Septumshift und Kompression des linken Ventrikels bewirken eine Abnahme des Herzzeitvolumens; der Blutdruck sinkt. Pulmonal treten Ventilations-Perfusions-Verteilungsstörungen und Erhöhung des intrapulmonalen Rechts-links-Shunts auf. Je nach Ausmaß der Embolie kommt es zur respiratorischen Insuffizienz, Lungenödem, schwersten Herzrhythmusstörungen und zu Herz-Kreislauf-Versagen (5, 46).

Da 20 - 30 % der Menschen ein offenes Foramen ovale besitzen, kann es zur paradoxen Luftembolie kommen (24, 41, 46). Eingedrungene Luft kann den systemischen Kreislauf erreichen und durch eine mögliche Embolisation der Gehirn- und Koronararterien zu schwersten neurologischen bzw. kardiologischen Schäden führen (20). Die Chance einer derartigen paradoxen Luftembolie ist relativ gering, solange der Linksvorhofdruck den zentralen Venendruck überschreitet. Dies kann sich jedoch schlagartig ändern, wenn es über eine akute Rechtsherzinsuffizienz zu einem Anstieg der Drücke des rechten Herzens bei gleichzeitigem Abfall des linksatrialen Drucks kommt (6). Allein durch die sitzende Position kann der rechtsatriale Druck den PCWP übersteigen, und es besteht dadurch die Gefahr einer paradoxen Luftembolie (18, 25, 33). Bei bekanntem offenem Foramen ovale sollte, wenn in sitzender Position operiert wird, ein Pulmonaliskatheter zur Überwachung der Druckverhältnisse eingeführt werden.

### 3.3.1 Monitoring

Für die rasche Identifizierung einer Luftembolie ist von anästhesiologischer Seite routinemäßig ein aufwendiges Monitoring erforderlich. Es besteht in der Überwachung des EKGs, des arteriellen, des zentralvenösen und eventuell des Pulmonalarteriendrucks sowie der wiederholten Analyse von Blutgaswerten. Die wichtigsten Überwachungsmaßnahmen stellen jedoch eine kontinuierliche Registrierung des $CO_2$-Gehaltes in der Ausatemluft sowie eine Beobachtung der Geräuschqualitäten der Herztöne mit Hilfe eines ösophagealen bzw. prästernalen Ultraschall-Dopplers dar (1, 26, 27).

Um die Wertigkeit der beiden letztgenannten Verfahren bestehen unterschiedliche Auffassungen. Die Doppler-Messung ist sehr störanfällig. Einerseits können Veränderungen der Geräuschqualitäten selbst vom geübten Zuhörer manchmal trotz stattgefundener Luftembolie nicht objektiviert werden, andererseits wird die Doppler-Messung mit teilweise 25 - 60 % falsch positiven Registrierungen als zu empfindlich angesehen (19, 25). Die Kapnographie spricht erst bei größeren Luftmengen an, erlaubt aber eine bessere Quantifizierung der Schwere der Luftembolie (5). BEDFORD et al. stellten in ihrer Studie fest, daß keine Arrhythmien und keine Hypotonien auftraten, solange sich nicht der pulmonal-arterielle Druck gemeinsam mit der endexspiratorischen $CO_2$-Konzentration veränderten (6). Aus diesen Gründen scheint die Kapnographie das klinisch relevantere und objektivere Monitorverfahren zu sein. Für ein optimales Monitoring ist jedoch die Kombination von beiden erforderlich, wobei der Doppler-Messung die Rolle eines Vorwarnsystems zukommt.

### 3.3.2 Prophylaktische Maßnahmen

In Anbetracht der möglichen schweren Auswirkungen einer Luftembolie müssen geeignete Maßnahmen zu deren Verhütung getroffen werden. Sie sind allerdings auf eine gute Auffüllung des intravasalen Volumens, auf eine PEEP-Beatmung mit Werten zwischen 5 und 10 cm $H_2O$ und nach Möglichkeit auf eine $N_2O$-freie Narkoseführung begrenzt (18, 25, 41, 43). Der PEEP muß rechtzeitig installiert werden, da es bereits beim Hautschnitt und insbesondere bei Durchtrennung der Nackenmuskulatur zu Luftembolien kommen kann. Er muß bis zum Ende der Operation beibehalten werden, weil auch bei Entfernung der Dorne noch eine Embolie erfolgen kann (10).

### 3.3.3 Therapie

Das therapeutische Vorgehen bei eingetretener Embolie muß gleichzeitig in Kooperation von Operateur und Anästhesist durchgeführt werden. Vom Operateur ist das Operationsfeld sofort mit einer salinen Lösung zu spülen und die eröffnete Vene zu verschließen. Kopftieflagerung mit Linksseitenlage und die beidseitige Kompression der Jugularvenen kann den Lufteinstrom reduzieren bzw. beenden und dem Chirurgen beim Auffinden der offenen Vene helfen (18, 41). Mittels Vorhofkatheter kann versucht werden, die eingedrungene Luft abzusaugen (6, 9, 29). Die Lumina der üblicherweise verwendeten Katheter sind nicht dazu geeignet, größere Mengen an eingedrungener Luft abzusaugen (18). Aus diesem Grund ist zu empfehlen, einen 8 oder 9 F Angiographiekatheter in die Pulmonalarterie einzuschwemmen, der mehrere seit- und endständige Foramina besitzt. Leider haben diese Katheter kein zusätzliches Vorhofloch.

Wird eine Vakuumflasche zum Absaugen der Luft benutzt, so darf keinesfalls der Schaum in der Flasche als ein Indiz für die Menge der eingedrungenen Luft angesehen werden. Diese Schaumbildung resultiert aus einer einfachen Deliberation der Blutgase, bedingt durch den Unterdruck von ca. 0,3 bar. Bei der Verwendung von $N_2O$ ist bei Verdacht auf das Vorliegen einer relevanten Luftembolie die sofortige Unterbrechung der Lachgaszufuhr und die Umstellung auf eine Druckluft-Sauerstoff- bzw. auf eine reine Sauerstoffbeatmung nötig. Neben der Elimination ungünstiger Effekte von Lachgas auf die kardiale und pulmonale Funktion hat dies vor allem den Zweck, die Volumenexpansion der eingedrungenen Luft zu begrenzen.

Lachgas besitzt eine 35mal größere Blutlöslichkeit als Stickstoff, erkennbar an den unterschiedlichen Oswaldschen Verteilungskoeffizienten von 0,47 bzw. 0,0147. Folglich diffundiert in der Zeiteinheit ein größerer Teil von Lachgas in das eingedrungene Luftkompartiment, als Stickstoff ins Blut aufgenommen werden kann. Bei einer inspiratorischen $N_2O$-Konzentration von 70 % ist so eine Volumenzunahme der eingedrungenen Luft um das Drei- bis Vierfache möglich (41).

### 3.3.4 Narkoseführung

Um diesen Effekt zu vermeiden, ist es sinnvoll, für operative Eingriffe in sitzender Position High-Fentanyl-Narkosen unter Sedierung mit Midazolam über Perfusor in Sauerstoff-Druckluft-Beatmung ohne Lachgas durchzuführen (37). Damit wird auch das Problem des postoperativ auftretenden Spannungspneumenzephalus abgemindert (18, 45, 46). Nach einer Loading dose von 0,3 mg/kg Midazolam, entsprechend 30 mg für einen normalgewichtigen Erwachsenen, wird die Sedierung mit 0,05 - 0,07 mg/kg/h aufrechterhalten. Mit diesem Vorgehen werden ausreichende Serumspiegel von 500 - 600 µg/ml erreicht. Nach unseren eigenen Erfahrungen ist diese relativ hohe Dosierung erforderlich, um beim Patienten die mögliche Gefahr des bewußten Miterlebens von operativen Manipulationen zu vermeiden.

Dieses anästhesiologische Vorgehen ist zudem mit einem weiteren Vorteil vergesellschaftet. Die Ableitung evozierter Potentiale wird ohne Lachgaszufuhr erleichtert, da die Anwendung von Lachgas bereits in einer inspiratorischen Konzentration von 50 % die Registrierung evozierter Potentiale stört. SLOAN und KOHT konnten in ihrer Untersuchung zeigen, daß $N_2O$ in einer Konzentration von 50 % eine Abnahme der Amplitude, aber keine signifikante Änderung der Latenz von somatosensorisch evozierten Potentialen bewirkt (39).

### 3.4 Postoperative Phase

Im Rahmen der Nachbeatmung kann die Midazolaminfusion in einer Dosierung von 5 mg/h zur Sedierung des Patienten fortgesetzt werden. Während dieser Langzeitbeatmung ist es wichtig, daß der Patient nach Absetzen der Sedierung innerhalb kürzester Zeit ansprechbar und nach Möglichkeit kooperativ ist, um wiederholt einen neurologischen Status erheben und eine Nachblutung rechtzeitig erkennen zu können. Aus den Eliminationskinetiken von Midazolam, Flunitrazepam und Diazepam ist zu schließen, daß Midazolam diese Forderung am ehesten erfüllt. Trotz der günstigen pharmakokinetischen Daten des Midazolams kann in Einzelfällen beobachtet werden, daß Patienten auch Stunden nach Absetzen der Sedierung nicht ansprechbar sind.

Als Alternative bietet sich trotz der möglichen Nachteile einer chronischen Barbituratapplikation eine Sedierung mit dem kurzwirkenden Barbiturat Methohexital an. Als zusätzlicher Vorteil wird dabei eine Senkung des Hirndrucks und eine Abnahme des Sauerstoffverbrauchs des Gehirns erzielt (8, 32). Um Dosierungsrichtlinien für eine Langzeitsedierung mit diesem Medikament zu erarbeiten und mögliche Nebenwirkungen zu überprüfen, führten wir eine Studie an langzeitbeatmeten Patienten im Anschluß an eine Operation im Bereich der hinteren Schädelgrube durch. Nach einer einmaligen Gabe eines Bolus von 100 - 200 mg wurde die Methohexitalapplikation über einen Perfusor mit 100 - 300 mg/h bis zu mehreren Tagen fortgesetzt. Dank der raschen Metabolisierungsrate kam es zu keiner Kumulation der Substanz. Die mittleren Plasmaspiegel schwankten zwischen 2,5 und 4 µg/ml. Nach

Infusionsende wachten die Patienten relativ schnell, spätestens nach 3 h, auf. Eine intermittierende neurologische Statuserhebung war problemlos durchzuführen. Eine Beeinträchtigung der Leber- und Nierenfunktion konnte bei der oben genannten Dosierung nicht festgestellt werden, auch keine Erhöhung des Infektionsrisikos durch Immunsuppression. Als möglicher Nachteil ist allerdings die Induktion unspezifischer mikrosomaler Enzyme zu nennen, die zu einer gesteigerten Metabolisierungsrate auch von anderen Pharmaka (Antibiotika) führt (7, 8).


Zusammenfassung


Im Rahmen neurochirurgischer Eingriffe an der Schädelbasis wird der Anästhesist mit verschiedenen, sehr spezifischen Problemen konfrontiert. Die Streubreite der einzelnen Besonderheiten erstreckt sich von Veränderungen des Hormonstatus und der endokrinen Regulation über Belastungen und mögliche Schäden des kardiopulmonalen und nervalen Systems durch besondere Lagerungen bis hin zu differenzierten Verfahren des Monitorings und deren Grenzen.

Eingriffe an der Hypophyse erfordern ein anästhesiologisches Konzept, das neben möglichen operativen Komplikationen vor allem dem jeweiligen endokrinen Krankheitsbild Rechnung trägt. Bei Operationen in der hinteren Schädelgrube bestimmen die Folgen der Manipulationen am Hirnstamm sowie die Gefahren der halbsitzenden bzw. sitzenden Position das anästhesiologische Vorgehen. Das mögliche Auftreten von Hypotension, zerebraler Hypoxie, Pneumenzephalus, Lagerungsschäden und vor allem einer schweren Luftembolie erfordert entsprechende Maßnahmen der Prophylaxe, des Monitorings und der Therapie.

Ein weiteres Problem besteht bei eventueller postoperativer Nachbeatmung in einer befriedigenden Lösung der postoperativen Langzeitsedierung mit der Möglichkeit, den Patienten wiederholt kurzfristig zur Erhebung eines neurologischen Status aufzuwecken. Nicht zu vergessen ist die erforderliche gute Kooperation von Operateur und Anästhesist, um das nötige differenzierte Arbeiten beider zu gewährleisten.


Literatur

1. ALBIN, S. M.: The sights and sounds of air. Anesthesiology 58, 113 (1983)

2. ARANCIBIA, C. U., FROST, E. A. M.: Hypophysectomy. In: Clinical anesthesia in neurosurgery (ed. E. A. M. FROST), p. 187. Boston: Butterworth 1984

3. Arzneimittelkommission der deutschen Ärzteschaft: Vorsicht bei Infiltrationen mit Ornipressin (POR 8 Sandoz). Dt. Ärztebl. 84, 16 (1987)

4. ASA, L. S., KOVACS, K.: Histological classification of pituitary disease. Clin. Endocr. Metabol. 12, 567 (1983)

5. BEDFORD, R. F.: Posterior fossa procedures. In: Handbook of neuroanesthesia (ed. P. NEWFIELD, J. E. COTTRELL), p. 246. Boston: Little, Brown & Co. 1983

6. BEDFORD, R. F., MARSHALL, W. K., BUTLER, A., WELSH, J.: Cardiac catheters for diagnosis and treatment of venous air embolism. J. Neurosurg. 55, 610 (1981)

7. BRANDL, M., BRAUN, G., HÄRTL, L.: Langzeitsedierung neurochirurgischer Intensivpatienten mit Methohexital. In: VII. European Congress of Anaesthesiology. Abstracts II (eds. H. BERGMANN, H. KRAMAR, K. STEINBEREITHNER). Beiträge zur Anaesthesiologie und Intensivmedizin, Bd. 17, p. 184. Wien, München, Bern: Maudrich 1986

8. BRANDL, M., LAUMER, R., HÄRTL, L., MEUSEL, E.: Long-term sedation of neurosurgical intensive care patients with methohexitone. Intens. Care Med. 12, 261 (1986)

9. BUNEGIN, L., ALBIN, M. S., HELSEL, Ph. E., HOFFMANN, A., HUNG, T. K.: Positioning the right atrial catheter: A model for reappraisal. Anesthesiology 55, 343 (1981)

10. CABEZUDO, J. M., GILSANZ, F., VAQUERO, J., AREITIO, E., MARTINEZ, R.: Air embolism from wounds from a pin-type headholder as a complication of posterior fossa surgery in the sitting position. J. Neurosurg. 55, 147 (1981)

11. CUCCHIARA, R. F.: Is the sitting position justifiable for the neurosurgical patient. In: 37th Annual Refresher Course Lectures, no. 331. Las Vegas: Amer. Soc. Anesthesiol. 1986

12. CUCCHIARA, R. F.: Monitoring and anesthetic management of the anesthetized sitting patient. In: 36th Annual Refresher Course Lectures, no 112. San Francisco: Amer. Soc. Anesthesiol. 1985

13. CUNITZ, G.: Narkoseeinleitung und Durchführung der Anästhesie bei supratentoriellen Eingriffen. In: Anästhesie in der Neurochirurgie (eds. F. W. AHNEFELD, H. BERGMANN, C. BURRI, W. DICK, M. HALMAGYI, G. HOSSLI, H. J. REULEN, E. RÜGHEIMER), Klinische Anästhesiologie und Intensivtherapie Bd. 27, p. 82. Berlin, Heidelberg, New York, Tokyo: Springer 1983

14. DUTHIE, D. J. R., FRASER, R., NIMMO, W. S.: Effect of induction of anaesthesia with etomidate on corticosteroid synthesis in man. Brit. J. Anaesth. 57, 156 (1985)

15. ENGELHARDT, D., DOENICKE, A., SUTTMANN, H., KÜPPER, F. J., BRAUN, S., MÜLLER, O. A.: Der Einfluß von Etomidat und Thiopental auf ACTH- und Cortisolspiegel im Serum. Anaesthesist 33, 583 (1984)

16. FAHLBUSCH, R., BUCHFELDER, M., SCHRELL, U.: Neurochirurgische Therapie neuroendokrinologischer Störungen. Internist 26, 293 (1985)

17. FINLEY, J. H.: Central diabetes insipidus. In: Anesthesia and the patient with endocrine disease (eds. R. BURNELL, J. R. BROWN), p. 47. Philadelphia: Brown 1980

18. FROST, E. A. M.: Some inquiries in neuroanesthesia and neurological supportive care. J. Neurosurg. 60, 673 (1984)

19. GILDENBERG, Ph. L., O'BRIEN, P., BRITT, W. J., FROST, E. A. M.: The efficacy of Doppler monitoring for the detection of venous air embolism. J. Neurosurg. 54, 75 (1981)

20. GRONERT, G. A., MESSICK, J. M., CUCCHIARA, R. F., MICHENFELDER, J. D.: Paradoxical air embolism from a patent foramen ovale. Anesthesiology 50, 548 (1979)

21. GRUNDY, B. L.: Current status of electrophysiological monitoring of the nervous system. In: 37th Annual Refresher Course Lectures, no. 411. Las Vegas: Amer. Soc. Anesthesiol. 1985

22. HÜGIN, W.: Die Lagerung des Patienten am Operationstisch und Lagerungsschäden. In: Anaesthesiologie, Intensivmedizin und Reanimatologie (eds. H. BENZER, R. FREY, W. HÜGIN, O. MAYRHOFER), p. 383. Berlin, Heidelberg, New York: Springer 1982

23. KRIER, C., KNAUFF, S., FISCHER, M., KLINGMANN, M., WÄCHTER, J.: Luftembolie bei neurochirurgischen Eingriffen in sitzender Position. In: 25 Jahre DGAI. Anaesthesiologie und Intensivmedizin, Bd. 130, p. 495. Berlin, Heidelberg, New York: Springer 1980

24. LARSEN, R.: Anästhesie, p. 590. München, Wien, Baltimore: Urban & Schwarzenberg 1985

25. LARSON, C. P.: Controversies in neurosurgical anesthesia. In: 35th Annual Refresher Course Lectures, no. 302. New Orleans: Amer. Soc. Anesthesiol. 1984

26. MARSHALL, W. K., BEDFORD, R. F.: Use of a pulmonary-artery catheter for detection and treatment of venous air embolism. Anesthesiology 52, 131 (1980)

27. MARTIN, R. W., COLLEY, P. S.: Evaluation of transesophageal Doppler detection of air embolism in dogs. Anesthesiology 58, 117 (1983)

28. MATJASKO, J., PETROZZA, P., COHEN, M., STEINBERG, P.: Anesthesia and surgery in the seated position. Analysis of 554 cases. Neurosurgery 17, 695 (1985)

29. MICHENFELDER, J. D., GRONERT, G. A., REHDER, K.: Neuroanesthesia. Anesthesiology 30, 65 (1969)

30. MUTSCHLER, E.: Arzneimittelwirkungen. Stuttgart: Wissenschaftliche Verlagsgesellschaft 1986

31. PASCH, Th., HUK, W.: Cerebral complications following induced hypotension. Europ. J. Anaesth. 3, 299 (1986)

32. PASCH, Th., BRANDL, M.: Intravenöse Narkosemittel in der Neurochirurgie. In: Intravenöse Narkosemittel (eds. Ch. LEHMANN, H. ROTH, B. LANDAUER), p. 225. Erlangen: perimed 1984

33. PERKINS-PEARSON, N. A. K., MARSHALL, W. K., BEDFORD, R. F.: Atrial pressures in the seated position. Anesthesiology 57, 493 (1982)

34. PHILBIN, D. M., COGGINS, C. H.: The effects of anesthesia on antidiuretic hormone. In: Anesthesia and the patient with endocrine disease (eds. R. BURNELL, J. R. BROWN), p. 29. Philadelphia: Davis 1980

35. POST, K. D., NEWFIELD, P.: Transsphenoidal procedures. In: Handbook of neuroanesthesia (eds. P. NEWFIELD, J. E. COTTRELL), p. 260. Boston: Little, Brown & Co. 1983

36. ROHEN, J. W.: Topographische Anatomie. Stuttgart: Schattauer 1977

37. SHUPAK, R. C., HARP, J. R., STEVENSON-SMITH, W., ROSSI, D., BUCHHEIT, W. A.: High-dose fentanyl for neuroanesthesia. Anesthesiology 58, 579 (1983)

38. SILBERNAGL, S., DESPOPOULOS, A.: Taschenatlas der Physiologie. Stuttgart: Thieme 1979

39. SLOAN, T. B., KOHT, A.: Depression of cortical somatosensory evoked potentials by nitrous oxide. Brit. J. Anaesth. 57, 849 (1985)

40. STANDEFER, M., BAY, J. W., TRUSSO, R.: The sitting position in neurosurgery: a retrospective analysis of 488 cases. Neurosurgery 14, 649 (1984)

41. STAR, E. G., SEHHATI, G.: Diagnose und Therapie von Luftembolien bei neurochirurgischen Operationen. Anästh. Intensivmed. 21, 306 (1980)

42. STUTTMANN, R., ALLOLIO, B.: Verunsichert eine Cortisolstory die Anaesthesisten? Anaesthesist 34, 137 (1985)

43. VOORHIES, R. M., FRASER, R. A. R., POZNAK, V. A.: Prevention of air embolism with positive end expiratory pressure. Neurosurgery 12, 503 (1983)

44. WIEDEMANN, K., KRIER, C.: Einleitung und Durchführung der Anästhesie bei Eingriffen in sitzender Position. In: Anästhesie in der Neurochirurgie (eds. F. W. AHNEFELD, H. BERG-

MANN, C. BURRI, W. DICK, M. HALMAGYI, G. HOSSLI, H. J. REULEN, E. RÜGHEIMER). Klinische Anästhesiologie und Intensivtherapie, Bd. 27, p. 98. Berlin, Heidelberg, New York, Tokyo: Springer 1983

45. WIEDEMANN, K.: Zum gegenwärtigen Stand der Anaesthesie in der Neurochirurgie. Vortrag VII. Europäischer Kongreß für Anaesthesiologie. Wien, 7. - 13.9.1986

46. WILLATS, Sh. M., WALTERS, F. J. M.: Anaesthesia and intensive care for the neurosurgical patient. Oxford: Blackwell 1986

47. YOUNG, M. L., SMITH, D. S., MURTAGH, F., VASQUEZ, A., LEVITT, J.: Comparison of surgical and anesthetic complications in neurosurgical patients experiencing venous air embolism in the sitting position. Neurosurgery $\underline{18}$, 157 (1986)

# Neurophysiologisches Monitoring: EEG und evozierte Potentiale

Von W. Russ und A. Thiel

Definition

Der Begriff "neurophysiologisches Monitoring" bezieht sich auf die intermittierende oder kontinuierliche Funktionsregistrierung zentral- oder periphernervöser Strukturen, um spontane oder induzierte Veränderungen zu erfassen. Dies ist insbesondere von Bedeutung, wenn die neurologisch-klinische Untersuchung unter den Bedingungen einer Allgemeinanästhesie mit Relaxation und kontrollierter Beatmung nur begrenzte Informationen liefert. Die Ergebnisse einer derartigen Funktionsprüfung müssen für den Anwender sofort on line zur Verfügung stehen, wenn daraus Konsequenzen für operative und andere therapeutische Interventionen resultieren sollen. Für jede propagierte Methode muß die Durchführbarkeit im operativen Bereich und über die Kriterien Sensitivität, Spezifität und Reliabilität ihre Brauchbarkeit bei einzelnen Operationsverfahren bestimmt werden. Die heute angewandten Methoden leiten sich im wesentlichen aus der Elektroenzephalographie und der Messung des zerebralen Blutflusses ab (Tabelle 1).

1. EEG

Grundlagen, Interaktionen mit in der Anästhesie gebräuchlichen Pharmaka und klinische Anwendung des konventionellen, mehrkanaligen EEGs sind an anderer Stelle ausführlich dargestellt ([11]). In dem Bestreben, die bei der kontinuierlichen Ableitung über acht oder 16 Kanäle anfallende Datenmenge zu reduzieren und übersichtlicher zu gestalten, wurde eine Reihe computergestützter Verfahren zur Datenverarbeitung entwickelt, die sich alle durch die Verwendung einer reduzierten Anzahl von Ableitelektroden auszeichnen. Hiermit entfällt teilweise die Möglichkeit, eine regional begrenzte Minderdurchblutung zu erfassen.

a) Zerebraler Funktionsmonitor (CFM)

Abb. 1 zeigt eine Originalregistrierung des CFM 870. Hierzu wurde eine Elektrode über dem parietalen Kortex gegen eine frontale Referenz verschaltet. Bei einer Frequenzfilterung von 2 - 20 Hz wird nach Zweiweggleichrichtung des Rohsignals und Integration der Fläche unter dem Signal eine Darstellung der maximalen, mittleren und niedrigsten Amplitude in µV aufgezeichnet, mit einem Papiervorschub von 1 cm/min. Im oberen Bildanteil kommt die mittlere EEG-Frequenz, gemessen nach der Anzahl der Durchgänge durch die elektrische Nullinie, zur Darstellung.

Tabelle 1. Neurophysiologisches Monitoring im operativen Bereich

| Methoden | Anwendungsgebiete |
|---|---|
| 1. Elektroenzephalographie<br>  a) Konventionelles EEG<br><br>  b) Datenverarbeitende Techniken<br>    - zerebraler Funktionsmonitor CFM, CFAM<br>    - schnelle Fourier-Analyse als CSA oder DSA<br>    - Perioden-Intervall-Analyse | Herzchirurgie, Chirurgie supraaortaler Äste, kontrollierte Hypotension, Neurochirurgie (Stereotaxie), interventionelle Neuroradiologie |
| 2. Evozierte Potentiale (EP)<br>  a) Akustisch evozierte Hirnstammpotentiale (BAEP), akustisch evozierte kortikale Potentiale (AEP) | Operationen in der hinteren Schädelgrube (Kleinhirnbrückenwinkel) Herzchirurgie |
|   b) Somatosensorisch evozierte Potentiale (SEP), kortikal, spinal | Herzchirurgie, Chirurgie supraaortaler Äste, rückenmarksgefährdende Operationen (Skoliose, thorakale Aneurysmen) |
|   c) Visuell evozierte Potentiale (VEP) | Operationen an Orbita und Hypophyse, Herzchirurgie |
| 3. Messung des regionalen zerebralen Blutflusses (rCBF) mit $^{133}$Xenon und anderen Substanzen | Herzchirurgie, Chirurgie supraaortaler Äste |
| 4. Transkranielle Doppler-Sonographie (TCD) | Herzchirurgie, Chirurgie supraaortaler Äste |

Die Wirkungen verschiedener Anästhetika sowie von Alter und Temperatur wurden von PRIOR (12) untersucht. Die größten Erfahrungen liegen für Eingriffe mit extrakorporaler Zirkulation (EKZ) und für die Karotischirurgie vor. Vergleichende Untersuchungen zeigten (3), daß bei Karotisdesobliterationen bei 20 % der Patienten EEG-Veränderungen nach dem Abklemmen der A. carotis auftraten, die auch im CFM erkannt wurden, wenn Ableit- und Referenzelektrode über der betroffenen Hemisphäre lagen. Bei 5 % der Patienten mit einem regionalen zerebralen Blutfluß (rCBF) zwischen 7 und 15 ml/100 g/min war jedoch im EEG ein Aktivitätsverlust im 10- bis 15-Hz-Bereich zu verzeichnen, der im CFM nicht zur Darstellung kam. Seitenvergleiche sind mit diesem Monitor nicht durchführbar, die Differenzierung Anästhesieeinwirkung - Minderperfusion ist oft schwierig.

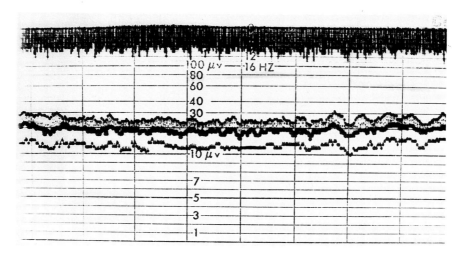

Abb. 1. Originalregistrierung des CFM 870 mit Darstellung der maximalen, mittleren und niedrigsten EEG-Amplitude und der mittleren EEG-Frequenz

Technische Weiterentwicklungen beziehen Aussagen über Frequenzanteile des EEG stärker ein, z. B. Cerebral function analysing monitor (CFAM). Grundlage zur Einordnung in Frequenzklassen ist die Perioden-Intervall-Analyse, bei der aus den Durchgängen des Signals durch die elektrische Nullinie die Frequenzklassifizierung erfolgt. Inwieweit derartige Weiterentwicklungen den Wert dieser Art der Signalverarbeitung für das intraoperative Monitoring erhöhen, ist nicht bekannt. Die Sensitivität für globale Minderperfusionen ist geringer als die des konventionellen EEGs, die Spezifität der Veränderungen ist ebenfalls gering.

b) Spektralanalyse

Eine Verarbeitung des EEG-Signals im Frequenzbereich erfolgt durch die von BICKFORD eingeführte komprimierte Spektralanalyse (1). Die einzelnen Schritte bestehen aus der Digitalisierung des Rohsignals über einen bestimmten Zeitabschnitt, der Errechnung der Frequenzkomponenten mittels der Fourier-Analyse und der Angabe der Energie in jedem Frequenzband. Als letzter Schritt erfolgt der Ausdruck der Energie gegen die Frequenz und die horizontale Anordnung über einen bestimmten Zeitabschnitt.

Abb. 2 zeigt einen derartigen Ausdruck in Form der komprimierten Spektralanalyse (CSA). Neben dieser unimodalen Verteilung sind auch bimodale und ungeordnete Spektren möglich. Weitere Deskriptoren, wie die Frequenz mit der größten Energie, der Median oder die spektrale Eckfrequenz, können errechnet und zur weiteren Quantifizierung der Daten herangezogen werden. Eine alternative Darstellung der durch Fourier-Transformation erhaltenen Frequenzcharakteristika kann dadurch erfolgen, daß durch das Auftragen verschiedener Dichte der Anteil der Energie über den Frequenzen verdeutlicht wird: Density spectral array (DSA)

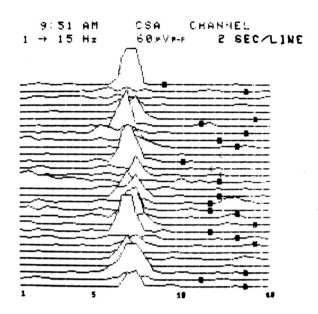

Abb. 2. Komprimierte Spektralanalyse (CSA) einer Hemisphäre nach Analyse von 2-s-EEG-Abschnitten. Die dominierende Frequenz liegt im Bereich von 7 Hz

(Abb. 3). Mit diesen Methoden liegen die größten Erfahrungen wieder in der Herzchirurgie mit extrakorporaler Zirkulation und in der Karotischirurgie vor.

STOCKARD konnte zeigen (18), daß hypotensionsbedingte Veränderungen im CSA mit dem Auftreten zerebraler Dysfunktionen nach extrakorporaler Zirkulation korrelierten. Untersuchungen mittels CSA bei Karotisendarteriektomien sprachen dem Rückgang der spektralen Eckfrequenz um mehr als 50 % für mehr als 10 min prognostische Bedeutung zu (13). Dies galt jedoch nur für Patienten ohne präoperativ bestehendes Defizit. Bei Patienten mit abgelaufenem Hirninfarkt konnte keine Beziehung zwischen intraoperativen EEG-Parametern und postoperativem Zustand hergestellt werden. Auch die mehrkanalige EEG-Analyse lieferte bei diesen Patienten keine zufriedenstellenden Ergebnisse: Bei bestehenden lakunären Infarkten wurden operationsbedingte Verschlechterungen ohne EEG-Korrelat beschrieben. Ein weiteres Charakteristikum der intraoperativen EEG-Analyse bezüglich ihrer Zuverlässigkeit besteht im Auftreten von falsch positiven Veränderungen. Diese treten je nach Untersucher in 10 - 40 % der Fälle auf. Auch ohne Anwendung spezieller protektiver Maßnahmen, wie der Einlage eines temporären intraluminalen Shunts oder der induzierten Hypertension, liegt die Inzidenz neuer Defizite um den Faktor 10 niedriger (4). Aus Untersuchungen von SUNDT et al. (19) und anderen läßt sich eindeutig ableiten, daß unter den Bedingungen von Normokapnie und Normothermie ischämische EEG-Zeichen bei einem rCBF von 18 - 20 ml/100 g/min auftreten. Während Allgemeinanästhesie werden solche Verminderungen des rCBF offenbar von der Vielzahl der Patienten toleriert. Diejenigen,

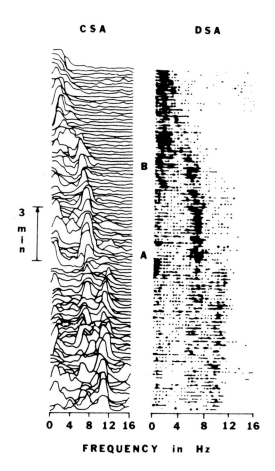

Abb. 3. Gegenüberstellung von CSA und DSA während einer Anästhesie mit ansteigender Halothankonzentration. Zeitliche Anordnung von unten nach oben (Aus 8)

die ein neues Defizit entwickeln, können mit EEG und rCBF-Messungen nicht zuverlässig identifiziert werden (4).

Die Grenzen der intraoperativen EEG-Analyse wurden auch von JONES (7) aufgezeigt: 8-Kanal-EEG-Untersuchungen während kontrollierter Hypotension zur Chirurgie zerebraler Aneurysmen zeigten bei 75 % der Patienten mit einem operationsbedingten fokalen Defizit keine Veränderungen.

2. Evozierte Potentiale (EP)

a) Grundlagen

Evozierte Potentiale als Reaktion des Nervensystems auf sensorische Reizung lassen sich am einfachsten nach der stimulierten

Sinnesmodalität gliedern und sind in ihrer Entstehung an folgende elektrophysiologische Grundlagen gebunden:

Zur Auslösung fortgeleiteter neuronaler Signale muß erregbares Gewebe über das Schwellenpotential depolarisiert werden. Das kann durch für die jeweilige Modalität adäquate Reizung oder durch elektrische Reizung geschehen. Für die Meßbarkeit des resultierenden EP ist es wichtig, daß die zeitlich definierte Auslösung des Reizes zur synchronen Erregung großer Neuronenverbände führt. Durch den Nettostrom positiv geladener Ionen in die Zelle entsteht ein Dipol, dessen Feldlinien die Ableitelektroden schneiden müssen. Interstitielle Flüssigkeit mit niedrigem Widerstand wirkt dabei als Volumenleiter. Bewegt sich der durch die Erregung entstandene Dipol unter einer Ableitelektrode durch, so entsteht ein dreiphasischer Komplex wechselnder Polarität. Daraus wird ersichtlich, daß bei der Überlagerung mehrerer Erregungen unter der Elektrode die räumlich-zeitliche Kohärenz eine große Rolle spielt. An spontan aktiven neuralen Strukturen sind keine EP ableitbar, da asynchrone Potentialänderungen sich mit positiven und negativen Anteilen überlagern. Die Fortleitung der Erregung erfolgt an myelinisierten Fasern saltatorisch; zur Entstehung eines evozierten Potentials tragen normalerweise nur myelinisierte Axone bei, da durch die langsame Leitung in unmyelinisierten Nerven die Erregung vollständig desynchronisiert wird. Daraus resultieren die bei Demyelinisierungsprozessen nachweisbaren Latenzveränderungen und Amplitudenverminderungen.

Nach repetitiver Reizung und reizsynchroner Summation über einen bestimmten Zeitraum werden evozierte Potentiale durch eine Anzahl von Peaks mit entsprechender Amplitude, die von Spitze zu Spitze gemessen wird, charakterisiert. Die verschiedenen Gipfel lassen sich weitgehend definierten neuralen Generatoren zuordnen.

b) Akustisch evozierte Hirnstammpotentiale

Abb. 4 zeigt durch akustische Clicks (80 dB über der subjektiven Hörschwelle) evozierte Potentiale. Die differenten Elektroden sind hierbei über Vertex und ipsilateralem Mastoid, die indifferenten über dem kontralateralen Mastoid angebracht. Die Zeitpunkte I - V sind verschiedenen Strukturen zuordenbar:
I   N. acusticus,
II  Nucleus cochlearis,
III obere Olive,
IV  Nucleus lemniscus lateralis und
V   Colliculus inferior.

Voraussetzung zur Interpretation von evozierten Potentialen ist die Kenntnis der Integrität des afferenten Systems. Hierzu kann bei den akustisch evozierten Hirnstammpotentialen die Welle I herangezogen werden. Diese Potentiale zeichnen sich durch weitgehende Stabilität gegenüber Anästhetika aus, Wellenform und Latenzen zeigen eine extrem geringe intra- und interpersonelle Variabilität. Sie eignen sich deshalb wie das somatosensorisch

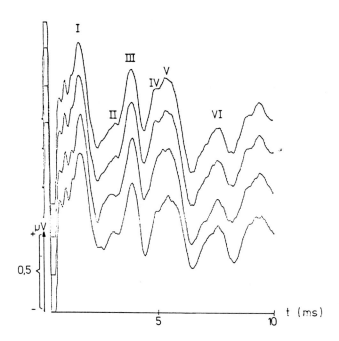

Abb. 4. Viermal reproduzierte akustisch evozierte Hirnstammpotentiale. Filter 150 - 3 000 Hz, Analysenzeit 10 ms, 2 048 Aufsummierungen, Reizfrequenz 10 Hz

evozierte Potential kurzer Latenz besonders für die intraoperative Untersuchung.

Da alle bei der Erregungsbildung und Erregungsleitung beteiligten Prozesse temperaturabhängig sind, kommt einer exakten Bestimmung der kranialen Körperkerntemperatur große Bedeutung zu. Die Durchführbarkeit des Monitorings bei Eingriffen am Kleinhirnbrückenwinkel ist gut: In weniger als 5 % der Fälle werden technische Schwierigkeiten zur Aufgabe führen (5). Veränderungen sind nachweisbar beim Einbringen von Retraktoren, Manipulationen am 8. Hirnnerven, bei der Kombination von Hypotonie und Hypokarbie, lagerungsabhängig (Hyperflexion) und beim Kleinhirnödem (5, 14). Nur der Verlust von Potentialanteilen scheint ein valider prognostischer Parameter zu sein.

c) Akustisch evozierte kortikale Potentiale

Akustisch evozierte Potentiale kortikalen Ursprungs mit einer Latenz von 35 - 50 ms werden zur Quantifizierung der Wirkung von Anästhetika eingesetzt (22). Darüber hinaus liegen Berichte über den Einsatz während herzchirurgischer Eingriffe unter Hypothermie vor. Verwertbare Aussagen über den klinischen Wert oder über operationsbedingte Veränderungen fehlen.

d) Somatosensorisch evozierte Potentiale

Somatosensorisch evozierte Potentiale (SEP) nach Stimulation des N. tibialis posterior, des N. peroneus oder des N. medianus mit einem elektrischen Rechteckimpuls erlauben, je nach Anordnung der Ableitelektroden, eine Etagendiagnostik des gesamten afferenten Systems sowie eine Funktionsprüfung der primären und sekundären kortikalen somatosensorischen Felder.

Beinnervenstimulation

Kortikale und spinale SEP nach Beinnervenstimulation wurden zunächst in der Orthopädie zur Integritätskontrolle des Rückenmarks eingesetzt. Da das kortikale SEP insbesondere durch volatile Anästhetika in seiner Ausbildung beeinträchtigt wird, und die Amplitude darüber hinaus großen Schwankungen unterliegt, wurde die Ableitung spinaler Potentiale über Oberflächenelektroden durchgeführt. Diese zeichnen sich wiederum durch extrem kleine Amplituden aus, woraus die Notwendigkeit einer großen Anzahl von Mittelungen resultiert. Alternativ verwenden einige Gruppen epidurale Ableitungen oberhalb und unterhalb des Operationsfeldes, Ableitungen innerhalb des Lig. interspinosum oder direkt von der Dura. Veränderungen werden nach Distorsion und Streckung der Wirbelsäule sowie nach Zug- und Druckeinwirkung beobachtet. Weiter sind Beeinträchtigungen der arteriellen Blutversorgung während kontrollierter Hypotension oder nach Testokklusion arteriovenöser Malformationen durch SEP-Analysen aufgedeckt worden. Technisch zufriedenstellende Ableitungen werden in 80 - 100 % der Fälle registriert. Die Häufigkeit von SEP-Veränderungen wird von RAUDZENS und MACCABEE mit 6 %, von SLOAN mit 14 % angegeben (10, 14, 17). GRUNDY beschrieb dagegen Veränderungen bei jedem vierten Patienten. Korrelationen zum postoperativen Status bestehen dann, wenn der irreversible komplette SEP-Verlust als Kriterium benutzt wird (6).

Bei der Operation thorakaler Aortenaneurysmen wurde versucht, die Rückenmarksfunktion nach dem Abklemmen der Aorta durch evozierte Potentiale zu überwachen. Hier liegen Berichte über falsch negative, d. h. neurologische Ausfälle trotz nachweisbaren SEP (21), als auch falsch positive Veränderungen vor. Abb. 5 und 6 zeigen einen derartigen Verlauf: 10 min nach Abklemmen der Aorta vor dem Abgang der A. subclavia werden Latenzveränderungen nachweisbar. Nach 23 min ist für insgesamt 32 min kein kortikales Potential zu registrieren. 9 min nach Beginn der Reperfusion bilden sich die Strukturen wieder aus und erreichen innerhalb der nächsten Stunde die Ausgangswerte. Postoperativ ist klinisch keine Funktionsstörung vorhanden. Die bisherigen Erfahrungen mit der SEP-Ableitung nach Beinnervenstimulation lassen sich wie folgt zusammenfassen:

1. Überprüft wird lediglich die Funktion der Hinterstränge.
2. Einwirkungen inbesondere volatiler Anästhetika führen bei kortikalen Potentialen zu ausgeprägten Amplitudenverminderungen und Latenzverlängerungen.

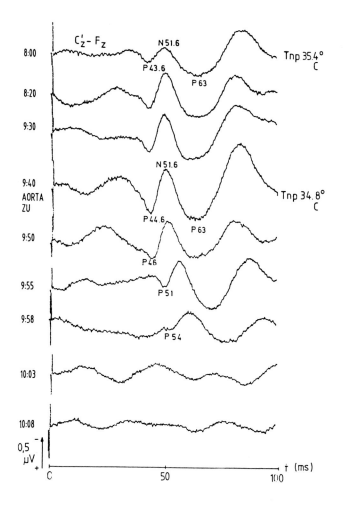

Abb. 5. Kortikale SEP nach Stimulation des N. tibialis posterior. Filter 30 - 1 500 Hz, Analysenzeit 100 ms, 512 Aufsummierungen. Ableitungen vor (8.00 - 9.40 Uhr) und nach Abklemmen der thorakalen Aorta

3. Temperaturreduktion führt pro Grad Celsius zu einer Latenzzunahme von P 40 um 1,2 ms (23).
4. Abrupte Latenzzunahmen (> $\overline{10}$ %) und Amplitudenreduktionen (> 50 %) weisen auf verminderte funktionelle Aktivität hin (17).
5. Zum Ausschluß physiologischer oder anästhesiebedingter Veränderungen empfiehlt sich die Stimulation des N. medianus als Kontrolle.

Armnervenstimulation

Evozierte Potentiale nach N.-medianus-Reizung werden zur perioperativen Überwachung kortikaler Funktionen bei Patienten mit

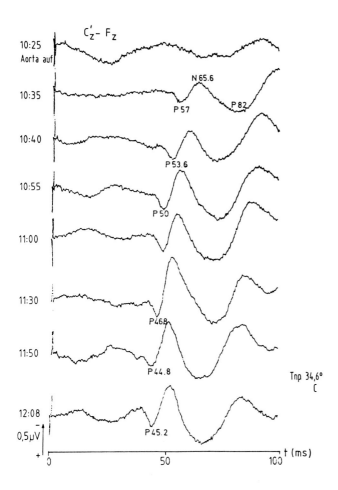

Abb. 6. Wie Abb. 5, nach Reperfusion (10.25 Uhr) bilden sich kortikale SEP mit zunächst verlängerter Latenz aus

subarachnoidalen Blutungen (20) und in der Karotischirurgie (16) eingesetzt.

Abb. 7 zeigt ein typisches Potential mit simultaner Registrierung der Reizantworten über einen Zeitraum von 120 ms nach Reizbeginn. Dargestellt ist das zervikale SEP vom 2. Halswirbelkörper und das kortikale Potential vom kontralateralen postzentralen Kortex. Die neuralen Generatoren für die Negativität über dem Halsmark, die hier nach 14,4 ms auftritt, werden in den Hinterstrangkernen vermutet. Die Generierung von N 20 und P 25 wird definierten Strukturen im Gyrus postcentralis zugeschrieben. N 20 und P 25 werden auch als SEP-Anteile kurzer Latenz bezeichnet. Die im Verlauf von 30 - 80 ms auftretenden Potentialanteile entstehen im sensorischen Assoziationskortex und werden als SEP-Anteile mittlerer Latenz benannt. Neben Latenz und Amplitude stellt die Interpeaklatenz zwischen N 20 und N 14, die zentrale Leitungszeit CCT, ein weiteres Maß dar. Eine Reihe von

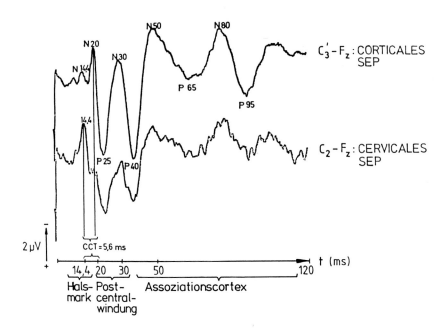

Abb. 7. SEP nach N.-medianus-Stimulation. Filter 30 - 1 500 Hz, Analysenzeit 120 ms, 256 Aufsummierungen; Reizfrequenz 3,1 Hz (Aus 15)

Autoren konnte zeigen, daß unter den experimentellen Bedingungen einer Okklusion der A. cerebri media Amplitudenreduktionen von N 20 und CCT-Veränderungen auftreten, wenn der rCBF unter 18 ml/100 g/min abfällt. Ein kompletter Verlust des kortikalen SEP tritt bei einem rCBF unter 12 ml/100 g/min auf. Strukturelle Läsionen mit Kaliumefflux und Wassereintritt in die Zelle sind an rCBF-Werte unter 10 ml/100 g/min gebunden (20). In klinischen Untersuchungen wurde gezeigt, daß intraoperativ CCT-Verlängerungen über 10 ms und der komplette SEP-Verlust bei Patienten mit subarachnoidalen Blutungen zum Auftreten neuer Defizite führen. Auch in der postoperativen Phase gingen elektrophysiologische Zeichen der klinischen Symptomatik voraus. Ursächlich für intraoperative Veränderungen war die temporäre Okklusion der A. carotis interna oder der A. cerebri media sowie der Druck von Retraktoren.

Bei SEP-Untersuchungen während karotischirurgischer Eingriffe erwies sich neben dem kompletten SEP-Verlust die CCT-Verlängerung auf Werte oberhalb der zweifachen Standardabweichung des Kontrollwertes vor dem Abklemmen der A. carotis sowie eine Reduktion der Amplitude > 50 % von N 20 als bedeutsam für die postoperative Prognose. Die Indikation zur selektiven Shunteinlage kann verläßlich durch SEP-Analysen gestellt werden und wird in weniger als 10 % der Fälle notwendig sein. Im Gegensatz zur Ableitung akustisch evozierter Hirnstammpotentiale spielt der Einfluß von Anästhetika bei der Registrierung des N. medianus-SEP eine größere Rolle (15).

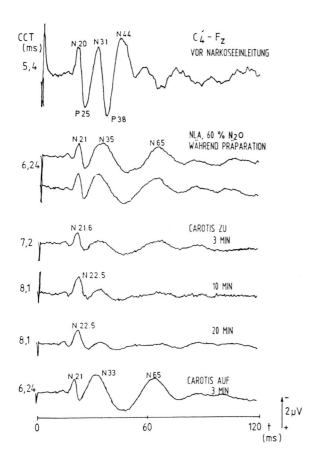

Abb. 8. SEP nach N.-medianus-Stimulation vor und während Neuroleptanalgesie sowie nach dem Abklemmen der A. carotis interna

Abb. 8 zeigt ein kortikales SEP vor Narkoseeinleitung mit einer ausgebildeten W-Form mit nachweisbaren Anteilen früher (N 20, P 25) und mittlerer (N 32, P 38, N 44) Latenz. Durch die Anästhesie mit Fentanyl, Droperidol und Lachgas sind deutliche Latenzverschiebungen, insbesondere der mittleren Komponenten, und Amplitudenverminderungen festzustellen. Nach Abklemmen der A. carotis interna werden eine Zunahme der Leitungszeit bei unveränderter Amplitude von N 20 sowie eine Suppression der Anteile mittlerer Latenz nachweisbar. Nach Rezirkulation sind die Veränderungen reversibel. Der postoperative Zustand ist unauffällig. Sensitivität, Spezifität und Reliabilität von SEP-Veränderungen während Karotisdesobliterationen sind hoch. Insbesondere wurden bislang keine falsch negativen Ergebnisse mitgeteilt. Technisch ist die Analyse einfacher als die Ableitung von Hirnstammpotentialen, da weniger Summationen für reproduzierbare Kurven notwendig sind. Zur Kontrolle der afferenten Leitung und des Stimulationssystems wird die simultane Aufzeichnung kortikaler und zervikaler Potentiale empfohlen.

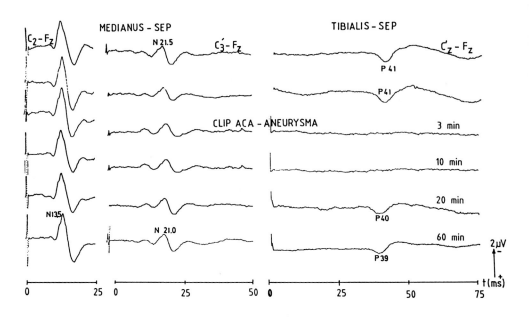

Abb. 9. Zervikale und kortikale SEP nach N.-medianus-Reizung und kortikale SEP nach N.-tibialis-posterior-Stimulation. 3 und 10 min nach Aneurysmaclipping (A. cerebri anterior) ist kein Tibialis-SEP nachweisbar

e) Grenzen der EP-Analyse

Die Begrenzung der Aussagefähigkeit evozierter Potentiale ergibt sich aus ihrer topographischen Spezifität. Regionale Minderperfusionen in Arealen, die nicht durch die neuralen Generatoren oder die Interpeaklatenzen repräsentiert sind, müssen unerkannt bleiben. Zur Vergrößerung der überwachten kortikalen Areale bieten sich im somatosensorischen System die zusätzliche Stimulation von N. tibialis posterior und N. trigeminus an. Wegen des großen Reizartefaktes muß beim Trigeminus-SEP allerdings mit wechselnder Polarität stimuliert werden. Bei der Überwachung von Patienten mit zerebralen Aneurysmen spielt die topographische Spezifität des EP eine Rolle, weniger bei den Eingriffen an der A. carotis.

Abb. 9 zeigt zervikale und kortikale SEP nach N.-medianus-Reizung und kortikale Potentiale nach Stimulation des N. tibialis posterior. Die Minderperfusion nach Clipping eines Aneurysmas der A. cerebri anterior wird lediglich im Tibialis-SEP deutlich. Bei der Überwachung kortikaler Funktionen während extrakorporaler Zirkulation, zu der neben akustisch evozierten kortikalen Potentialen auch visuelle (VEP) und somatosensorisch evozierte Potentiale empfohlen wurden, gilt die gleiche Einschränkung.

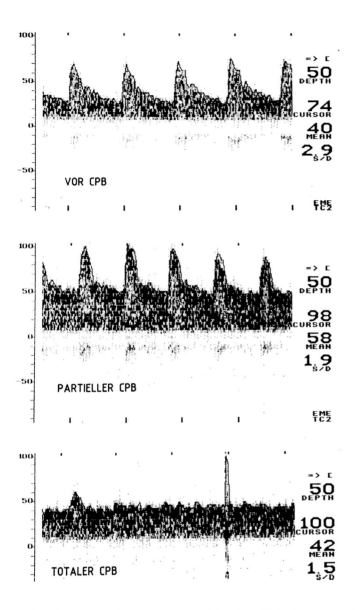

Abb. 10. Doppler-sonographische Ableitungen (TCD) der A. cerebri media vor und während des partiellen bzw. totalen kardiopulmonalen Bypasses

f) Visuell evozierte Potentiale

Visuell evozierte Potentiale sind kortikalen Ursprungs, der üblicherweise untersuchte Gipfel hat eine Latenz von etwa 100 ms. Die ausgesprochene Variabilität der VEP-Parameter und ihre Empfindlichkeit gegen Anästhetika schränken die intraoperative Verwendung dieser Potentiale ein. Darüber hinaus ist die VEP-Analyse durch beeinflussende ophthalmologische und apparative Faktoren erschwert. Unter Anästhesiebedingungen steht als Stimulus lediglich der unstrukturierte Lichtblitz mit Stimulation der gesamten Retina zur Verfügung. Die verschiedene kortikale Repräsentanz der einzelnen Retinaquadranten kann nicht ausgenutzt werden, da eine Stimulation einzelner Retinaabschnitte nur am kooperativen Patienten mittels Schachbrettmusterinversion möglich ist. Dennoch hat eine Reihe von Arbeitsgruppen intraoperative Ableitungen bei Operationen an der Hypophyse vorgenommen, die Sensitivität und Spezifität der gemessenen Veränderungen war jedoch gering.

## 3. Transkranielle Doppler-Sonographie

Die Messung des Blutflusses in den basalen Hirnarterien ist seit einiger Zeit nicht-invasiv und kontinuierlich mittels eines 2 MHz gepulsten Doppler-Systems transkraniell möglich. Erste Hinweise auf ein sonographisches Monitoring des Blutflusses in der A. cerebri media während rekanalisierender Eingriffe an der A. carotis interna und während extrakorporaler Zirkulation liegen bereits vor (1, 9). Neben Abnahmen der Strömungsgeschwindigkeit bis zum vollständigen Sistieren nach dem Abklemmen der A. carotis wird eine Normalisierung der Strömungsgeschwindigkeit nach Anlage eines Shunts beschrieben. Während EKZ wurden embolische Phänomene und quantitative Veränderungen der Blutflußgeschwindigkeit mit der Dauer des Bypasses gemessen.

Abb. 10 zeigt transkraniell Doppler-sonographische Ableitungen vom Hauptstamm der A. cerebri media vor und während extrakorporaler Zirkulation. Das Gefäß wurde in einer Tiefe von 50 mm beschallt. Die gemittelte Flußgeschwindigkeit (mean) über 5 s betrug 40 cm/s bei einem Spitzenfluß von 74 cm/s. Der Quotient S/D gibt Auskunft über die Pulsatilität des Flusses. Mit Anschluß an den Bypass nimmt die mittlere Flußgeschwindigkeit zu, die Pulsatilität ab. Am totalen Bypass wird neben weiter reduzierter Pulsatilität ein hochfrequentes Signal dargestellt, das durch Ultraschallreflexionen von Partikeln oder Luft herrührt.

Der endgültige Stellenwert im operativen Bereich ist noch offen, Grenzwerte für die meßbaren Parameter müssen erarbeitet werden. Bei der Interpretation der Doppler-sonographisch ermittelten Werte müssen der $CO_2$-Partialdruck und der Hämatokrit berücksichtigt werden. Die transkranielle Beschallung durch die Temporalschuppe ist in ca. 10 % der Fälle nicht möglich.

## Literatur

1. BICKFORD, R. G., FLEMING, N. I., BILLINGER, T. W.: Compression of EEG data by isometric power spectral plots. Electroenceph. clin. Neurophysiol. 31, 632 (1971)

2. BÜDINGEN, H. J., HOFFMANN, Ch., KNIPPSCHILD, J., STAUDACHER, Th., ZEIDES, A., GRÖGLER, F. M.: Transcranial Doppler flow monitoring in the middle cerebral artery during carotid operations. In: What is new in angiology? Trends and controversies (ed. P. C. MAURER), p. 290. München: Zuckschwerdt 1986

3. CUCCHIARA, R. F., SHARBROUGH, F. W., MESSICK, J. M., TINKER, J. H.: An electroencephalographic filter-processor as an indicator of cerebral ischemia during carotid endarterectomy. Anesthesiology 51, 77 (1979)

4. FERGUSON, G. G.: Intraoperative monitoring and internal shunts: Are they necessary in carotid endarterectomy? Stroke 13, 287 (1982)

5. GRUNDY, B. L., JANNETTA, P. J., PROCOPIO, T. H.: Intraoperative monitoring of brainstem auditory evoked potentials. J. Neurosurg. 57, 674 (1982)

6. GRUNDY, B. L., NASH, C. L., BROWN, L. H.: Deliberate hypotension for spinal fusion: prospective randomized study with evoked potential monitoring. Canad. Anaesth. Soc. J. 29, 452 (1982)

7. JONES, T. H., CHIAPPA, K. H., YOUNG, R. R., OJEMANN, R. G., CROWELL, R. M.: EEG monitoring for induced hypotension for surgery of intracranial aneurysms. Stroke 10, 292 (1979)

8. LEVY, W. J., SHAPIRO, J. M., MARUCHAK, G., MEATHE, E.: Automated EEG processing for intraoperative monitoring. Anesthesiology 53, 223 (1980)

9. LUNDAR, T., LINDEGAARD, K., FROYSAKER, T., AASLID, R., WIBERG, J., NORNES, H.: Cerebral perfusion during nonpulsatile cardiopulmonary bypass. Ann. thorac. Surg. 40, 144 (1985)

10. MACCABEE, P. J., PINKHASOV, E. I., TSAIRIS, P., LEVINE, D. B.: Spinal and short latency scalp derived somatosensory evoked potentials during corrective spinal column surgery. Electroenceph. clin. Neurophysiol. 53, P32 (1982)

11. PICHLMAYR, I., LIPS, U., KÜNKEL, H.: Das Elektroenzephalogramm in der Anästhesie. Berlin, Heidelberg, New York, Tokyo: Springer 1983

12. PRIOR, P. F.: Monitoring in anesthesia. In: Monitoring cerebral function (ed. P. F. PRIOR), p. 69. Philadelphia: Lippincott 1979

13. RAMPIL, I. J., HOLZER, J. A., QUEST, D. O., ROSENBAUM, S. H., CORRELL, J. W.: Prognostic value of computerized EEG during carotid endarterectomy. Anesth. Analg. 62, 186 (1983)

14. RAUDZENS, P. A.: Intraoperative monitoring of evoked potentials. Ann. N. Y. Acad. Sci. 388, 308 (1982)

15. RUSS, W., THIEL, A., GERLACH, H., HEMPELMANN, G.: Die Wirkung von Lachgas und Halothan auf somatosensorisch evozierte Potentiale nach Stimulation des Nervus medianus. Anästh. Intensivther. Notfallmed. 20, 186 (1985)

16. RUSS, W., FRAEDRICH, G., HEHRLEIN, F. W., HEMPELMANN, G.: Intraoperative somatosensory evoked potentials as a prognostic factor of neurologic state after carotid endarterectomy. Thorac. cardiovasc. Surg. 33, 392 (1985)

17. SLOAN, T., KOHT, A., TOLEIKIS, J. R.: Events associated with intraoperative evoked potential changes - correlation with postoperative neurological status. Anesth. Analg. 64, 285 (1985)

18. STOCKARD, J. J., BICKFORD, R. G., MYERS, R. R., AUNG, M. H., DILLEY, R. B., SCHAUBLE, J. F.: Hypotension-induced changes in cerebral function during cardiac surgery. Stroke 5, 730 (1974)

19. SUNDT, T. M., SHARBROUGH, F. W., PIEPGRAS, D. G., KEARNS, T. P., MESSICK, J. M., O'FALLON, W. M.: Correlation of cerebral blood flow and electroencephalographic changes during carotid endarterectomy. Mayo Clin. Proc. 56, 533 (1981)

20. SYMON, L.: The relationship between CBF, evoked potentials and the clinical features in cerebral ischaemia. Acta neurolog. scand. 62, Suppl. 78, 175 (1980)

21. TAKAKI, O., OKUMURA, F.: Application and limitation of somatosensory evoked potential monitoring during thoracic aortic aneurysm surgery: A case report. Anesthesiology 63, 700 (1985)

22. THORNTON, C., HENEGHAN, C. P. H., NAVARATNARALAH, M., MATEMAN, P. E., JONES, J. G.: Effect of etomidate on the auditory evoked response in man. Brit. J. Anaesth. 57, 554 (1985)

23. VAN RHEINECK LEYSSIUS, A. T., KALKMAN, A. T., BOVILL, J. G.: Influence of hypothermia on posterior tibial nerve somatosensory evoked potentials. Anesthesiology 63, A420 (1985)

# Anästhesie bei der Diagnostik mit bildgebenden Verfahren im Kopfbereich

Von H. Götz und Th. Pasch

Einleitung

Maßnahmen der neuroradiologischen Diagnostik sind zwar häufig invasiv und unangenehm für den Patienten, aber nicht so schmerzhaft, daß aus diesem Grunde eine Vollnarkose erforderlich ist. Notwendig ist auf jeden Fall eine vollkommene Ruhigstellung des Patienten. Jede Bewegung, jede reflexartige Schmerzreaktion beeinflußt die Qualität der Untersuchungsergebnisse, führt zu Wiederholungen, Zeitverzögerungen, zu unnötiger Strahlenbelastung und erhöht dadurch die Komplikationsrate.

Anforderungen

Bei kooperativen Patienten gelingt diese Ruhigstellung durch psychische Führung und eine angepaßte Kombination von Sedierung und Lokalanästhesie. Von Vorteil ist, daß der bestehende neurologische Status dadurch im wesentlichen unbeeinflußt bleibt und die Vitalfunktionen als Monitore wirken. Die zur Immobilisation erforderliche Narkose bei Kindern unter 12 Jahren sowie retardierten, agitierten und komatösen Patienten stellt den Anästhesisten vor einige allgemeine und spezielle Probleme. Zeitdruck, fehlende Befunde, der eingetrübte Bewußtseinszustand, die wechselseitige Verknüpfung von kardiovaskulären Risiken wie Koronarsklerose, Herzinfarkt, Hypertonie und zerebral-arteriosklerotische Erkrankungen stellen hohe Anforderungen an die Fähigkeit des Anästhesisten. Weitere Risiken gefährden den Patienten zusätzlich:

- Eine lange Immobilität, die bei Narkose zu rascher Kreislaufdepression führt;
- eine überschießende Kaliumfreisetzung nach Succinylcholin bei neurologischen Erkrankungen wie multiple Sklerose, Enzephalitis und Läsionen am motorischen Neuron;
- die Aspirationsgefahr bei nicht nüchternen und bewußtseinsgetrübten Patienten;
- die instabilen Kreislaufverhältnisse durch Erbrechen, Dehydratation und Elektrolytentgleisungen sowie Blutverlust;
- die erschwerten Intubationsverhältnisse bei stark blutenden, ödematösen Gesichtszertrümmerungen oder zervikaler Verletzung und
- ein erhöhter Hirndruck bei Schädel-Hirn-Traumen oder zerebralen Tumoren.

Die Arbeitsbedingungen und das Umfeld für ein Narkoseregime, das diesen Patientenrisiken Rechnung trägt, ist häufig durch folgende Besonderheiten gekennzeichnet: In durch Einbau von großen, modernen Röntgeneinrichtungen zu klein gewordenen Räumen konkurrieren Anästhesiegerätschaft und Röntgenanlagen um den Platz. Das ältere, gewissermaßen zur zweiten Wahl gewordene Instrumentarium für Monitoring und Beatmung, der abgedunkelte Raum, die verständliche, zur Vermeidung der Strahlenexposition eingenommene Distanz zum Patienten erhöhen das Überwachungsrisiko (3). Um Komplikationen - allem voran Hirndruckerhöhungen - frühzeitig erfassen zu können, sollte die Ausrüstung mindestens dem Niveau des OP-Bereichs entsprechen, zumal im Diagnostikbereich kaum die Möglichkeit zur raschen operativen Dekompression besteht.

Der Anästhesist muß die Anforderungen von seiten des Patienten an Anästhesie, Analgesie, gesicherte Atemwege bei stabilen Kreislaufverhältnissen mit den berechtigten Erwartungen des Untersuchers in Einklang bringen. So können reflektorische Bewegungen des Patienten gerade im Moment der arteriellen Punktion, Kontrastmittelinjektion oder mühsam einjustierte Röntgeneinstellung das streßfreie Arbeiten ohne Zeitdruck ebenso schmälern wie veratmete Röntgenbilder. Die Anästhesie soll einerseits durch die Untersuchungsbedingungen (Hyperventilation/Apnoe) eine optimale Befunderhebung ermöglichen, andererseits soll der ursprüngliche neurologische Status schnell wiederhergestellt werden. Diesen Anforderungen kann im großen und ganzen nur die Allgemeinnarkose in Intubation gerecht werden. Das Narkoseverfahren wird ausschlaggebend vom Vorhandensein oder Nichtvorhandensein eines erhöhten Hirndrucks bestimmt: Besteht Verdacht auf Hirndrucksteigerung, sollte die Narkose in Prämedikation, Einleitung und Aufrechterhaltung der Anästhesie bei intrakranieller Intervention entsprechen.

So muß bei geplanten Untersuchungen (Tabelle 1) auf sedierende Prämedikation verzichtet werden, die Narkoseeinleitung sollte so schonend wie möglich erfolgen. Die Intubation wird in jedem Fall mit einem Relaxans durchgeführt, um Husten und Pressen zu vermeiden. Eine balancierte Anästhesie (Tabelle 2) mit intravenösen Narkotika ermöglicht die kontrollierte Hyperventilation und die gewünschte zerebrale Vasokonstriktion. Volatile Anästhetika und Ketamin sind zu meiden.

Computertomographie

Die Entwicklung der Computertomographie (CT) hat in den letzten Jahren Indikation und Häufigkeit der anderen Diagnoseverfahren beeinflußt. Abgesehen von der Kontrastmittelinjektion stellt es als nicht-invasives Verfahren keine speziellen Anforderungen an die Anästhesie. Die Ruhigstellung des Patienten (Tabelle 3) kann durch Sedierung in der mildesten Form mit Benzodiazepinen i.m. und i.v. erfolgen. Komatöse Patienen müssen intubiert und bei Verdacht auf erhöhten Hirndruck hyperventiliert werden. Auf Tubusabknickung und Durchblutungsstörung infolge maximaler Anteflexion bei spezieller Fragestellung sollte geachtet werden (2, 4, 19). Deshalb muß der Anästhesist während der Untersuchung im CT-Raum bleiben (3). Die Strahlenbelastung ist gering und durch Bleischürzen abzuschirmen. In der täglichen Praxis muß das Hauptaugenmerk des Anästhesisten bei Patienten mit Schädel-

Tabelle 1.

Bei Hirndruckerhöhung sind zu vermeiden:
- Prämedikation
- Husten, Pressen
- Hyperkapnie
- Kopftieflagerung
- Zerebrale Vasodilatation
- Volatile Anästhetika
- Ketamin

Tabelle 2. Vorgehen bei Hirndruckerhöhung

Achten auf:
- Schonende Einleitung
- Intubation mit Relaxans
- Hyperventilation ($PaCO_2$ 25 - 30 mm Hg)
- Zerebrale Vasokonstriktion
- Oberkörperhochlagerung

Bevorzugter Einsatz von:
- Barbituraten (Thiopental, Methohexital)
- Benzodiazepinen
- Fentanyl
- Relaxanzien

Tabelle 3. Anästhesie bei Computertomographie

| Bewußtsein | Anästhesieform | Pharmaka |
|---|---|---|
| Wach | Sedierung möglich | Benzodiazepin |
| Komatös | ITN | Thiopental/Benzodiazepin<br>$O_2/N_2O$<br>Relaxans |
| Erhöhter ICP und komatös | ITN | Thiopental<br>$O_2/N_2O$<br>kontrollierte Beatmung mit Hyperventilation |
| Cave bei CT der hinteren Schädelgrube: | | - Tubusabknickung im Tunnel<br>- Durchblutungsstörungen durch maximale Anteflexion bei Relaxierung |

Hirn-Trauma auf die Stabilisierung der Kreislaufverhältnisse gerichtet sein.

## Zerebrale Angiographie

Die Darstellung zerebraler Gefäße kann durch direkte perkutane Punktion der A. carotis bzw. vertebralis oder häufiger, und für

Tabelle 4. Lokale Komplikationen bei zerebraler Angiographie

- Spasmus
- Hämatom (Heiserkeit, Luftnot)
- Blutung
- Thrombose
- Kompression
- Dissektion (Intimaläsion)
- Horner-Syndrom
- Embolie

Tabelle 5. Allgemeine Komplikationen bei zerebraler Angiographie

| | |
|---|---|
| Zerebral: | Bewußtlosigkeit |
| | Hemiplegie |
| | Blindheit |
| | Krampfanfall |
| | Aphasie |
| | Infarkt |
| Hämodynamisch: | Hypotension |
| | Bradykardie |
| | Extrasystolie |
| | Transitorische Asystolie |
| Anaphylaxie: | Antigen-Antikörper-Reaktion |
| | Freisetzung von Histamin und anderen vasoaktiven Mediatoren |

den wachen Patienten angenehmer, durch selektive retrograde Katheterisierung über die A. femoralis, brachialis oder subclavia erfolgen. Eine Allgemeinnarkose für die zerebrale Angiographie bewirkt neben der psychischen Abschirmung des Patienten eine Ausschaltung des brennenden Schmerzes durch die Injektion des Kontrastmittels in rezeptorreiche Gefäßprovinzen. Neben der Immobilisation führt die durch kontrollierte Hyperventilation geförderte Engstellung der zerebralen Gefäße zu einer Verlängerung der Kreislaufzeit und damit zu mehr Röntgenkontrastbildern und zu einer besseren Kontrastierung der Gefäße (18).

Der intrazerebrale Steal-Effekt, der sich zwischen den gesunden, durch Hyperventilation enggestellten Hirngefäßen und den autonomen Tumorgefäßen entwickelt, führt zu einem Blutshunt hin zum gefäßreichen Tumor und damit zu dessen besseren Kontrastierung. Die engmaschige intensive Überwachung des Patienten läßt frühzeitig mögliche Komplikationen erkennen und führt damit zu einem besseren Therapieansatz.

Lokale Komplikationen an der Punktionsstelle (Tabelle 4) können durch die Embolisation arteriosklerotischer Plaques oder Luft zerebrale Symptome der Hemiplegie, Aphasie, Infarzierung und Epilepsie auslösen und zu lebensbedrohlichen Störungen führen (Tabelle 5). Unter Allgemeinnarkose treten diese, auch als neurologisches Defizit bezeichneten Symptome statistisch weniger häufig auf als bei Lokalanästhesie (5).

Kontrastmittelinjektionen in zerebrale Gefäße bewirken häufig Kreislaufdysregulationen wie Hypotension, Knotenrhythmen, ventrikuläre Extrasystolen und Synkopen (1, 14).

Hypotonie durch Reizungen der Barorezeptoren und Bradykardie durch vagale Reaktionen des Karotissinus können zwar bei normotonen Patienten milde und vorübergehend sein, sind aber deutlich ausgeprägt bei bestehender subarachnoidaler Blutung oder hypertoner Ausgangslage. Die Korrektur bedrohlicher Hypotonien sollte während der Kontrastmittelinjektionen nicht mit Alpharezeptor-stimulierenden Vasopressoren durchgeführt werden (7), denn diese erhöhen zwar durch Engstellung der peripheren Gefäße den systemischen Blutdruck, führen aber dadurch den autoregulativ weniger beeinflußten Hirngefäßen erhöhte Konzentrationen von Kontrastmittel zu. Somit besteht die Gefahr toxischer Reaktionen durch Überwindung der Blut-Hirn-Schranke und direkter Schädigung der Hirnzellen.

Kontrastmittelreaktionen

Bei Injektion großer Kontrastmittelmengen müssen die direkten hämodynamischen Folgereaktionen bedacht werden. In Abhängigkeit von Kontrastmittelosmolarität, Gesamtvolumen, Konzentration und Elektrolytgehalt führen sie zu Hypervolämie, Azidose und pulmonaler Hypertonie mit Gefahr des Lungenödems. Zellaggregationen und Viskositätserhöhungen fördern Myokarddepression, -ischämie und Rhythmusinstabilität (16). Sowohl diese direkten kreislaufbelastenden Wirkungen wie auch die reflektorisch wirksamen zerebralen Reaktionen können zu lebensbedrohlicher Senkung des HZV führen. Allergische Reaktionen auf Kontrastmittel entstehen sowohl durch Antigen-Antikörper-Reaktionen wie auch durch massive Freisetzung von Histamin und anderen vasoaktiven Mediatoren aus Mastzellen und Granulozyten. Immerhin muß bei 5 % aller Patienten mit anaphylaktoiden Reaktionen gerechnet werden. Statistisch kommt es bei 40 000 Anwendungen zu einem Todesfall (16). Allergisch disponierte Patienten sollten 12 - 24 h vor Kontrastmittelgabe mit $H_1$- und $H_2$-Rezeptorenblockern sowie Kortison vorbehandelt und möglichst mit Benzodiazepinen prämediziert werden (1). Die Durchführung der Untersuchung in Narkose oder zumindest in Narkosebereitschaft ist selbstverständlich. Bei Kontrastmittelzwischenfällen ist entsprechend dem Schweregrad der Reaktion zu therapieren.

Die zerebrale Angiographie in Narkose sollte als intravenöse Anästhesie mit Barbituraten oder Benzodiazepinen in Intubation und kontrollierter Hyperventilation erfolgen. Auf Kreislaufkonstanz ist streng zu achten. Bei Hypotonie bzw. Bradykardie vor Kontrastmittelinjektion sollten zunächst Atropin bzw. Alupent oder sonstige vorwiegend Betarezeptoren-stimulierende Pharmaka eingesetzt werden.

Tabelle 6. Narkose bei Pneumenzephalographie

- Intubation mit Lidocainschutz
- Besonders sichere Fixierung von Tubus, Beatmungsschläuchen und Infusionssystem
- Balancierte Anästhesie mit Barbituraten, Benzodiazepinen, DHB, Fentanyl
- Kontrollierte Hyperventilation
- Stetige Analyse der sich ändernden Kreislaufparameter

Tabelle 7. Pneumenzephalographie - Komplikationen

| Komplikationen | Therapie |
| --- | --- |
| Hypotonie, Tachykardie, Kreislaufinstabilität | flache Narkose, Beine wickeln, Lagerungskorrektur |
| Luftembolie | linkslaterale Position, Kavakatheter etc. |
| Herniation der Kleinhirntonsillen | Reinjektion von Liquor und NaCl, neurochirurgische Dekompression |

Pneumenzephalographie

Wenn auch durch CT und Kernspintomographie die Indikation zur Pneumenzephalographie drastisch reduziert wurde, muß doch auf anästhesiologische Besonderheiten dieses Verfahrens eingegangen werden. Bei der Pneumenzephalographie wird ein Gas lumbal in den Liquorraum injiziert und durch Positionsveränderungen eine röntgenologische Darstellung des Ventrikelsystems erzielt. Als Kontrastgas können Luft, Sauerstoff, Helium und Lachgas mit unterschiedlichen Vor- und Nachteilen verwendet werden (1, 5, 19).

Bei einem Pneumenzephalogramm in Narkose darf bei Verwendung von Luft als Kontrastgas für die Narkosebeatmung kein Lachgas eingesetzt werden. Lachgas diffundiert aufgrund seiner größeren Löslichkeit in die Luftblase und erhöht so den intrakraniellen Druck (13). Lachgas darf selbstverständlich eingesetzt werden, wenn es selbst als Kontrastgas verwendet wird. Dieses Vorgehen hat zusätzlich den Vorteil (7), daß dieses Gas nach der Untersuchung rasch resorbiert wird und damit für den Patienten die subjektiv störenden Begleitreaktionen wie Kopfschmerz, Übelkeit und Brechreiz abgekürzt werden (19).

Bei Narkosedurchführung (Tabelle 6) muß eine engmaschige Kontrolle der Kreislaufparameter erfolgen. Vor allem die Analyse der sich ändernden Blutdruck- und Pulswerte und des Herzrhythmus in zeitlicher Beziehung zur Kontrastgasinjektion kann auf gefährliche Komplikationen hinweisen, die unterschiedliche Therapien bedingen. So führt die Injektion von Luft meist zu hypertonen Kreislaufreaktionen, wie Tabelle 7 zeigt (19). Hypotonie und Tachykardie vor Luftinjektion weisen auf narkose- oder

Tabelle 8. Probleme bei der Kernspintomographie

<u>Magnetfeld und Hochfrequenzimpulse</u>
- Keine ferromagnetischen Teile im Untersuchungsbereich
- Fehlfunktion von Monitor, Ventilator, Perfusor/Infusomat

<u>Aufbau</u>
- Eintunnelung des Patienten
- Keine direkte optische und taktile Überwachung möglich
- Lange Verbindungskabel

<u>Laute Geräusche</u>
- Akustische Überwachung gestört
- Angstreaktion des Patienten

lagerungsbedingte Kreislaufinstabilität hin. Tachy- oder Bradykardie, ST-Senkungen, Hypotonie und Herzgeräusche kurz nach Kontrastgasapplikation führen zur Verdachtsdiagnose Luftembolie (11). Arrhythmien bis zum Herzstillstand nach reichlicher Liquorentnahme lassen an eine Herniation der Kleinhirntonsillen denken.

## Kernspintomographie

Die Durchführung von Narkosen bei Kernspintomographie (Magnetic resonance imaging; MRI) stellt den Anästhesisten vor völlig neue Probleme (Tabelle 8). Alle Beteiligten und vor allem der Patient befinden sich während der Untersuchung in einem starken Magnetfeld (6, 9). Durch die Ausbreitung dieses Feldes in alle drei Raumrichtungen werden ferromagnetische Gegenstände in Richtung des Magnetkerns beschleunigt. Sie dürfen deshalb nicht in seine Nähe gebracht werden. Dies gilt für Narkosegasflaschen, Infusionsständer und elektronische Überwachungsgeräte ebenso wie für implantierte Schrittmacher und metallische Klips.

Elektronisch arbeitende Monitore bewirken innerhalb des eigentlichen Untersuchungsbereiches durch Magnetfeldinhomogenität eine Störung der Bilderzeugung, außerdem werden sie in ihrer Funktion so gestört, daß ihr Aussagewert reduziert ist. Sie müssen deshalb in größeren Abständen und vom Magnetfeld abgeschirmt aufgestellt werden; dadurch werden lange Zuleitungskabel und Beatmungsschlauchsysteme zum Patienten erforderlich (10). Der Patient wird während der Untersuchung so weit in den Scanner eingetunnelt, daß der unmittelbare taktile Zugang unmöglich sowie optischer und akustischer Kontakt sehr erschwert werden. Außerdem engt eine helmartige Röhre den Kopfbereich zusätzlich ein. Deshalb wird eine Überwachung durch Palpation oder durch Beobachtung sehr erschwert. Der während der Diagnostik auftretende rhythmische Lärm ist nicht nur für den Patienten, sondern auch für den überwachenden Arzt störend (9).

Tabelle 9. EKG-Veränderungen bei Kernspintomographie

- Einfluß des Magnetfeldes auf den Monitor (Störung)
- Intrakorporal generierte Spannung durch den Hall-Effekt: Blut (Elektrolyt) erzeugt Spannung abhängig von Strömungsrichtung, -geschwindigkeit, Feldstärke
- Extrakorporal generierte Spannung abhängig von Bewegung der Elektroden und Kabel
- Artefakte durch Hochfrequenzimpulse

Narkosedurchführung bei MRI

Findet die Untersuchung in Narkose statt, muß sich ein Anästhesist während des gesamten Vorganges im unmittelbaren Diagnosebereich aufhalten, um den Patienten direkt beobachten zu können (10). Der Kopf des Patienten kann in Abhängigkeit von Körpergröße und untersuchtem Areal bis zu 2,5 m vom Überwacher entfernt sein. Deshalb sind Atembewegungen des Thorax vor allem bei Säuglingen und kleinen Kindern nicht sicher erkennbar. Die Thoraxexkursion kann durch einen Hebelarm besser sichtbar gemacht werden, wozu beispielsweise ein auf den Thorax geklebter Strohhalm, der mit einem kleinen Fähnchen am Ende versehen ist, dienen kann (10).

Grundsätzlich gilt, daß die eigentlichen Monitorgeräte außerhalb des Untersuchungsraums aufzustellen sind. Dadurch werden je nach MRI-Gerät bis zu 6 - 8 m lange Zuleitungen zum Patienten erforderlich. Deshalb ist eine zweite Person zur Überwachung der Monitore und Ventilatoren außerhalb des abgeschirmten Bereiches unbedingt erforderlich.

Die Ableitung eines EKGs ist möglich (12), wobei sich Verzerrungen der Kurven im starken Magnetfeld durch sorgfältige räumliche Ausrichtung des Gerätes wenigstens teilweise verhindern lassen (Tabelle 9). Selbst bei vollkommener Abschirmung des Monitors und verzerrungsfreiem Empfang des EKGs werden die Ableitungen im Magnetfeld durch zwei Effekte verändert (17):

1. Fließt Blut als periodisch bewegte Flüssigkeit durch ein Magnetfeld, dann entsteht aufgrund des sogenannten Hall-Effektes eine Spannung U, die abhängig ist von Blutfluß, -geschwindigkeit und der Magnetfeldstärke. In den Ableitungen führen die Vektoren dieser Spannungen zur Deformation des EKGs. Dabei sind in Abhängigkeit von der Feldstärke vor allem die P-Wellen, die ST-Strecken und die T-Wellen betroffen. Sie werden erhöht oder erniedrigt je nach Positionierung des Patienten im Magnetfeld. Der QRS-Komplex bleibt weitgehend unverändert, da er am Anfang der periodischen Blutbewegung, also der Systole, steht.

2. Durch Bewegung von Elektroden und Kabel werden im statischen Magnetfeld Spannungen nach der Formel $U = L \times V \times B$ erzeugt und auf den Patienten retrograd übergeleitet (U = Spannung, L = Länge, V = Geschwindigkeit, B = Magnetfeld). Sie sind am ausgeprägtesten im Bereich der Extremitäten oder der Herzspitze, bedingt durch deren Bewegungen. Deshalb sollten EKG-Elektroden in Rich-

Tabelle 10. Narkose für Säuglinge und Kleinkinder bei der Kernspintomographie

| | | |
|---|---|---|
| Methohexital: | initial | 2 mg/kg |
| | danach | 2 mg/kg/h über Perfusor |
| Vecuronium: | initial | 100 µg/kg |
| | nach 10 min | 120 µg/kg/h über Perfusor |
| Beatmung: | Luft/$O_2$ oder $N_2O/O_2$ | |

tung der elektrischen Herzachse angelegt werden, um möglichst hohe R-Wellen zu erzielen. Das starke Magnetfeld selbst verursacht keine kardialen Rhythmusstörungen (17).

Wenn die Manometer in relativ weitem Abstand vom Patienten plaziert werden müssen, ist eine wirklich exakte Blutdruckmessung weder direkt noch mit dem Manschettenverfahren möglich. Durch Beeinträchtigung der Übertragungseigenschaften können dann die aufgezeichneten Werte nicht absolut, sondern nur als Trends bewertet werden. Der für die Narkose benötigte intravenöse Zugang darf nur mit Dreiwegehähnen und Konnektoren aus Kunststoff bestückt werden.

Die Beatmung in Narkose ist wegen der langen Schläuche nur im halboffenen System möglich (10). Das Nichtrückatemventil muß patientennah, also am Tubus angebracht werden. Hierfür hat sich ein original Ambu-Ventil aus Kunststoff bewährt (8). Bei manueller Ventilation wird zwischen Ambu-Beutel und dem Ambu-Ventil eine 2 - 3 m lange Schlauchverbindung geschaffen. Bei maschineller Beatmung muß der Ventilator im Regelfall außerhalb des Untersuchungsbereiches neben den Monitoren aufgestellt und das Gasgemisch über einen 6 - 8 m langen Schlauch bis zum Tubus geleitet werden. Diese Schläuche sollten ein geringes kompressibles Volumen bei niedrigem Strömungswiderstand haben. Bei den bis jetzt seltenen Narkosen im Kernspintomographen können einfache Geräte als Ventilatoren eingesetzt werden, beispielsweise der Oxylog der Firma Dräger (8). Bei Verbindung des Luftansaugstutzens dieses Gerätes mit einer Lachgasquelle ist sogar eine Sauerstoff-Lachgas-Beatmung möglich. Inzwischen gibt es Ventilatoren, die patientennah aufgestellt werden können, weil sie praktisch keine ferromagnetischen Materialien mehr enthalten (10, 15).

Nach üblicher Einleitung außerhalb des Untersuchungsraums wird empfohlen, die Narkose mittels Dauerinfusion während der Untersuchung aufrechtzuerhalten (Tabelle 10). Die Perfusoren werden außerhalb des kritischen Bereiches neben den Monitoren aufgestellt und von der zweiten Überwachungsperson bedient. Die hier aufgeführten Substanzen Methohexital und Vecuronium können so dosiert werden, daß ein vorzeitiges Aufwachen nicht zu befürchten ist, die Patienten aber spätestens 15 - 20 min nach Untersuchungsende wach werden. Zur Ausleitung der Narkose wird der Patient aus dem Gerät und der Abschirmkabine herausgefahren, so daß wie bei der Einleitung die gewohnte Ausrüstung in vollem Umfang zur Verfügung steht.

Die Diagnostik mit bildgebenden Verfahren ist oft die erste Instanz, in der über Art, Schweregrad, Zugang und Ausmaß des operativen Eingriffs entschieden wird. Durch Zugang des Anästhesisten zu Information und Wissen um die neuroradiologischen Besonderheiten und Risiken kann die Zusammenarbeit zum Besten des Patienten optimiert werden.

Literatur

1. ANDREWS, I. C.: Anesthetic management for neuroradiologic diagnostic procedures. In: Clinical anesthesia in neurosurgery (ed. E. A. M. FROST), p. 95. Boston, London, Sydney, Wellington, Durban, Toronto: Butterworth 1984

2. AIDINIS, S. J., ZIMMERMAN, R. A., SHAPIRO, H. M., BILANUICK, L. T., BROENNLE, A. M.: Anesthesia for brain computer tomography. Anesthesiology 44, 420 (1976)

3. BERGMANN, H.: Einleitung und Durchführung der Anästhesie in der neuroradiologischen Diagnostik. In: Anästhesie in der Neurochirurgie (eds. F. W. AHNEFELD, H. BERGMANN, C. BURRI, W. DICK, M. HALMAGYI, G. HOSSLI, H. J. REULEN, E. RÜGHEIMER). Klinische Anästhesiologie und Intensivmedizin, Bd. 27, p. 144. Berlin, Heidelberg, New York, Tokyo: Springer 1983

4. FERRER-BRECHNER, Th., WINTER, J.: Anesthetic considerations for cerebral computer tomography. Anesth. Analg. 56, 344 (1977)

5. GORDON, E.: Anaesthesia for neuroradiological examinations. In: A basis and practice of neuroanaesthesia (ed. E. GORDON), 2nd ed., p. 248. Amsterdam, Oxford, New York: Excerpta Medica 1981

6. GUTENBERGER, K.-H.: Kernspintomographie in der Pädiatrie. Pädiat. Pädol. 19, 1 (1984)

7. LIN, J. P., KRICHEFF, I. I.: Central nervous system and spinal cord neuroradiologic diagnostic tools. In: Anesthesia and neurosurgery (eds. J. E. COTTRELL, H. TURNDORF), p. 119. St. Louis, Toronto, London: Mosby 1980

8. MEIERHOFER, J. N., LANDAUER, B.: Narkose zur Kernspintomographie. Anaesthesist 35, 140 (1986)

9. NIXON, C., HIRSCH, N. P., ORMEROD, I. E. C., JOHNSON, G.: Nuclear magnetic resonance. Its implications for the anaesthetist. Anaesthesia 41, 131 (1986)

10. PASCH, Th., KRAUS, G. B., GÖTZ, H.: Anästhesie bei der Kernspintomographie. In: Kernspintomographie bei Erkrankungen des Zentralnervensystems. Berlin, Heidelberg, New York, London, Paris, Tokyo: Springer 1987 (Im Druck)

11. PAUL, W. L., MUNSON, E. S.: Gas embolism during encephalography. Anesth. Analg. 55, 141 (1976)

12. ROTH, J. L., NUGENT, M., GRAY, J. E., JULSRUD, P. R., BERQUIST, T. H., SILL, J. C., KISPERT, D. B.: Patient monitoring during magnetic resonance imaging. Anesthesiology 62, 80 (1985)

13. SAIDMAN, L. J., EGER, E. I.: Change in cerebrospinal fluid pressure during pneumencephalography under nitrous oxide anesthesia. Anesthesiology 26, 67 (1965)

14. SHAPIRO, H. M.: Neurosurgical anesthesia and intracranial hypertension. In: Anesthesia (ed. R. D. MILLER), 2nd ed., vol. 2, p. 1563. New York, Edinburgh, London, Melbourne: Churchill Livingstone 1986

15. SMITH, D. S., ASKEY, P., YOUNG, M. L., KRESSEL, H. Y.: Anesthetic management of acutely ill patients during magnetic resonance imaging. Anesthesiology 65, 710 (1986)

16. SNOWDON, S. L.: Anaesthesia for X-ray investigations. In: General anaesthesia (eds. T. C. GRAY, J. F. NUNN, J. E. UTTING), 4th ed., vol. 2, p. 1417. London, Boston, Singapore, Sydney, Wellington, Durban, Toronto: Butterworth 1985

17. WEIKL, A., WEIGERT, H.: Alterations in routine EKG induced by stationary magnetic fields (SMF). 16th Intern. Congr. Radiol., p. 27. Honolulu (Hawaii), July 8 - 12, 1985

18. WILLATTS, S. M., WALTERS, F. J. M.: Anaesthesia and intensive care for the neurosurgical patient, p. 125. Oxford, London, Edinburgh, Boston, Palo Alto, Melbourne: Blackwell 1986

19. WOLFSON, B., HETRICK, W., DASTUR, K.: Neuroradiologic procedures. In: Handbook of neuroanesthesia (eds. P. NEWFIELD, J. E. COTTRELL), p. 391. Boston, Toronto: Little, Brown & Co. 1983

# Erstversorgung bei Kopf- und Halsverletzungen durch den Notarzt

## Von H. Grimm und H. Strauss

Jährlich erleiden in unserem Land zwischen 150 000 und 200 000 Menschen eine Schädel-Hirn-Verletzung. 30 000 - 50 000 davon sind schwere Hirnverletzungen, 14 000 Personen sterben jährlich an den Verletzungsfolgen (17, 18).

Als erstes müssen hier, wie auch bei allen anderen Notfällen, rasch Informationen durch eine schnelle orientierende Untersuchung über den Bewußtseinszustand, die Atemfunktion und die Kreislaufsituation gewonnen werden. Gleichzeitig sollte durch eine erste orientierende Inspektion der Verletzungsumfang und der Zustand des Schädels abgeschätzt werden. Wenn möglich, ist bereits hier ein neurologischer Status zu erheben.

Eine respiratorische Insuffizienz ist dabei in aller Regel keine direkte und alleinige Folge einer Hirnverletzung. Lebensbedrohliche Atemstörungen entstehen nicht nur durch pathologische Vorgänge im Inneren des Schädels, durch eine Kompression des Hirnstamms und von bulbären Zentren, sondern häufiger durch eine periphere Atembehinderung, durch mechanische Verlegung, durch Zurückfallen der Zunge und des Unterkiefers bei weitgehendem oder völligem Tonusverlust der Zungen-Kiefer-Schlund-Muskulatur oder durch Beschädigungen des Knochenskeletts, durch Erbrechen und Blutungen mit nachfolgender Aspiration. Bei bestehendem Gesichtstrauma können ausgeschlagene Zähne, abgerissene Weichteile, abgesprengte Knochenstücke, Zahnprothesen und auch andere Fremdkörper zusätzlich zur Verlegung der Luftwege oder zur Erschwerung der Atmung beitragen (5, 17).

Häufig besteht zusätzlich ein mehr oder weniger ausgeprägter Schockzustand, der jedoch nur beim Kleinkind durch eine intrathekale Blutung ausgelöst und erhalten werden kann. Beim Erwachsenen ist es im allgemeinen nicht die Schädel-Hirn-Traumatisierung allein, sondern eine zusätzliche extrakranielle Blutung, die den Schock auslöst oder unterhält (13, 16, 17).

Sind die Vitalfunktionen gestört oder bedroht, müssen unverzüglich die erforderlichen Sofortmaßnahmen eingeleitet werden (5, 9, 17, 18, 20, 21). Zeigt der Patient nach Freimachen und Freihalten der Atemwege keine oder nur eine unzureichende Spontanatmung, so muß sich eine Beatmung anschließen. Bewußtlose Patienten müssen intubiert werden. Nur durch Verhinderung der sich anbahnenden Hypoxie und Hyperkapnie kann dieser Notfallpatient vor weiteren Schäden bewahrt werden.

Zur Intubation wird der orale Weg dem nasalen Weg vorzuziehen sein. Die orale Intubation ist technisch einfacher und schneller durchzuführen. Die Einführung des Tubus durch die Nase bei gleichzeitig vorliegender Mittelgesichtsverletzung ist proble-

matisch. Eine nasale Intubation erscheint in diesen Fällen
nicht angezeigt, da durch die Verletzung der knöchernen Mittelgesichtsstrukturen mit ihren Verschiebungen die Passage des Tubus durch die Nase häufig unmöglich oder außerordentlich schwierig ist. Durch vorstehende Knochensplitter wird die Blockermanschette häufig bereits bei der Einführung beschädigt, und beim
Vorhandensein einer frontobasalen Fraktur kann eine Via falsa
ins Schädelinnere oder hinter die pharyngeale Schleimhaut gebahnt werden (7, 11). Auch das Legen einer Magensonde, die zur
Entleerung des Magens, insbesondere von verschlucktem Blut, notwendig und sinnvoll sein kann, unterliegt den gleichen Kriterien. Zudem erhöht die im allgemeinen zeitaufwendigere nasale
Intubation das Risiko einer Aspiration während des Intubationsvorganges. Wenn auch bei tief bewußtlosen Patienten die Intubation im allgemeinen keine wesentlichen Schwierigkeiten verursachen wird, wird beim leichter bewußtlosen Patienten eine ausreichende Sedierung und gegebenenfalls Muskelrelaxation nicht
zu umgehen sein. Zu diesem Zweck eignen sich Benzodiazepinderivate, wie Diazepam oder Midazolam, oder die in der Anästhesie
gebräuchlichen Einleitungsnarkotika (5, 7, 9, 18). Aus praktischen Erwägungen heraus wird hier wohl am häufigsten Etomidat
verwendet werden, weil es bereits in gelöster Form vorliegt und
rasch zur Verfügung steht. Ebenso gut können jedoch auch Barbiturate Verwendung finden.

Zur Frage der Muskelrelaxation zur Intubation bestehen unterschiedliche Auffassungen (5, 7, 9, 18). Die Verwendung von Succinylbischolin hat den Vorteil der außerordentlich kurzen Latenz bis zum Wirkungseintritt und eine relativ kurze Wirkungsdauer. Es kann aber zu einem Anstieg des intrakraniellen Drucks
führen. Dennoch erscheint es sinnvoll, die Intubation unter Relaxation durchzuführen. Husten, Würgen und Pressen als Folge
der Manipulationen im Rachen und am Kehlkopf erzeugen sicher einen wesentlich höheren Anstieg des intrakraniellen Drucks als
dies durch die einmalige Gabe eines Muskelrelaxans auch vom depolarisierenden Typ erzeugt werden könnte. Auch das Risiko einer Aspiration erscheint wesentlich größer, wenn der nicht relaxierte Patient durch im Rachenraum gesetzte Reize zu würgen beginnt und unter Anspannung seiner Bauchmuskulatur im Schwall erbricht und der Notarzt dann nicht in der Lage ist, die anfallende Vomitusmenge des nicht nüchternen Patienten mit den zur Verfügung stehenden Notfallpumpen zu entfernen.

Die nichtdepolarisierenden kompetitiven Blocker vermeiden zwar
die Nachteile des Lysthenons, doch ist die Zeitspanne zwischen
Injektion und Muskelerschlaffung gegenüber Succinylbischolin
deutlich verlängert. Die Verwendung des neueren Vecuroniumbromids stellt dabei einen Kompromiß dar. Hier sind die Vorteile
der kompetitiven Blocker bezüglich des intrakraniellen Drucks
mit einer relativ kurzen Latenz verknüpft. Nachteilig bei seiner Verwendung ist jedoch die erforderliche Auflösung der
Trockensubstanz, die zusätzlich Zeit benötigt.

Probleme ergeben sich bei zu großzügiger Sedierung und Relaxierung zur Intubation im Hinblick auf die Beurteilung des neurologischen Status. Da die Zu- oder Abnahme neurologischer Sym-

Tabelle 1. Glasgow-Coma-Scale

| Kriterium | Punkte |
|---|---|
| Augenöffnen | |
| - spontan | 4 |
| - auf Anruf | 3 |
| - auf Schmerz | 2 |
| - Ø trotz Schmerz | 1 |
| Sprache | |
| - orientiert | 5 |
| - verwirrt | 4 |
| - Wortsalat | 3 |
| - unverständliche Äußerung | 2 |
| - Ø | 1 |
| Motorik | |
| - nach Aufforderung | 6 |
| - gezielte Abwehr auf Schmerz | 5 |
| - Beugung auf Schmerz | 4 |
| - Massenbewegung auf Schmerz | 3 |
| - Streckung auf Schmerz | 2 |
| - Ø | 1 |

<u>Auswertung:</u> < 8 = schwere Hirnfunktionsstörung

ptome einen Hinweis auf die Prognose der Verletzung gibt, ist es dringend erforderlich, sobald die Verhältnisse es erlauben, einen neurologischen Status mindestens in Anlehnung an die Glasgow-Coma-Scale (Tabelle 1) zu erheben und entsprechend zu dokumentieren. Folgende Fragen sind hinreichend sicher abzuklären (9, 11, 13):

Liegt ein Schädel-Hirn-Trauma vor?
Ist der Patient ansprechbar, ist er orientiert, verwirrt, bewußtlos?
Ist die motorische Abwehrreaktion normal, auf Schmerz gezielt oder ungezielt, bestehen Beuge- oder Streckreaktionen?
Öffnet er die Augen spontan, auf Ansprechen, auf Schmerz oder gar nicht?
Wie ist der Pupillenbefund, wie ist die Pupillenweite, besteht eine Seitendifferenz, sind die Pupillen entrundet, sind sie verzogen? Wie ist die Lichtreaktion? Wie ist der Augenbefund allgemein?
Bestehen Krampfanfälle, sind sie generalisiert oder auf einzelne Körperregionen beschränkt, finden sich Streckkrämpfe?
Bestehen Verletzungszeichen am Kopf?
Finden sich Wunden ohne oder mit Austritt von Hirngewebe, ein Monokel- oder Brillenhämatom?
Zeigen sich Blutungen aus Mund, Nase oder Ohren oder der Abfluß von blutigem Liquor?

Die standardisierte Glasgow-Coma-Scale, die sich in vielen Notarzt-Einsatzprotokollen bereits vorgedruckt findet, ist einfach und ermöglicht später in der Klinik einen problemlosen Vergleich der dann dort erhobenen Befunde. Sie vermeidet später viele Rückfragen und detektivische Sucharbeit.

Die zerebrale Perfusion und damit die Gehirnoxygenation wird im wesentlichen von zwei Faktoren, dem herrschenden systemischen Blutdruck und dem intrakraniellen Druck, beeinflußt. Der effektive zerebrale Perfusionsdruck bestimmt sich aus der Differenz zwischen arteriellem Mitteldruck und intrakraniellem Druck. Daraus ergibt sich häufig die Notwendigkeit einer Anhebung des systemischen Blutdrucks. Dies gelingt im allgemeinen durch eine ausreichende intravenöse Volumengabe. Hierzu verwenden wir neben den gebräuchlichen Elektrolytlösungen und den künstlichen kolloidalen Volumenersatzstoffen besonders beim Vorliegen größerer Blutverluste auch humane Kolloide. Es sollte jedoch darauf geachtet werden, daß keine überschießenden Mengen freien Wassers, etwa in Form von niederprozentigen Zuckerlösungen, versehentlich zugeführt werden, da diese ein vorhandenes Hirnödem begünstigen könnten. Steigt trotz anscheinend ausreichender Volumengabe der systemische Blutdruck nicht an, muß nach anderen sonstigen Verletzungsfolgen, z. B. einem Pneumothorax, gefahndet werden.

Die Ersttherapie des an der Unfallstelle immer nur zu vermutenden erhöhten intrakraniellen Drucks ist mehr oder minder auf physikalische Maßnahmen beschränkt. Intubierte und beatmete Patienten sollten dabei mit dem Oberkörper hochgelagert werden (8, 9, 13, 17). Diese Oberkörperhochlagerung führt zu einer deutlichen Verbesserung des venösen Rückflusses aus dem Schädel-Hirn-Gebiet und damit zu einer Abnahme des intrakraniellen Drucks. Unter diesen Bedingungen ist auch ein niedriger positiv endexspiratorischer Druck (PEEP) zur Beatmung des Patienten, z. B. wegen einer Lungenkontusion, ohne negative Auswirkungen auf den intrakraniellen Druck applizierbar. Eine weitere Senkung des intrakraniellen Drucks ist durch eine kontrollierte Hyperventilation, die durch die vorherige Intubation erst möglich wird, gegeben. Zusammen mit einer ausreichenden Oxygenierung führt ein erniedrigter arterieller $PCO_2$ zu einer Vasokonstriktion der intrakraniellen Gefäße und damit zu einer Abnahme des intrakraniellen Drucks (10, 13, 17).

Andere medikamentöse Ansätze zur Senkung des intrakraniellen Drucks unmittelbar nach einem Trauma haben leider bisher zu keinem befriedigenden Ergebnis geführt. Auch die vor einigen Jahren stark propagierte Gabe von Kortikosteroiden in hohen Dosen hat beim generalisierten Hirnödem nicht überzeugen können. Sollte man sich dennoch zur Kortikosteroidtherapie entschließen, so ist eine einmalige hochdosierte Gabe von Dexamethason, etwa 100 mg, sobald wie möglich nach dem Unfallereignis zu verabreichen (9, 13, 17, 20).

Die hochdosierte Gabe von Barbituraten zur Hirndrucksenkung und zur Zerebroprotektion durch Senkung des Metabolismus der Hirnzelle ist heute mehr als umstritten. Am Unfallort scheitert dies sowieso häufig bereits an den doch erheblichen hämodynamischen Nebenwirkungen dieser Substanzgruppe (9, 17, 20).

Der Einsatz von osmotisch wirksamen Substanzen wie Mannit oder
Glyzerinlösungen ist in der Erstversorgung ebenfalls nicht sinnvoll. Eventuell vorliegende intrakranielle Blutungen können
durch den vorübergehenden abschwellenden Effekt verstärkt werden und der Hirndruck dadurch konsekutiv zunehmen. Sinnvoll erscheint dagegen, durch ausreichende Sedierung und Analgesie
durch ein Benzodiazepinderivat und ein stark wirkendes Opioid,
z. B. Fentanyl oder Alfentanyl, gegebenenfalls unter Einsatz eines Muskelrelaxans vom kompetitiven Typ, jegliches Pressen, Würgen, Husten oder auch Gegenatmen gegen das Beatmungsgerät zu
verhindern. Die durch solche Abwehrmechanismen entstehenden intrakraniellen Druckspitzen liegen um ein Vielfaches höher als
die durch Einsatz aller Maßnahmen erzielbare Drucksenkung.

Häufig sind mit Schädel-Hirn-Traumen Verletzungen des knöchernen Gesichtsschädels und der Gesichtsweichteile kombiniert. Diese Verletzungen ereignen sich in allen Bereichen des täglichen
Lebens. Seit Beginn unseres Jahrhunderts stieg ihr Anteil von
2,5 % bis heute auf etwa 40 % in der Gesamtzahl der Verletzungen (14). Die häufigste Verletzungsursache ist dabei der Verkehrsunfall. Sturz und Fall sowie tätliche Auseinandersetzungen
stehen heute an zweiter und dritter Stelle. An vorletzter bzw.
letzter Stelle finden sich Sportunfälle und sonstige Unfälle,
einschließlich der Tierbißverletzungen. Der Ursachenwandel hat
aber nicht nur eine Zunahme der Anzahl der Gesichtsschädelverletzungen, sondern auch eine Zunahme des Schweregrades der Verletzungen mit typischen und atypischen Frakturlinienverläufen
mit sich gebracht. Als Folge der zunehmend hohen Krafteinwirkungen werden in vermehrtem Maße z. B. beim Aufprallunfall auch
Nachbarorgane wie Auge, Gehirn und Ohr und andere Körperregionen in das Verletzungsmuster einbezogen, so daß auch hier von
polytraumatisierten Patienten mit begleitender Gesichtsschädelverletzung gesprochen werden muß.

Für die präklinische Erstversorgung eines solchen Patienten gelten die vorhin aufgestellten Regeln.

Wenn bei einem Schädel-Hirn-Trauma noch diskutiert werden kann,
ob im Einzelfall bei offensichtlich geringgradiger Verletzung
auf die Intubation und Beatmung verzichtet werden kann, ist die
Intubation bei den Gesichtsschädelverletzungen meistens unabdingbar. Nicht nur intraorale Fremdkörper, sondern vor allem
Blutungen oder Koagel aus Nase und Rachen führen hier besonders
leicht zur Verlegung der oberen Luftwege. Vordringlichstes Ziel
im Rahmen der Erstbehandlung am Notfallort muß deswegen auch
hier die Sicherung freier Atemwege sein. Hierzu gehört neben
der Ausräumung des Mund- und Rachenraums die Sicherung durch eine großzügig indizierte Intubation. Obwohl durch die vorliegenden Verletzungen die anatomischen Verhältnisse häufig außerordentlich unübersichtlich sein können, wird es im allgemeinen
doch gelingen, auf oralem Wege mit dem Laryngoskop den Kehlkopf
einzustellen und orotracheal zu intubieren. Dabei sollte soweit
wie möglich auf hypnotisch wirkende Medikamente und vor allen
Dingen auf Muskelrelaxanzien verzichtet werden, da bei eventueller Unmöglichkeit einer Intubation eine ausreichende Oxygenierung durch Maskenbeatmung häufig ebenfalls nicht möglich

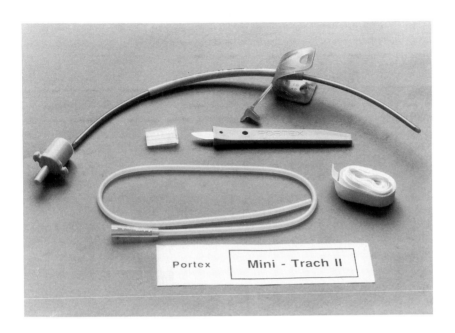

Abb. 1. Käufliches Set zur Notkoniotomie

ist. Die bei einer nasalen Intubation auftretenden Schwierigkeiten wurden bereits oben dargelegt.

Sollte die Intubation unmöglich sein, so bieten sich mehrere Alternativen an. Die Koniotomie ist in dieser Ausnahmesituation die Methode der Wahl. Bei ihr ist die Gefahr einer Gefäß- oder Schilddrüsenverletzung mit größerer Blutung auch bei erschwerter anatomischer Orientierung gering. Zu ihrer Durchführung wird der Kopf rekliniert, der Schildknorpel an beiden Cornua lateralia getastet und ein querer Hautschnitt über der tastbaren Stufe zwischen Schild- und Ringknorpel angelegt. Dann wird das Ligamentum conicum längs oder notfalls auch quer zur Faserrichtung inzidiert und durch die so entstandene Öffnung ein Beatmungstubus mit einem Innendurchmesser von 6,0 - 6,5 mm beim Mann bzw. von 5,0 - 5,5 mm bei der Frau eingeführt und geblockt. Fertige Sets sind verfügbar (Abb. 1).

Alternativ hierzu bietet sich eine transkutane Spickung des Ligamentum conicum oder der Trachea mit dicklumigen Venenverweilkanülen an (3, 4, 21, 22). Dazu wird das Ligamentum conicum oder die Trachea mit einer Katheternadel der Stärke 14 oder 13 Gauge mit aufgesetzter Spritze punktiert. Das Ansaugen von Luft bestätigt die korrekte intratracheale Lage, und nach Zurückziehen der Metallnadel wird die Kunststoffkanüle weiter nach kaudal in die Trachea vorgeschoben. An die eingeführte Kanüle kann dann eine Jet-Beatmungsvorrichtung angeschlossen werden, die für den Einsatz im Notarztwagen aus einem handbetätigten Ventil mit Luerlockkonus besteht, mit dem der hochgespannte Sauerstoff aus der Gasversorgungsanlage des Wagens in die Trachea injiziert werden kann. Es kommt dabei zu einer ausreichenden Oxygenierung. Einen wesentlichen Anstieg des arteriellen $PCO_2$ und Abfall des pH haben wir nicht gemessen.

Eine Variante dieser beiden Methoden stellen die verschiedenen Formen des Krikoidtrokars dar. Bei ihnen werden nach Punktion mit einer relativ dünnen Führungskanüle kaliberstärkere Kanülen in die Trachea eingeführt und so eine Beatmung oder sogar Spontanatmung ähnlich wie bei der Koniotomie möglich. Auch hier sind komplette Sets für Erwachsene und Kinder im Handel erhältlich. Der Wert der angegebenen Methoden ist im äußersten Notfall offensichtlich, die Durchführbarkeit muß jedoch unterschiedlich beurteilt werden.

Komplikationen sind möglich: Plastikkanülen neigen zur Abknikkung und die Handhabung des Trokar-Sets ist umständlich und muß vorher sicher erlernt und immer wieder geübt worden sein. Das Umgehen mit ihm ist nicht atraumatischer als die Verwendung von ohnehin vorhandenen und bekannten Instrumenten, wie sie zur Koniotomie gebraucht werden.

Eine Koniotomie muß zur Vermeidung von Folgekomplikationen am Kehlkopf so bald wie möglich in eine Tracheotomie umgewandelt werden. Eine sofortige Tracheotomie am Notfallort ist abzulehnen.

Die zweite bedrohende Gefahr im Rahmen der Gesichtsschädelverletzungen stellt die Blutung aus verletztem Gewebe und zerstörten Gefäßen dar. Wenn auch im allgemeinen trotz des gegenteiligen Aussehens des Patienten lebensbedrohliche Blutungen selten sind, so können doch auch bei Gesichtsverletzungen, insbesondere bei Verletzungen der Arteria maxillaris in der Fossa pterygopalatina bei der dislozierten Fraktur des Oberkiefers sowie einer Verletzung der Arteria ethmoidalis, durch Verletzungen von Orbita und Nasenskelett, so starke Blutungen ausgelöst werden, daß sie zu einem hämorrhagischen Schock führen. Sichtbare Blutungsquellen können hier durch Abklemmung, diffuse oder nicht lokalisierbare müssen durch Tamponaden gestillt werden. Bei disloziertem oder mobilem Oberkiefer muß zur Fixierung der Mund- und Rachenraum und die Nase straff als Widerlager austamponiert werden. Blutungen im Bereich der Nase können auch durch eine vorgefertigte pneumatische Nasentamponade nach Masing oder ein ähnliches Modell (5, 12) gestillt werden. Durch ihre Konstruktion sind sie auch in der Lage, zumindest in einem Teil der Fälle, die kompliziertere Belloque-Tamponade zu ersetzen.

Mit der Blutstillung bieten diese Tamponadetuben gleichzeitig den Vorteil der freien Nasenatmung.

Blutungen aus dem Rachenbereich lassen sich nur beim intubierten Patienten mittels straffer Tamponade stillen. Bei stattgehabter intraoraler Pfählungsverletzung sollte, um Blutungen aus dem Spatium lateropharyngeum und den dort verlaufenden großen Gefäßen zu vermeiden, der Fremdkörper belassen und erst unter Operationsbedingungen entfernt werden.

Verletzungen der Halswirbelsäule (6, 23) sind als Mitverletzungen beim Schädel-Hirn-Trauma relativ häufig und geben sich nicht immer durch eindeutige Symptome zu erkennen. Bei entsprechendem Unfallhergang sollte immer an eine Verletzung der Halswirbelsäule gedacht und der Patient entsprechend behandelt werden, bis das Gegenteil durch eingehende klinische und röntgenologische Untersuchung bewiesen ist. Entscheidend bei der Notfallversorgung ist, daß die Einheit Kopf-Halswirbelsäule-obere Brustwirbelsäule möglichst wenig bewegt und insbesondere jede Dreh-, Flexions- oder Extensionsbewegung unterlassen wird. Auch bei einer notwendig werdenden Intubation ist auf die sonst übliche Überstreckung des Kopfes zu verzichten und eine Intubation in Neutralstellung der Wirbelsäule anzustreben. Zur vorübergehenden Ruhigstellung kann ein entsprechender Halskragen oder die sorgfältig anmodellierte Vakuummatratze aus dem Rettungsfahrzeug dienen. Wenn möglich sollte sofort ein gezielter neurologischer Status erhoben werden, der seitengetrennt sensorische und motorische Ausfälle nach Höhe und Ausbreitungsgebiet dokumentiert, da sich nur so Verschlechterungen oder auch Verbesserungen im Ausfallmuster erkennen lassen und daraus therapeutische Konsequenzen abzuleiten sind.

Schädigungen der Halsweichteile (12, 21), durch Schlag, Stoß, Zerrung, Strangulation oder als penetrierendes Trauma durch Stich, Hieb oder Schuß hervorgerufen, sind gegenüber Halswirbelsäulenverletzungen sicher selten. Neben den offenen Halsverletzungen finden sich dabei häufig Verletzungen der großen Halsgefäße und der Trachea. Das klassische Beispiel hierfür wäre der Suizidversuch durch Eröffnung der Halsschlagader. Bei dieser Verletzung steht die arterielle oder auch venöse Blutung im Vordergrund der therapeutischen Bemühungen. Ist es durch die Gefäßverletzung bei größerem Blutverlust neben dem Absinken des arteriellen Blutdrucks auch zu einem Absinken des zentralvenösen Drucks und damit zu einem Druckgefälle zwischen eröffneter Jugularvene und rechtem Herzen gekommen, so besteht die Möglichkeit einer Luftembolie mit ihren schweren Komplikationen. Die Erstversorgung kann nur im Versuch der Blutstillung durch direkte Kompression und der adäquaten Volumenzufuhr über mehrere großlumige intravenöse Zugänge bestehen. Ist die Trachea mitverletzt, muß vor allem zur Verhinderung einer Aspiration intubiert werden. Ist die beigebrachte Tracheaeröffnung groß genug, verwenden wir sie bis zur operativen Versorgung als Tracheostomieersatz und intubieren dort. Reicht sie nicht aus, wird oral in typischer Weise intubiert.

Schwieriger ist die Diagnose und die Einschätzung der stumpfen Verletzungen des Halses und der Halseingeweide. Es kann bei stumpfen Verletzungen zu ausgeprägten Verletzungen der Halseingeweide ohne äußere Verletzungszeichen und Beschwerden des Patienten gekommen sein. Zunehmende Heiserkeit, Hustenreiz und Blutspucken können Hinweise auf diese Läsion sein. Ist durch eine stumpfe Gewalteinwirkung das Kehlkopfskelett in Mitleidenschaft gezogen, so wird bei einer derartigen Verletzung der Notarzt auch hier versuchen, möglichst schnell die freie Durchgängigkeit der Atemwege zu sichern. Die Intubation mit einem dünnen Tubus sollte dabei ohne Anwendung sedierender oder relaxierender Medikamente erreicht werden. Ist eine solche Sicherung nicht zu erzielen, muß bei Atemnot ein operativer Zugangsweg versucht werden. Kommt es bei stumpfen Traumen in der Halsregion zu Schleimhauteinrissen im Bereich des Kehlkopfs oder der Trachea, so bildet sich häufig ein Hautemphysem aus (2). Dieses kann durch Ansammlung von Luft im Bereich der lockeren Halsbindegewebes monströse Ausmaße annehmen. Soweit dadurch keine zusätzliche Schädigung, z. B. Behinderung der Atmung, eintritt, ist eine Behandlung dieses Zustandes nicht erforderlich. Die Ersttherapie des Notarztes wird darauf abzielen müssen, die Leckstelle baldmöglichst durch einen Endotrachealtubus abzudichten oder zu überbrücken.

Mit der Gesichtsschädelverletzung sind häufig Augenverletzungen kombiniert. Für die notfallmäßige Versorgung (15) sind drei Verletzungsmuster besonders wichtig: das stumpfe Bulbustrauma, die perforierende Bulbusverletzung und die Verätzung der Augen mit chemischen Agenzien. Ein stumpfes Bulbustrauma finden wir dann, wenn das verletzende Objekt kleiner als der Orbitaeingang ist und die von außen kommende Gewalt großflächig auf den Bulbus einwirkt. Derartige Schädigungen finden sich häufig beim Sport, wo Bälle mit großer Wucht auf den Gegner treffen (Squashball), bei Schlägereien oder auch bei Feiern durch Sektkorken. Ähnliche Wirkungen haben unter Druck stehende Flüssigkeiten oder Druckgase. Die erste Untersuchung zeigt häufig nur eine Schwellung im Orbitabereich und eine Rötung der Konjunktiva. Die Pupille ist mittelweit bis leicht erweitert und gelegentlich entrundet. Die notärztliche Versorgung kann nur in einer druckfreien Abdeckung mit einer Augenklappe bestehen. Die Gabe von Mydriatika ist kontraindiziert.

Perforierende Augenverletzungen finden sich oft im Zusammenhang mit anderen Verletzungsmustern. Bei Verkehrsunfällen oder Explosionsunglücken stehen häufig die Verletzungen des Gesichts, des Thorax oder des Abdomens im Vordergrund, so daß es nicht verwundert, wenn beim multitraumatisierten Patienten perforierende Augenverletzungen übersehen werden. Zeichen einer Perforation sind ein sichtbarer Prolaps von okularem Gewebe durch die Perforationswunde, oft aber auch nur eine Schwellung und Rötung des betreffenden Auges oder eine Verziehung der Pupille zur verletzten Seite. Eine sorgfältige Anamnese kann zusätzlich einen Hinweis auf eine mögliche perforierende Verletzung liefern. So muß jede Beschwerdesymptomatik im Bereich des Auges, die bei der Arbeit mit Hammer und Meißel oder an schnelldrehenden Maschinen entstanden ist, den Verdacht auf eine perforierende Augenverletzung lenken. Größere Fremdkörper sind dabei oft noch im Auge oder in seiner Umgebung zu finden.

Zur Erstversorgung gehört ein steriles Abdecken, gegebenenfalls beider Augen, ohne jeden Druck auf den verletzten Bulbus. Verboten ist die Applikation von Salben oder Augentropfen. Da Pfählungsverletzungen der Orbita auch zu Verletzungen des Bulbus führen können, muß diese Verletzung - auch wenn sie auf die Orbita beschränkt erscheint - zunächst wie eine perforierende Bulbusverletzung behandelt werden. D. h. der Fremdkörper darf nicht entfernt werden, er ist gegen Dislokation zu sichern, gut zu polstern und das Auge steril zu verbinden. Nur eine sorgfältige augenärztliche Untersuchung unter optimalen Bedingungen kann sicherstellen, daß Begleitverletzungen des Bulbus bei der Pfählungsverletzung der Orbita nicht übersehen werden.

Verätzungen der Augen finden sich im Bereich der chemischen Industrie oder beim Umgang mit Chemikalien im Haushalt- und Freizeitbereich. Nach dem pH-Wert der verletzenden Substanz sind Säurenverätzungen, die zu einer Koagulationsnekrose führen, und Verätzungen durch Laugen, die die wesentlich gefürchteteren Kolliquationsnekrosen erzeugen, zu unterscheiden. Der Unfallhergang weist im allgemeinen auf die Diagnose hin, die durch den entsprechenden Lokalbefund gestützt wird. Bei den Patienten bestehen stärkste Schmerzen, starkes Tränen, eine Lichtscheu, ein massivster Blepharospasmus und Abwehrhaltung mit starker Erregung und Angst vor Erblindung. Eine genauere Untersuchung wird durch den bestehenden Blepharospasmus häufig behindert oder unmöglich gemacht. Unabhängig von der schädigenden Substanz empfiehlt sich als Erstmaßnahme folgendes Vorgehen. Nach Lokalanästhesie des betroffenen Auges werden Ober- und Unterlid mit dem Desmarreschen Haken ektropioniert und die Bindehaut einschließlich aller Recessus ausgiebig gespült. Im Notfall bietet sich als Spülmittel Wasser an, gegebenenfalls kann auch jede andere isotone neutrale Infusionslösung verwendet werden.

Besonders bewährt haben sich fertige Plastikspritzflaschen mit Pufferlösung (Isogutt). In Einzelfällen, in denen das schädigende Agens genau bekannt ist, empfiehlt sich wegen der Gefährlichkeit der Verletzung eine gezielte Therapie schon am Unfallort. So ist bei Verätzungen der Augen mit Flußsäure die Spülung mit Kalziumglukonatlösung aus den im Notarztwagen sowieso vorhandenen Ampullen angezeigt. Bei Verätzungen mit gelöschtem oder gebranntem Kalk wird eine Spülung mit Dinatrium EDTA (Titriplexlösung 1 %) empfohlen. Bei Einwirkung von Augenreizstoffen empfiehlt sich eine ausgiebige Spülung beider Augen mit 2%iger Natriumbikarbonatlösung, die aus der einmolaren Natriumbikarbonatlösung durch entsprechende Verdünnung hergestellt werden kann.

Der Erfolg aller zu treffenden Notfallmaßnahmen ist abhängig von der Zeit, den zur Verfügung stehenden Mitteln und von der Sachkenntnis, der Erfahrung und Übung der Notärzte. Die richtige Erstversorgung, so rasch wie möglich durchgeführt, ist häufig in der Lage, das Schicksal der Verletzten entscheidend zu verbessern.


Literatur

1. DeMUTH jr., W. E., NICHOLAS, G. G.: Trauma to the neck. In: Principles and practice of emergency medicine (eds. G. R. SCHWARTZ, P. SAFAR, J. A. STONE et al.), vol. II, p. 1345. Philadelphia: Saunders 1986

2. FRITZMEIER, F., DRAF, W.: Emphyseme in Kopf- und Halsbereich. Entscheidend ist die Lokalisation der Gewebsläsion. Notfallmedizin 8, 855 (1982)

3. GÖTZ, H.: Wiederherstellung der Atmung im akuten Notfall. In: Intubation, Tracheotomie und bronchopulmonale Infektion (ed. E. RÜGHEIMER), p. 53. Berlin, Heidelberg, New York, Tokyo: Springer 1983

4. HIRLINGER, W. K., MEHRKENS, H. H., DELLER, A., SIGG, O.: Die transcricoidale High-Frequency-Jet-Ventilation. Eine Alternative zur Koniotomie in Notfallsituationen. Notfallmedizin 9, 555 (1983)

5. HIRLINGER, W. K., WOLLINSKY, K. H.: Wie werden Gesichts-Schädel-Traumata notfallmäßig versorgt? Notfallmedizin 10, 1137 (1984)

6. HOCKBERGER, R. S., DORIS, P. E.: Spinal injury. In: Emergency medicine concepts and clinical practice (ed. P. ROSEN), p. 289. St. Louis: Mosby 1983

7. ILLERS, G., DICK, W.: Wie entstehen Fehler und Gefahren bei der Behandlung Polytraumatisierter? Notfallmedizin 11, 30 (1985)

8. PFENNINGER, E., MEHRKENS, H. H., LINDNER, K. H.: Akutes Schädel-Hirn-Trauma. Möglichkeiten und Grenzen der Oberkörperhochlagerung. Notfallmedizin 10, 1061 (1984)

9. PFENNINGER, E.: Gibt es Neues bei der Erstversorgung des akuten Schädel-Hirn-Traumas? Notfallmedizin 12, 14 (1986)

10. PFENNINGER, E., KILIAN, J.: Veränderungen des intrakraniellen Druckes sowie des zerebralen Perfusionsdruckes durch nichtmedikamentöse Faktoren. Anästh. Intensivmed. 27, 344 (1986)

11. PONS, P. T.: Headtrauma. In: Emergency medicine concepts and clinical practice (ed. P. ROSEN), p. 257. St. Louis: Mosby 1983

12. RETTINGER, G.: Verletzungen und Erkrankungen im HNO-Bereich. Notfallmedizin 11, 898 (1986)

13. RICHARD, K. E.: Neurochirurgische Aspekte in der klinischen Erstversorgung. Anästh. Intensivmed. 26, 199 (1985)

14. RÖLL, W., HELM, M., FISCHER, H.: Häufigkeit und Behandlung von Gesichts-Schädel-Verletzungen im allgemeinen Krankenhaus. Krankenhausarzt 59, 527 (1986)

15. RUPRECHT, K. W.: Notfall-Situationen in der Ophthalmologie. Erstmaßnahmen in der Praxis und Klinik. Folge 1: Leitsymptom "Akute Sehstörung"; Folge 2: Leitsymptome "Augenschmerz" - "Orbitaphlegmone" - "Rotes Auge"; Folge 3: Leitsymptome "Verletzungsfolgen" - "Bewußtlosigkeit" - "Diplopie". Fortschr. Med. 101, 1136, 1278, 1378 (1983)

16. SCHIEFER, W.: Maßnahmen bei Schädel-Hirntrauma am Notfallort und während des Transports. Leben retten 3, 31 (1979)

17. SEFRIN, P., GAAB, M.: Schädelhirntrauma: Welche Sofortmaßnahmen ergreifen? Notfallmedizin 9, 413 (1983)

18. SEFRIN, P.: Erstmaßnahmen am Unfallort und beim Transport bei schweren Schädel-Hirn-Verletzungen. In: Der cerebrale Notfall (ed. K. SCHÜRMANN), p. 40. München, Wien, Baltimore: Urban & Schwarzenberg 1985

19. SINGBARTL, G.: Die Bedeutung der präklinischen Notfallversorgung für die Prognose von Patienten mit schwerem Schädel-Hirn-Trauma. Anästh. Intensivther. Notfallmed. 20, 251 (1985)

20. STEINBEREITHNER, K., MAURITZ, W., SPORN, P.: Therapie des Schädel-Hirn-Traumas - aktueller Stand. Notfallmedizin 11, 1002 (1985)

21. STODDART, J. C.: Trauma and the anaesthetist. London: Baillière Tindall 1984

22. THIEME, E.: Koniotomie. Der Ausnahmefall bei unüberwindbaren Intubationshindernissen. Notfallmedizin 11, 1442 (1985)

23. ZÄCH, G. A.: Retten und Lagern von Wirbelsäulenverletzten. Der Notarzt 0, 1 (1984)

# Das anästhesiologische Vorgehen bei Hirn- und Gesichtsschädeltrauma

Von E. Pfenninger

Insgesamt rechnet man mit 150 000 Schädel-Hirn-Verletzungen pro Jahr in der Bundesrepublik Deutschland, die in über 40 % mit anderen Verletzungen verbunden sind (18). Vor allem ist ein Schädel-Hirn-Trauma häufig auch mit weiteren Gesichtsverletzungen vergesellschaftet; nahezu jeder zweite Patient mit Gesichtsschädelfraktur hat auch ein schweres Schädel-Hirn-Trauma. Nach NERLICH und Mitarbeiter (32) stellt dabei das Verletztenkollektiv mit Gesichtsschädelfrakturen eine besonders schwer verletzte Gruppe dar: 39 % dieser Patienten versterben schon am Unfallort.

## 1  Anästhesiologisches Vorgehen bei Hirntrauma

### 1.1  Definitionen

Patienten mit schwerem Schädel-Hirn-Trauma sind nicht nur durch die primär erlittene Verletzung gefährdet, sondern weit mehr noch durch die Entwicklung eines sekundären zerebralen Schadens, welcher dann wesentlich den Verlauf der Krankheit beeinflußt (36). Um diese Sekundärschäden zu vermeiden, muß derjenige, der Patienten mit akutem Schädel-Hirn-Trauma anästhesiert, Physiologie und Pathophysiologie der bestimmenden Größen, wie intrakranieller Druck (ICP), zerebraler Perfusionsdruck (CPP) und zerebraler Blutfluß (CBF), kennen (1). Insbesonders müssen Sekundärschäden durch Auswirkungen, die bestimmte Anästhetika und Narkoseadjuvanzien haben, vermieden werden.

Eine Narkose wird erforderlich zur Operation von epiduralen, subduralen oder intrakraniellen Hämatomen, bei der Hebung von Impressionsfrakturen oder bei verzweifelten Fällen von unbeherrschbarer intrakranieller Drucksteigerung zur großflächigen Entlastungstrepanation mit Duraplastik. Abzugrenzen davon sind Operationen bei polytraumatisierten Patienten mit assoziiertem Schädel-Hirn-Trauma ohne operationspflichtigem Schädelbefund, für deren Narkoseführung jedoch dasselbe Vorgehen wie in der Neurotraumatologie Gültigkeit hat.

Neben der Art der Verletzung muß auch eine zeitliche Differenzierung getroffen werden. Akute Epi- und Subduralhämatome sind als Notoperationen anzusehen, während Impressionsfrakturen, zumal wenn sie nicht mit einem Bewußtseinsverlust einhergehen, oder Shuntoperationen bei einem sich entwickelnden Hydrozephalus planbar sind. Dies hat nicht nur auf die präoperative Befunderhebung Einfluß, sondern ebenso auf das Monitoring, vor allem während der Narkoseeinleitung. So ist z. B. ein Patient, der etliche Tage nach dem Unfall zur Operation ansteht, in aller Regel mit einer intrakraniellen Druckmessung versehen, während zur Entlastung eines akuten Epiduralhämatoms ein erhöhter Hirndruck nur vermutet werden kann.

Je nach Lokalisation wie auch nach dem Typus der Strukturläsion muß mit grundlegenden pathophysiologischen Alterationen entweder lokaler Art oder des Gehirns als Ganzem gerechnet werden. Es sei hier nur der erhöhte intrakranielle Druck mit eventuellem Abfall des zerebralen Perfusionsdrucks, Abnahme der zerebralen Compliance sowie Störungen der Autoregulation genannt. Vor allem aber, und dies hat sich in der neuesten Zeit immer mehr herauskristallisiert, ist das Gehirn in der Akutphase nach einer Traumatisierung durch Störungen der zerebralen Durchblutung gefährdet (35, 38).

## 1.2 Beeinflussung der Hirndurchblutung und des intrakraniellen Drucks durch Narkotika

Die Wirkung auf Hirndruck und Hirndurchblutung von zur Narkose verwendeten Medikamenten kann folgendermaßen charakterisiert werden. Die gebräuchlichen i.v.-Anästhetika senken die Hirndurchblutung durch zerebrale Vasokonstriktion und damit den Hirndruck. Volatile Inhalationsanästhetika erhöhen über eine zerebrale Vasodilatation mehr oder weniger stark den CBF und damit den intrakraniellen Druck. Dies gilt für Enfluran ebenso wie für Halothan, wenn auch geringe quantitative Unterschiede bestehen (7). Isofluran wird unterschiedlich beurteilt. Während schon 1974 CUCCHIARA et al. (6) Isofluran dem Halothan gleichgestellt haben, glaubten zur gleichen Zeit MURPHY et al. (31), daß 1 MAC Halothan oder 1 MAC Enfluran die zerebrale Durchblutung steigere, ähnliche Isoflurankonzentrationen hingegen nicht. Bei 1,6 MAC verdopple sich die zerebrale Durchblutung sowohl bei Isofluran als auch bei Enfluran und vervierfache sich nahezu mit Halothan (Abb. 1). Eine neuere Arbeit, die kürzlich in der Zeitschrift Anesthesiology erschienen ist (45), weist aber zumindest nach, daß Isofluran gegenüber einer Fentanylnarkose sowohl die zerebrale Durchblutung als auch den intrakraniellen Druck steigert. Ebenso wie bei anderen halogenierten Inhalationsnarkotika ist die CBF-$CO_2$-Kurve nach unten verschoben, d. h. daß für jeden vorgegebenen $PCO_2$-Wert die zerebrale Durchblutung größer als normal ist, aber der CBF ansprechbar auf $PCO_2$-Änderungen bleibt (6). Tabelle 1 gibt eine Zusammenstellung der in der Anästhesie gebräuchlichen Narkosemittel. Je nach Beeinflussung des mittleren arteriellen bzw. des intrakraniellen Drucks in die eine oder andere Richtung ergibt sich daraus die Veränderung des zerebralen Perfusionsdrucks (24). Da die Verhinderung eines Anstiegs des intrakraniellen Drucks ein Primat der Anästhesie bei Gehirnverletzungen darstellt, scheint die Verwendung volatiler Inhalationsanästhetika äußerst ungünstig zu sein.

Besonders hervorzuheben ist das Lachgas. Lange Zeit glaubte man, daß es auf den Hirndruck einen inerten Effekt habe. 1970 und vermehrt dann ab 1975 erschienen Arbeiten, die aufzeigen

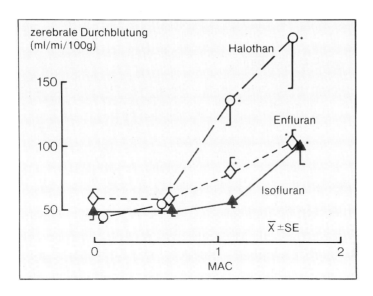

Abb. 1. Das Verhalten der zerebralen Durchblutung unter verschiedenen Konzentrationen von Halothan, Enfluran und Isofluran (31)

Tabelle 1.

| Pharmakon | Durchblutung (CBF) | Druck (ICP) | Stoffwechsel (CMRO$_2$) |
|---|---|---|---|
| **Intravenöse Narkotika** | | | |
| Thiopental | ↓↓ | ↓↓ | ↓↓ |
| Methohexital | ↓↓ | ↓ | ↓ |
| Propanidid | ↓↓ | ↓ | ↓ |
| Diazepam | ↓ | ↓ | ↓ |
| Fentanyl | ↓↓ | ↓ | ↓ |
| DHB | ↓↓ | ↓ | ∅↓ |
| Etomidat | ↓ | ↓ | ↓ |
| **Inhalationsnarkotika** | | | |
| Lachgas | ↑ | ↑ | (↓) |
| Halothan 0,5 Vol.% | ↑ | ↑ | ↓ |
| Halothan 2,0 Vol.% | ↑↑ | ↑↑ | ↓↓ |
| Enfluran | ↑↑ | ↑ | ↓↓ |
| Isofluran | ↑↑ | ↑ | ↓↓ |

konnten, daß Lachgas den volatilen Anästhetika gleichgestellt werden muß (24, 30). Hauptargument für den Einsatz von Lachgas ist seine gute analgetische Potenz. MOSS und McDOWALL (30) zeigten aber, daß der lachgasbedingte Anstieg des Hirndrucks die positiven analgetischen Effekte bei weitem übertrifft.

Lachgas ist aber nicht nur wegen seiner Hirndruckerhöhung als gefährlich anzusehen, SKAHEN et al. (40) wiesen 1986 außerdem

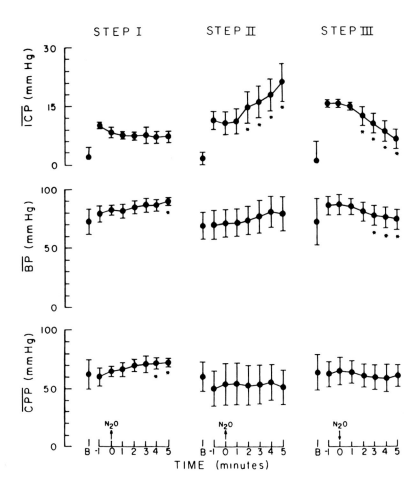

Abb. 2. ICP-Anstieg unter Lachgasexposition bei erhöhtem intrakraniellem Druck. Von links nach rechts: ICP-Erhöhung bei intrazisternaler Kochsalzinfusion (Step I), bei Luftinsufflation (Step II) und nach Beendigung der Lachgasexposition bei mit Luft erhöhtem ICP (Step III) (40)

darauf hin, daß es bei jeglicher intrakranieller Luftansammlung zur Lachgasdiffusion und damit zur Druckerhöhung kommen kann. Daß ein Pneumatozephalus nach einem SHT keine Seltenheit darstellt, ist dem Kliniker wohl bekannt. Gerade frontobasale Frakturen prädisponieren durch Eröffnung der Siebbeinplatte zum Lufteintritt, wobei sich die Öffnung relativ schnell wieder schließen kann. Die schon erwähnten Autoren (40) zeigten, daß eine intrazisternale Luftinsufflation im Gegensatz zu einer Kochsalzinfusion bei Lachgasexposition zu entsprechendem Druckanstieg führt, der sich nach Beendigung der Lachgaszufuhr wieder normalisierte (Abb. 2). Interessant ist dieser Aspekt nicht nur für einen Pneumatozephalus nach einem akuten SHT, sondern für die Neurochirurgie insgesamt, da ja z. B. gerade bei Operationen in der hinteren Schädelgrube der abfließende Liquor durch Luft ersetzt wird und sich diese nach wasserdichtem Verschluß der Dura durch Lachgas ausdehnen kann.

Wir haben für unsere Klinik die Folgerungen in der Weise gezogen, daß Patienten mit akutem SHT, ganz gleich, ob isoliertes SHT oder Polytrauma mit assoziiertem SHT, grundsätzlich lachgasfrei narkotisiert werden. Zu beachten ist dabei, daß die Analgesie nun durch eine ausreichende parenterale Analgetikagabe sichergestellt werden muß. So kann als Verfahren eine Benzodiazepin-Fentanyl- oder Barbiturat-Fentanyl-Narkose zur Anwendung gelangen. Narkosegeräte können so umgerüstet werden, daß lachgasfreie Sauerstoff-Luft-Narkosen durchführbar sind. Mit den meisten Narkosegeräten lassen sich auch problemlos im halboffenen System mit Luftansaugung lachgasfreie Narkosen durchführen.

Besondere Aufmerksamkeit haben in der Vergangenheit Barbiturate gefunden. Nachdem bereits 1970 (29) über hirnprotektive Effekte des Thiopentals berichtet wurde, widmeten sich in der Folgezeit mehrere Arbeitsgruppen dieser Thematik. Es ging dabei vor allem um den Einsatz der Barbiturate zur längerfristigen Behandlung des akuten Schädel-Hirn-Traumas, aber auch Barbituratinfusionsnarkosen wurden beschrieben (20). Über den Wirkungsmechanismus der Barbiturate gibt es verschiedene Vorstellungen, von denen aber eine ganz Reihe nur als Hypothesen anzusehen sind. Wirklich bewiesen und auch klinisch vielfach zu sehen ist der akute hirndrucksenkende Effekt, womit jedoch noch keine Aussage über eine Verbesserung der Prognose des Patienten zu verbinden ist.

1.3 Spezielle pathophysiologische Aspekte zum akuten Schädel-Hirn-Trauma

Als Nachteil der meisten durchgeführten Untersuchungen gerade über Narkotika muß angesehen werden, daß die verfügbaren Daten von gesunden Probanden oder Versuchstieren stammen. Gehirne mit intrakraniellen Läsionen müssen jedoch durchaus nicht in derselben Weise reagieren wie das gesunde Gehirn. So ist es z. B. denkbar, daß Substanzen, die für eine Vasokonstriktion in ungeschädigten Gefäßgebieten bekannt sind und damit eine Blutumverteilung im Sinne eines "Inverse steal-Effektes" bedingen, auf der anderen Seite aber auch durch die Raumschaffung und damit Druckumverteilung zu einer Herniation geschädigter Areale in gesunde Bereiche führen könnten. Auch besteht in der Literatur durchaus keine Einigkeit darüber, ob ein negativer Steal-Effekt und damit Mehrdurchblutung geschädigter Areale nicht gefährlich in bezug auf eine Erhöhung der Ödemneigung in diesen Gebieten sei (41).

Erwachsene scheinen nach einem SHT eine drastische Reduktion der zerebralen Durchblutung aufzuweisen (33, 34). Im Tierversuch konnten wir zeigen, daß eine verminderte zerebrale Durchblutung bis hin zu bedrohlicher Ischämie ganzer Hirnbezirke nicht erst die Folge eines generalisierten Hirnödems ist, mit dem Stunden bis Tage nach dem Trauma gerechnet werden muß, sondern bereits unmittelbar nach dem Akutereignis auftritt. Schädel-Hirn-traumatisierte Tiere zeigten innerhalb von 5 min nach

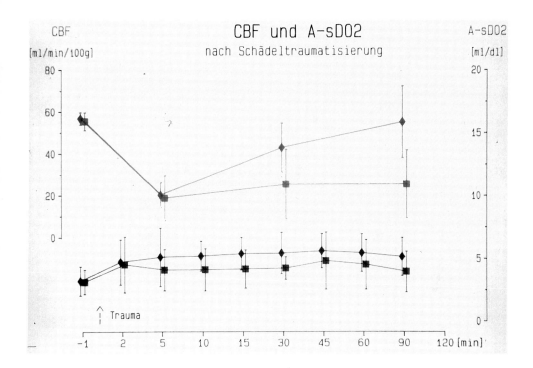

Abb. 3. Verminderung der zerebralen Durchblutung und der arteriogehirnvenösen Sauerstoffgehaltsdifferenz nach einem akuten Schädel-Hirn-Trauma im Tierexperiment. Die obere Gruppe zeigt eine deutliche Tendenz zur Erholung, während der CBF in der zweiten Gruppe über den Beobachtungszeitraum gleich niedrig bleibt (■: Versuchstiere ohne Therapie; ♦: die Tiere dieser Gruppe erhielten 20 µg/kg/min Diltiazem i.v. ab der 10. min nach dem Trauma)

dem Trauma eine Hirndurchblutungsminderung um über 50 % (Abb. 3), wobei sich die Tiere je nach Fortdauer der CBF-Reduktion entweder erholten oder schwerste ischämische Schädigungen des Gehirns aufwiesen. Die arteriovenöse Sauerstoffdifferenz zeigte dabei bis auf eine diskrete Erhöhung im Gesamtkollektiv keine Änderung.

Wie enorm wichtig in diesem Zusammenhang trotzdem eine ausreichende $O_2$-Versorgung ist, d. h. dem Gehirn gerade wegen der reduzierten Durchblutung mehr Sauerstoff anzubieten, ergibt sich erst aus der Gegenüberstellung von zerebraler Durchblutung und arteriovenöser Sauerstoffdifferenz (Abb. 4). Mit zunehmendem Abfall des CBF kommt es naturgemäß zu einer vermehrten $O_2$-Ausschöpfung des Blutes. Dieser Vorgang ist jedoch nicht ad infinitum fortsetzbar; am traumatisierten Gehirn sahen wir unterhalb eines CBF von 22 ml/min/100 g Hirngewebe einen plötzlichen Abfall der Sauerstoffausschöpfung. Dies kann zweierlei Ursachen haben: Zum einen könnte der Metabolismus derartig deprimiert sein, daß sowohl die Durchblutung als auch der Sauerstoffbedarf

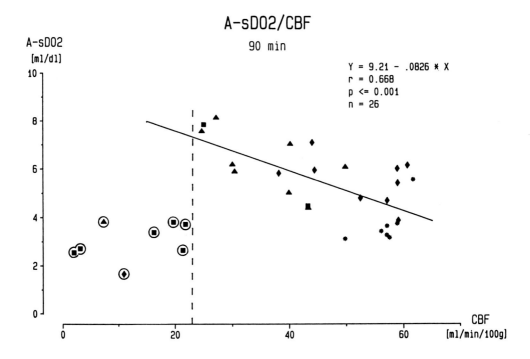

Abb. 4. Gegenüberstellung der arteriogehirnvenösen Sauerstoffgehaltsdifferenz und der zerebralen Durchblutung. Wenn der CBF < 22 ml/min/100 g Hirngewebe fällt, reduziert sich die Sauerstoffausschöpfung des Blutes drastisch. Bei den mit einem Kreis gekennzeichneten Tieren war der ATP-Gehalt des Gehirns null oder nahezu null

drastisch herabgesetzt sind, zum anderen könnte aber auch unterhalb dieser CBF-Grenze die Zelle durch die verminderte Durchblutung so geschädigt worden sein, daß kein Sauerstoff mehr verbraucht werden kann. In der Tat ergibt sich bei der Betrachtung der energetischen Situation des Gehirns, daß der ATP-Gehalt unterhalb 22 ml/min/100 g Hirndurchblutung null oder nahezu null ist. OVERGAARD et al. (35) berichteten, daß sie bei Patienten, die allerdings erst frühestens 64 h nach dem Trauma im Hinblick auf ihre zerebrale Durchblutung untersucht wurden, dieselbe Grenze von 22 - 23 ml/min/100 g finden konnten. Diese Untergrenze stimmt mit dem von JONES et al. (21) für fokale Ischämie angegebenen Wert überein, der an einem gänzlich anderen Tiermodell erhoben wurde.

Nach OBRIST et al. (33) ist aber nicht nur eine verminderte Durchblutung anzutreffen, sondern ebenso häufig - zumindest im späteren Verlauf - auch bedrohliche Hyperperfusionen mit entsprechendem ICP-Anstieg. Unglücklicherweise können sich nach einem akuten SHT Zustände mit verminderter und vermehrter Durchblutung abwechseln, ohne daß Ursachen hierfür auszumachen wären. Dies ist insofern von Wichtigkeit, da, zumindest nach theoretischen Überlegungen, bei einer Luxusperfusion (33) Medikamente mit durchblutungsmindernden Eigenschaften und damit verbundener Senkung des intrakraniellen Drucks von Vorteil sind. Wenn aber auf der anderen Seite eine durch Vasokonstriktion bedingte Hypoperfusion vorliegt, so wäre zu überlegen, ob nicht doch Inhalationsanästhetika mit ihren gefäßöffnenden Eigenschaften und ihrer gleichzeitigen Senkung des zerebralen Sauerstoffverbrauchs einen gewissen Vorteil hätten. In diesem Licht erscheint die Aussage von FROST, New York, doch überdenkenswert, wenn sie behauptet: "Die Fähigkeit des Isoflurans, den Metabolismus herabzusetzen und während globaler Ischämie und Hypoxie eine gewisse zerebrale Schutzwirkung auszuüben, läßt auf seine Vorteile bei der Versorgung von Patienten mit stumpfem Schädel-Hirn-Trauma schließen", und weiter "Wir konnten eine Verbesserung der Resultate bei Patienten mit stumpfem Schädel-Hirn-Trauma feststellen, wenn sie mit Inhalationsanästhetika anästhesiert wurden, im Gegensatz zu intravenösen Substanzen" (12). Selbstverständlich müßte dann der intrakranielle Druck kontinuierlich verfolgbar sein, um einen Anstieg rechtzeitig erkennen zu können. Eine intrakranielle Druckmessung steht zwar bei Operationen, die im Verlaufe einer Intensivtherapie notwendig werden, eventuell zur Verfügung, aber in den seltensten Fällen in der Frühphase nach einem Trauma. Zu den Raritäten dürfte es gehören, daß eine Messung der zerebralen Durchblutung - so wünschenswert sie nach den gemachten Ausführungen auch wäre - vor der Einleitung einer Narkose durchführbar ist. Hoffnungen knüpfen sich hier an eine fahrbare, auch auf der Intensivstation einsetzbare neue Generation von Geräten (13), mit denen die Bestimmung der zerebralen Durchblutung relativ einfach möglich ist.

## 1.4 Allgemeine Regeln zur Narkoseführung beim akuten Schädel-Hirn-Trauma

Bis dem aber so ist, können wir nur die heute allgemein anerkannten Regeln zur Narkoseführung beim Schädel-Hirn-Trauma anführen, die betonen, daß zur Narkose keine volatilen Inhalationsnarkotika, kein Lachgas und keine sonstigen vasodilatatorischen Substanzen Verwendung finden sollten. Es soll eine leichte Hypokapnie, eine leichte Hyperoxämie sowie ein adäquater systemischer Blutdruck angestrebt werden. Eine ausreichende Analgesie und Relaxierung sind als selbstverständlich anzusehen (Tabelle 2).

### 1.4.1 Aspekte zur Schocktherapie beim akuten Schädel-Hirn-Trauma

Unter Normalbedingungen bleibt die Hirndurchblutung bei einem arteriellen Mitteldruck zwischen 60 und 130 mm Hg konstant, unabhängig von dem sich rechnerisch ergebendem Perfusionsdruck. Über 130 mm Hg steigt sie steil an, bei Werten unter 60 mm Hg sinkt sie ab (14). Dieses Verhalten ist als Autoregulation bekannt. Wichtig in diesem Zusammenhang ist, daß bei chronischer arterieller Hypertonie die Autoregulation nach rechts verschoben ist; die zerebralen Gefäße haben sich dem erhöhten transmuralen Druck angepaßt (3, 24). Der Hypertoniker toleriert des-

Tabelle 2. Narkoseführung beim SHT

- Keine volatilen Inhalationsanästhetika
- Lachgasfreie Sauerstoff-Luft-Narkose
- Keine vasodilatatorische Substanzen, die den zerebralen Gefäßwiderstand vermindern
- Leichte Hyperventilation ($PaCO_2$ = 30 Torr)
- Leichte Hyperoxämie ($PaO_2$ über 100 Torr)
- Vermeiden einer metabolischen Azidose
- Adäquater systemischer Blutdruck (MAP = 80 - 100 mm Hg)
- Ausreichende Analgesie und Relaxierung

halb Blutdruckabfälle bei weitem nicht so gut wie der Gesunde. Durch Blutverlust ausgelöste hypotone Zustände rufen eine erhöhte Aktivität des sympathischen Nervensystems hervor, die sich auch auf die zerebralen Gefäße überträgt. Der erhöhte Gefäßtonus bewirkt eine Verschiebung der Autoregulation nach rechts, d. h. die Untergrenze der CBF-Autoregulation wie auch der für das Gehirn niedrigste tolerable Blutdruckwert sind deutlich angehoben (3). Im Schock tritt deshalb eher eine zerebrale Ischämie auf als bei induzierter kontrollierter Hypotension (24). GOBIET (14) zeigte nun, daß nach einem akuten Schädel-Hirn-Trauma die zerebrale Autoregulation weitgehend aufgehoben ist, so daß die Hirndurchblutung nicht mehr über weite Bereiche konstant gehalten wird, sondern passiv über alle Bereiche den Blutdruckänderungen folgt. So soll nach akutem SHT ein mittlerer arterieller Blutdruck von 70 - 80 mm Hg auf keinen Fall unterschritten werden, auf der anderen Seite sind aber auch Werte oberhalb 120 mm Hg zu vermeiden, da sie keinen weiteren Gewinn für die Durchblutung bringen, sondern die Gefahr einer erhöhten Flüssigkeitsextravasation durch den erhöhten transmuralen Druck heraufbeschwören (12).

Da, wie schon erwähnt, in über 40 % ein akutes Schädel-Hirn-Trauma mit anderen Verletzungen vergesellschaftet ist, stellt die Kombination hämorrhagischer Schock und SHT keine Seltenheit dar. Dies bedeutet nicht nur für die Erstversorgung am Unfallort, sondern auch noch während des innerklinischen anästhesiologischen Vorgehens die Notwendigkeit einer adäquaten Schockbekämpfung. Nachdem im amerikanischen Schrifttum (9) sowie auch von KLOSE und Mitarbeitern (22) in Deutschland auf die Möglichkeit einer intrakraniellen Drucksteigerung durch die Schockbekämpfung hingewiesen wurde, untersuchten wir im Tierexperiment, welchen Einfluß verschiedene Atemformen, wie Spontanatmung, kontrollierte Normoventilation oder Intubation mit nachfolgender Hyperventilation, auf den erhöhten intrakraniellen Druck bei Volumensubstitution im hämorrhagischen Schock haben. Es zeigte sich, daß unter Volumensubstitution - unabhängig, ob beatmet oder spontanatmend - ein Anstieg des intrakraniellen Drucks zu verzeichnen war (Abb. 5). Verantwortlich hierfür ist die Wiederauffüllung des Kreislaufs und der damit verbundene Anstieg des arteriellen und zentralvenösen Drucks sowie ein $PCO_2$-Anstieg, der durch die Einschwemmung bzw. Metabolisierung saurer Stoffwechselprodukte aus zuvor minderperfundierten Arealen zu erklären ist. Erst Intubation und kontrollierte Hyperventila-

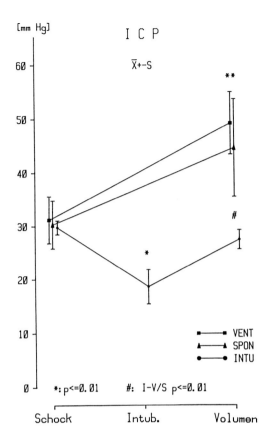

Abb. 5. Das Verhalten des intrakraniellen Drucks (ICP) unter Volumensubstitution im hämorrhagischen Schock (SPON = Spontanatmung, VENT = beatmet, INTU = initiale Spontanatmung, dann Intubation und Hyperventilation)

tion führten zu einer drastischen Besserung dieser Situation. Man muß daraus folgern, daß Patienten mit SHT während der Schockbekämpfung unverzüglich zu intubieren sind, sowie bei schon beatmeten Patienten mit zunehmender Blutvolumenauffüllung das Atemminutenvolumen erhöht werden sollte. Eine endexspiratorische $CO_2$-Messung sowie eine engmaschige Blutgaskontrolle sind hierbei sicher hilfreich.

1.4.2 Aspekte zur Narkoseeinleitung beim SHT

Es braucht an dieser Stelle nicht besonders betont zu werden, daß ein Patient mit Schädel-Hirn-Trauma, der komatös ist oder unzureichende Spontanatmung aufweist, unverzüglich intubiert und beatmet werden muß. Eine Behinderung der freien Atmung ist eine wesentliche Ursache für längerdauernde intrakranielle

Drucksteigerungen, ebenso Husten und Pressen, die retrograd über eine Behinderung des venösen Abflusses zu einer Zunahme des zerebralen Blutvolumens führen (15). Bei der Intubation sollte der Kopf so wenig wie möglich rekliniert werden. Einmal kann die durch die Reklination bewirkte venöse Abflußbehinderung zum intrakraniellen Druckanstieg führen, zum anderen eine bisher nicht diagnostizierte Wirbelfraktur zur Tetraplegie (42). Die Intubation hat nach den Regeln des vollen Magens zu erfolgen, außer es besteht eine gesicherte Nahrungskarenz. Als Einleitungsmittel empfiehlt sich ein Barbiturat, Benzodiazepin, Etomidat oder Ketamin je nach Tiefe der Bewußtlosigkeit und der Kreislaufsituation. Nach Vorgabe einer geringen Dosis nichtdepolarisierendem Relaxans wird Succinylcholin verabreicht. Die Diskussion um einen hirndrucksteigernden Effekt des Succinylcholins zieht sich wie ein roter Faden durch die Literatur. Auch neuere Arbeiten empfehlen, bei Patienten mit erhöhtem ICP Succinylcholin zu vermeiden und statt dessen nichtdepolarisierende Relaxanzien zu verwenden (5, 28). Bei Durchsicht der meisten Studien findet man jedoch, daß der arterielle $PCO_2$, der Blutdruck und der zentralvenöse Druck nicht genügend berücksichtigt wurden, alles Faktoren, die ebenfalls wesentlich auf den intrakraniellen Druck einwirken. Ebenso werden immer wieder Muskelfaszikulationen in ursächlichen Zusammenhang mit der Hirndruckänderung gebracht, ohne zu berücksichtigen, daß diese nach Vorgabe einer geringen Dosis nichtdepolarisierender Relaxanzien unterbleiben. HAIGH et al. (27) wiesen 1985 nun nach, daß nicht die Art des verwendeten Muskelrelaxans, sondern die Begleitumstände, vor allem der Akt der Intubation, zur intrakraniellen Druckerhöhung führen. So war während einer Lachgas-Halothan-Narkose weder nach Succinylcholin- noch nach Atracuriumgabe eine ICP-Änderung zu sehen. Wurde dagegen unter Trapanaleinleitung, mit ja bekanntlich hirndrucksenkendem Effekt, eines der beiden Relaxanzien zur Intubation verabreicht, so waren identische intrakranielle Druckanstiege zu verzeichnen. Daß nicht so sehr die Wahl der Einleitungsnarkotika, sondern vielmehr die Reizung laryngealer sympathischer Nervenfasern bei der Intubation wesentlich sind, haben auch schon andere Autoren betont (2). In der Literatur wird das Ausbleiben einer ICP-Erhöhung bei Vorgabe von 1,0 - 1,5 mg/kg Lidocain i.v. 1 min vor der Intubation beschrieben (2). ENZENSBACH und MAMMITZSCH erreichen mit der lokalen Spraybehandlung von Hypopharynx und Glottis ebenfalls eine weitgehende Reflexausschaltung (10).

Der intubierte Patient wird, wenn immer möglich, mit leicht erhöhtem Oberkörper und gerade ausgerichtetem, nicht rekliniertem Kopf gelagert. Falls von seiten des Chirurgen eine andere Lagerung essentiell notwendig für das operative Vorgehen ist, muß auf die potentielle Gefährdung des Patienten hingewiesen werden. HULME und COOPER (19) wie auch wir selbst (36) haben auf eine intrakranielle Druckzunahme durch die Behinderung des venösen Abflusses bei Seitrotation oder Abknickung des Kopfes hingewiesen. Interessant ist in diesem Zusammenhang, daß die alleinige oder beidseitige Kompression der Jugularvenen keinen solch ausgeprägten Hirndruckanstieg zu erzeugen vermag, wie dies durch die Abknickung der Achse Kopf-Hals-Thorax der Fall ist. Unter dem Gesichtspunkt eines möglichst ungehinderten Abflusses

Tabelle 3. Monitoring beim Patienten mit SHT

- EKG
- Blutige Blutdruckmessung
- Zentralvenöser Druck (Pulmonalarterienkatheter)
- Körpertemperatur
- Regelmäßige Blutgasanalysen
- Kontinuierliche Messung von $FIO_2$ und $FECO_2$
- Urinausscheidung
- Intrakranieller Druck

durch die Jugularvenen ist das Legen eines zentralvenösen Katheters in die Vena jugularis interna bei SHT-Patienten kritisch zu beurteilen.

1.4.3 Spezielle Probleme während einer Narkose beim SHT

Mitunter kommt es während einer Neuroleptanästhesie zu Blutdrucksteigerungen, die sich nur schwer oder überhaupt nicht durch Narkosevertiefung beeinflussen lassen. Beim Patienten ohne SHT werden dann Halothan, Enfluran, NPN oder Nitroglyzerin verabreicht. Inhalationsanästhetika verbieten sich aus den schon genannten Gründen bei Patienten mit SHT. Aber auch die anderen angeführten Substanzen zeichnen sich durch einen unmittelbaren vaskulären Angriffspunkt aus, führen an der zerebralen Strombahn zur Vasodilatation und somit zur intrakraniellen Blutvolumenzunahme (23, 27). In eigenen Untersuchungen (37) konnten wir zeigen, daß unter Urapidilgabe - im Gegensatz zu Nitroglyzerin - bei erhöhtem Blutdruck bis zur Blutdrucknormalisierung kein ICP-Anstieg auftritt. Erst bei drastischer Drucksenkung kommt es zum intrakraniellen Druckanstieg. Ansonsten empfiehlt sich bei hypertonen Reaktionen folgendes Vorgehen: Zur Vertiefung der Narkose werden Analgetika appliziert, bis man sicher ist, daß die Blutdrucksteigerung nicht mehr durch Schmerzreiz hervorgerufen sein kann. Da die Patienten in aller Regel nachbeatmet werden, braucht man sich hier keiner unnötigen Zurückhaltung befleißigen. Ist die Blutdruckkrise damit nicht beherrschbar, können alternativ zu Urapidil supplementierende Thiopentaldosen verabreicht werden (8). Das notwendige Monitoring während der Narkosedurchführung ist in Tabelle 3 wiedergegeben. Auf die fakultative intrakranielle Druckmessung wurde schon hingewiesen.

2 Anästhesiologische Probleme bei Gesichtsverletzungen

2.1 Vorbemerkungen

Zum Teil gänzlich anderer Natur ist die Problematik bei Verletzungen des Gesichtsschädels. Während kaum Überlegungen angestellt werden müssen über Nebenwirkungen von Narkotika, außer es liegt zusätzlich ein Schädel-Hirn-Trauma vor, müssen Art der

Verletzung, operatives Prozedere, eventueller starker Blutverlust sowie vor allem die Sicherung freier Atemwege in den Vordergrund gestellt werden. Mehr noch als beim Schädel-Hirn-Trauma bedingt eine operative Versorgung im Gesichtsbereich einen Interessenskonflikt zwischen Operateur und Anästhesisten. Durch die operativen Maßnahmen ist das Primat jedes Anästhesisten, die Sicherung freier Atemwege, erschwert (11). Sekretansammlung, Blutung und Tubusdislokation können die Folge sein. Schwere, stark blutende Gesichtsschädelverletzungen durch Unfälle oder Schußverletzungen in suizidaler Absicht erzwingen trotz erschwerter Bedingungen die Intubation am Notfallort. Da aber gerade durch die Teilnahme vieler Nichtanästhesisten am Rettungssystem dies durchaus nicht immer gewährleistet ist, muß bei Klinikaufnahme fast regelmäßig mit größerer Menge an verschlucktem Blut im Magen, mit Blutaspiration oder gar inkompletter Atemwegsverlegung gerechnet werden. Die Atemwegsverlegung kann durch Zahnfragmente, Prothesenteile, Weichteilzerreissungen oder durch eine zurückgefallene Zunge bei einer doppelseitigen Unterkieferfraktur bedingt sein. Im letzteren Falle kann diese Verlegung auch erst in Rückenlage nach Narkoseeinleitung und damit verbundener Muskelerschlaffung zutage treten. Ein weiterer Frakturtyp, nämlich die Zurückverlagerung der ganzen Maxilla, wobei der weiche Gaumen den Nasopharynxraum verschließen kann, führt mitunter ebenfalls zu einer dramatischen Verlegung der Atemwege. Hier ist ein sofortiger anteriorer Zug an den Zähnen oder das Hinterfahren des weichen Gaumens mit dem Finger unter Zug und damit teilweiser Reposition dieser Le-Fort-Fraktur mitunter lebensrettend (43).

Nach BROWN und SATALOFF (4) können Patienten mit Atemwegsverlegung in drei Kategorien eingeteilt werden:

- Extrem gefährdete Patienten mit totaler oder nahezu totaler Atemwegsverlegung mit entsprechender Hypoxie, Hyperkapnie, Bewußtseinstrübung oder Bewußtlosigkeit. Dieser Zustand ist die Vorstufe des Herz-Kreislauf-Stillstandes, der bei nicht sofortiger Intervention unmittelbar einzutreten droht.

- Die bei weitem größte Gruppe weist zwar Stridor, Interkostaleinziehungen und eine deutliche Agitiertheit auf, trotzdem ist der Patient ansprechbar und noch kooperativ. Die Oxygenierung ist zwar randständig, aber noch kompensiert und der Anästhesist kann zusammen mit dem Operateur sorgfältig das Vorgehen zur Sicherung der Atemwege planen.

- Patienten mit okkulter Gefährdung der Atemwege scheinen primär keine Verlegung zu haben, diese tritt erst nach einer Prämedikation oder Narkoseeinleitung zutage und kann deshalb für den unvorbereiteten Anästhesisten um so dramatischer sein.

Gesichtsverletzungen, vor allem Knochenfrakturen, ohne stärkere Blutung und ohne Atemwegsverlegung, gehören versorgungstaktisch in die Kategorie der aufgeschobenen Dringlichkeit (10). Dies läßt Zeit, um präoperativ eine ausreichende Diagnostik zu betreiben. Laborwerte können beigeschafft, Abweichungen nötigenfalls korrigiert, Röntgenaufnahmen angefertigt und der Patient bei Polytraumatisierung ausreichend stabilisiert werden.

Tabelle 4. Regeln zur Narkoseeinleitung bei Gesichtsverletzungen

- Ausführliche Anamnese und Untersuchung
- Vorbereitung aller eventuell benötigten Materialien
- Engste Zusammenarbeit mit dem Operateur
- Ausreichende Präoxygenierung
- Keine Relaxanzien, wenn Maskenbeatmung nicht absolut sicher möglich ist

## 2.1 Narkoseeinleitung bei Gesichtsverletzungen

Bei der anästhesiologischen Vorbereitung zur Versorgung von Gesichtsverletzungen steht die Problematik der Narkoseeinleitung und Intubation im Vordergrund. Nach FRITSCHE (11) müssen folgende Voraussetzungen unbedingt erfüllt sein (Tabelle 4):

- Bereitstellung eines entsprechenden Instrumentariums, das neben Guedel- und Wendl-Tuben verschiedene Laryngoskope, verschiedene Endotrachealtuben, Führungsstäbe und Zangen bis hin zur überprüften Absaugvorrichtung umfassen muß. Sicherlich von Vorteil ist, wenn ein Otolaryngologe mit einem starren, kleinlumigen Notfallbronchoskop bereitsteht.

- Eine mehrminütige Präoxygenierung ist vor allem dann unabdingbar, wenn eine Maskenbeatmung erschwert sein kann. Bei ausreichender Präoxygenierung fällt bei Eintritt einer Apnoe der $PO_2$ erst nach Minuten unter einen kritischen Wert, während dies ohne vorhergehende Sauerstoffzufuhr innerhalb ganz kurzer Zeit geschieht.

- Eine Relaxierung einzuleiten, ohne vorher absolut sicher zu sein, adäquat über Maske beatmen zu können, halten wir für obsolet. Je nach Verletzungslokalisation verbietet sich eine Relaxierung von vornherein. In diesen Fällen ist zu überlegen, ob nicht ein Intubationsverfahren in topischer Lokalanästhesie, eventuell unter ganz leichter Sedierung, gewählt werden muß. Eine Narkoseeinleitung durch Inhalationsanästhetika ohne Relaxierung ist ebenfalls zu diskutieren.

- Nicht genug betont werden kann, daß eine engste Zusammenarbeit zwischen Anästhesisten und Operateur schon bei der Planung der Narkosedurchführung von unschätzbarem Vorteil ist.

## 2.2 Spezielle Probleme zur Narkose bei Gesichtsverletzungen

Nach LEBOWITZ (25) besteht bei eingeschränkter Kieferbeweglichkeit, z. B. durch eine Luxationsfraktur, die Gefahr einer mechanischen Behinderung, die sich unter Muskelrelaxierung nicht bessert und zur irreversiblen Atemwegsverlegung führen kann. In diesem Fall plädiert er für eine primäre Tracheotomie in Lokalanästhesie. Die klinische Praxis zeigt jedoch, daß sich jede Kieferklemme beim Gesichtsschädelverletzten so weit öffnen läßt, daß die orale Intubation möglich ist. So heben auch GRELLET et al.

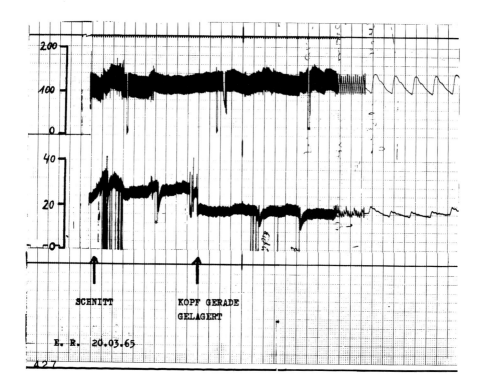

Abb. 6. Arterieller Blutdruck (oben) und intrakranieller Druck (unten) während der operativen Versorgung eines traumatisierten Patienten. Die als Artefakte imponierenden negativen Spikes in der Blutdruckkurve entsprechen Blutentnahmen zur Blutgasanalyse, die Spikes in der intrakraniellen Druckkurve sind Störungen durch den Elektrokauter

(16) hervor, daß in ihrem Krankengut kein Patient primär tracheotomiert worden sei. Auch bei schweren Mittelgesichtsfrakturen könne zunächst oral intubiert werden, um anschließend die Tracheotomie oder eine vorsichtige nasale Umintubation vorzunehmen. Allerdings sollte auf letztere beim Verdacht auf eine gleichzeitige frontobasale Schädelfraktur verzichtet werden, auch eine Magensonde darf hier nur oral eingeführt werden. STOLKE und WINKELMÜLLER (44) beschrieben die Fehlplazierung einer Magensonde im Schädelinnenraum, wobei die Magensonde durch die Keilbeinhöhle 48 cm intrakraniell eindrang.

Die Indikation für eine elektive Tracheotomie, aber auch erst nach oraler Intubation, ergibt sich nur, wenn eine Kombination aus Nasen-, Maxilla- und frontobasaler Schädelfraktur vorliegt. Eine nasale Intubation ist hier nicht ratsam, ein oraler Tubus würde das operative Vorgehen aber zu sehr behindern, dies insbesondere dann, wenn intraoperativ eine intermaxilläre Fixierung vorgesehen ist. Bei alleiniger intermaxillärer Fixierung ohne Nasen- oder Schädelbasisverletzung muß nur darauf geachtet werden, daß vor der nasalen Extubation der Patient genügend wach ist, um eventuell Sekretverhaltungen selbst abhusten zu können (39).

Liegt neben der Gesichtsverletzung gleichzeitig ein Schädel-Hirn-Trauma vor, müssen natürlich alle für das Schädel-Hirn-Trauma relevanten Überlegungen berücksichtigt werden. Insbesondere sollte vor längeren Operationen unbedingt die Möglichkeit der intrakraniellen Drucküberwachung geschaffen werden, da unter Narkose und Relaxierung eine neurologische Überwachung über Stunden unmöglich ist. Aus Abb. 6 ergibt sich, daß erst die kontinuierliche Registrierung des ICP aufzeigt, daß Operationsstreß einerseits und andererseits einfache physikalische Maßnahmen wie Kopflagerung den intrakraniellen Druck während einer operativen Versorgung doch nachhaltig verändern können.

Sowohl Schädel-Hirn-Trauma wie auch Gesichtsverletzungen bieten von anästhesiologischer Seite mannigfache Probleme, die nur durch eine interdisziplinäre Zusammenarbeit mit den operativen Fächern gelöst werden können. Aufgabe des Anästhesisten ist dabei nicht nur das Sichern der Vitalfunktionen, die Auswahl des geeigneten Intubations- und Narkoseverfahrens, sondern ihm fällt ebenso eine Koordinationsfunktion zu, die nur zum Wohle des Patienten dienen kann.

## Literatur

1. ALBIN, M. S.: Anesthetic management of the patient with head injury. Int. Anesth. Clin. 15, 297 (1977)

2. BEDFORD, R. F., WINN, H. R., THYSON, G.: Lidocaine prevents increased ICP after endotracheal intubation. In: Intracranial pressure IV (ed. K. SHULMANN). Berlin, Heidelberg, New York: Springer 1980

3. BILL, A., LINDNER, J.: Sympathetic control of cerebral blood flow in acute arterial hypertension. Acta physiol. scand. 96, 114 (1976)

4. BROWN, A. C., SATALOFF, R. T.: Special anesthetic techniques in head and neck surgery. Otolaryng. Clin. N. Amer. 14, 587 (1981)

5. COTTRELL, J. E., HARTUNG, J., GIFFIN, J. P., SHWIRY, B.: Intracranial and hemodynamic changes after succinylcholine administration in cats. Anesth. Analg. 62, 1006 (1983)

6. CUCCHIARA, R. F., THEYE, R.A., MICHENFELDER, J.D.: The effects of isoflurane on canine cerebral metabolism and blood flow. Anesthesiology 40, 571 (1974)

7. CUNITZ, G., DANNHAUSER, I., WICKBOLD, J.: Vergleichende Untersuchung über den Einfluß von Etomidate, Thiopental und Methohexital auf den intrakraniellen Druck des Patienten. Anaesthesist 27, 64 (1978)

8. CUNITZ, G.: Anästhesie für den operativen Eingriff beim Schädel-Hirn-Trauma. In: Schädel-Hirn-Trauma (eds. K.-A. BUSHE, K.-H. WEIS), p. 133. Melsungen: Bibliomed 1982

9. DANNEWITZ, S. R., LILJA, G. P., RUIZ, E.: Effect of pneumatic trousers on intracranial pressure in hypovolemic dogs with an intracranial mass. Ann. Emerg. Med. 10, 176 (1981)

10. ENZENSBACH, R., MAMMITZSCH, I.: Aufgaben des Anästhesisten bei der operativen Versorgung von Schädel-Hirn-Trauma und Mehrfachverletzung. In: Schädel-Hirn-Trauma (eds. K.-A. BUSHE, K.-H. WEIS), p. 37. Melsungen: Bibliomed 1982

11. FRITSCHE, P.: Besonderheiten der Anästhesie im Gesichtsschädelbereich. Anästh. Intensivmed. 26, 89 (1985)

12. FROST, E. A. M.: Anesthetic management of cerebrovascular disease. Brit. J. Anaesth. 53, 745 (1981)

13. GAAB, M. R., PLENDL, U., BRAWANSKI, A., HAUBITZ, I., WIEDEMANN, W., WODARZ, R., BOCKHORN, J.: Atraumatische Messung der Hirndurchblutung. Klinikarzt 11, 971 (1982)

14. GOBIET, W., GROTE, W., BOCK, W.J.: The relation between intracranial pressure, mean arterial pressure and cerebral blood flow in patients with severe head injury. Acta neurochir. 32, 13 (1975)

15. GOBIET, W.: Diagnostik und Therapie der akuten Hirnschwellung. Intensivbehandlung 3, 121 (1978)

16. GRELLET, M., KERAVEL, Y., MARSAULT, C., MORAX, S., ROUJAS, F., SCHEFFER, R.: Traumatologie faciale en traumatologie d'urgence. Rev. Stomat. Chir. maxillo-fac. 82, 149 (1981)

17. HAIGH, J. D., NEMOTO, E. M., DeWOLF, A. M., BLEYAERT, A. L.: Comparison of the effects of succinylcholine and atracurium on intracranial pressure in monkeys with intracranial hypertension. Canad. Anaesth. Soc. J. 33, 421 (1986)

18. HALVES, E.: Morbidität und Letalität des Schädel-Hirn-Traumas. In: Schädel-Hirn-Trauma (eds. K.-A. BUSHE, K.-H. WEIS), Beilage. Melsungen: Bibliomed 1982

19. HULME, A., COOPER, R.: The effects of head position and jugular vein compression (JVC) on intracranial pressure (ICP). A clinical study. In: Intracranial pressure III (eds. J. W. F. BEKS, D. A. BOSCH, M. BROCK). Berlin, Heidelberg, New York: Springer 1976

20. HUSE, K., BOCK, W. J.: Die Thiopental-Lachgas-Narkose; eine Anästhesiemethode für neurochirurgische Patienten mit zerebralen Krampfanfällen. In: Anästhesie bei zerebralen Krampfanfällen und Intensivtherapie des Status epilepticus (eds. A. OPITZ, R. DEGEN). Erlangen: Perimed 1980

21. JONES, T. H., MORAWETZ, R. B., CROWELL, R. M.: Thresholds of focal cerebral ischemia in awake monkeys. J. Neurosurg. 54, 773 (1981)

22. KLOSE, R., HARTUNG, H. J., KOTSCH, R., WALZ, Th.: Experimentelle Untersuchung zur intracraniellen Drucksteigerung durch Ketamine beim hämorrhagischen Schock. Anaesthesist 31, 33 (1982)

23. LANDAUER, B.: Zur Frage des Blutdruckanstiegs nach künstlicher Hypotension. Anästh. Intensivmed. 9, 276 (1981)

24. LASSEN, N. A., CHRISTENSEN, M. S.: Physiology of cerebral blood flow. Brit. J. Anaesth. 48, 719 (1976)

25. LEBOWITZ, P. W., NEWBERG, L. A.: Clinical anesthesia. Procedures of the Massachusetts General Hospital. Boston: Little, Brown 1982

26. MANN, J. D., COOKSON, S. L., MANN, E. S.: Differential effects of pentobarbital, ketamine hydrochloride and enflurane anaesthesia on CSF formation rate and outflow resistance in the rat. In: Intracranial pressure IV (eds. K. SHULMAN, A. MARMAROU, J. D. MILLER et al.), p. 466. Berlin, Heidelberg, New York: Springer 1980

27. MARSH, M. L., AIDINIS, S. J., NAUGHTON, K. V. H., MARSHALL, L. F., SHAPIRO, H. M.: The technique of nitroprusside administration modifies the intracranial pressure response. Anesthesiology 51, 538 (1979)

28. MARSH, M. L., DUNLOP, B. J., SHAPIRO, H. M., GAGNON, R. LO., ROCKOFF, M. A.: Succinylcholine-intracranial pressure effects in neurosurgical patients. Anesth. Analg. 59, 550 (1980)

29. MICHENFELDER, J. D., THEYE, R. A.: Cerebral protection by thiopental during hypoxia. Anesthesiology 33, 430 (1970)

30. MOSS, E., McDOWALL, D. G.: ICP increases with 50 % nitrous oxide in oxygen in severe head injuries during controlled ventilation. Brit. J. Anaesth. 51, 757 (1979)

31. MURPHY, F. L., KENNEL, E. M., JOHNSTONE, F. E.: The effects of enflurane, isoflurane, and halothane on cerebral blood flow and metabolism in man. Abstracts of Scientific Paper, p. 61. Annual Meeting of the American Society of Anesthesiologists, 1974

32. NERLICH, M. L., REICH, R. H., REILMANN, H., OTTE, D.: Verletzungsmuster und Mechanismen von Gesichtsschädelfrakturen bei Verkehrsteilnehmern. Unfall- und Sicherheitsforschung Straßenverkehr 56, 107 (1986)

33. OBRIST, W. D., LANGFITT, T. W., JAGGI, J. L., CRUZ, J., GENNARELLI, T. A.: Cerebral blood flow and metabolism in coma-

tose patients with acute head injury. J. Neurosurg. 61, 241 (1984)

34. OVERGAARD, J., MOSDAL, C., TWEED, W. A.: Cerebral circulation after head injury. Part 3: Does reduced regional cerebral blood flow determine recovery of brain function after blunt head-injury. J. Neurosurg. 55, 63 (1981)

35. OVERGAARD, J., TWEED, W. A.: Cerebral circulation after head injury. Part 4: Functional anatomy and boundary-zone flow deprivation in the first week of traumatic coma. J. Neurosurg. 59, 439 (1983)

36. PFENNINGER, E., KILIAN, J.: Die Oberkörper-Hochlagerung bei akutem Schädel-Hirn-Trauma. Anaesthesist 33, 115 (1984)

37. PFENNINGER, E., BÜCKLE, H.: Tierexperimentelle Studie zum Verhalten des erhöhten intrakraniellen Druckes unter Nitroglycerin- und Urapidilinfusion. Anaesthesist 34, 282 (Suppl.) (1985)

38. ROBERTS, J. R.: Pathophysiology, diagnosis and treatment of head trauma. Top. Emerg. Med. 1, 41 (1979)

39. SIMS, J., GIESECKE, A. H.: Airway management. In: Anesthesia for the surgery of trauma (ed. A. H. GIESECKE). Philadelphia: Davis 1976

40. SKAHEN, S., SHAPIRO, H. M., DRUMMOND, J. C., TODD, M. M., ZELMAN, V.: Nitrous oxide withdrawal reduces intracranial pressure in the presence of pneumocephalus. Anesthesiology 65, 192 (1986)

41. STEINBEREITHNER, K., SPORN, P.: Schädel-Hirn-Verletzte: Verschiedene Behandlungsformen werden propagiert - welche sind sicher? Notfallmedizin 8, 447 (1982)

42. STEINHOFF, H., SCHWARZHOFF, W.: Neuere Erkenntnisse in der Behandlung des Schädelhirntraumas. Notfallmedizin 4, 659 (1978)

43. STEVENSON, B. E.: Initial management of the acute head injury. Otolaryng. Clin. N. Amer. 12, 279 (1979)

44. STOLKE, D., WINKELMÜLLER, W.: Perforierende Schädelhirnverletzungen als Komplikation einer nasal eingeführten Magensonde - Fallbericht. Anästh. Intensivther. Notfallmed. 17, 104 (1982)

# Zusammenfassung der Diskussion zum Thema:
„Eingriffe im Bereich der Schädelbasis"

FRAGE:
Muß man tatsächlich davon ausgehen, daß bei einem akustisch evozierten Potential das Verschwinden des ersten Gipfels auf eine irreversible Schädigung des Zentrums, des Ganglion spirale, hinweist? Gibt der Gipfel V Hinweise auf eine Hirnfunktion oder auf den Zustand des ableitenden Nerven, des Nervus acusticus?

ANTWORT:
Natürlich setzen sich die Gipfel aus verschiedenen Komponenten zusammen. Der Gipfel I ist wohl eher dem N. cochlearis zuzuordnen als der Gipfel V. Wir haben durchaus intraoperativ die Potentiale verschwinden, aber auch wiederkehren sehen. Alle Patienten mit irreversiblem Potentialverlust haben postoperativ im Audiogramm kein Hörvermögen mehr gehabt bzw. sind im weiteren Verlauf ertaubt. Das Komprimieren eines Nerven im Tierexperiment ist sicher etwas anders zu interpretieren als die Koagulation eines eine anatomische Struktur versorgenden Gefäßes.

Der Gipfel V, der sich nach dem heutigen Stand am ehesten aus dem Lemniscus lateralis und dem Colliculus inferior zusammensetzt, ist nur auf die cochleäre Bahn im Mittelhirn zu beziehen und nicht auf das Mittelhirn an sich. Aus dem Verschwinden des Gipfels V bei ipsilateraler Stimulation auf eine Schädigung des Mittelhirns zu schließen, wäre vermessen. Die Klinik zeigt, daß diese Patienten postoperativ keine Mittelhirnschädigung aufweisen (1, 6, 8, 9).

Bei der Beschäftigung mit den akustisch evozierten Potentialen ist die Wahl des Gerätes von großer Bedeutung (z. B. Firma Nicolet (CA 1000, Pathfinder), Firma DANTEC (EVOMATIC), Firma TRACOR (NOMAD)). Weiterhin muß betont werden, daß das Monitoring dieser akustisch evozierten Potentiale sehr aufwendig ist.

FRAGE:
Zur Vermeidung oder Therapie eines Hirnödems wurde von FAHLBUSCH die Liquordrainage, die Gabe von Dexamethason, die Hyperventilation und die Infusion von 20%igem Mannitol genannt. Gibt es Gründe, nicht das Sorbit 40%ig zu verwenden?

ANTWORT:
Sowohl bei der Anwendung von 20%igem Mannit als auch bei der Anwendung von 40%igem Sorbit kommt es durch die osmotisch bedingte Vermehrung des Plasmavolumens zu einem Anstieg des Herzminutenvolumens, einer Steigerung des mittleren arteriellen Drucks, einer Zunahme der Sauerstofftransportkapazität und zu einem Ab-

fall des peripheren Strömungswiderstandes. Selbstverständlich halten die primär günstigen hämodynamischen Effekte nur über einen begrenzten Zeitraum an.

Bei der Verwendung von Sorbit ist darauf zu achten, daß diese Substanz im Gegensatz zu Mannit relativ rasch von der Leber verstoffwechselt wird. Sowohl Ausmaß als auch Dauer der intrakraniellen Drucksenkung ist daher bei der 40%igen Sorbitlösung kürzer als bei der 20%igen Mannitlösung. Aus diesem Grunde wird von den Neurochirurgen vielfach präoperativ zur Hirndrucksenkung Mannitol bevorzugt, während intra- bzw. postoperativ dem Sorbit der Vorzug gegeben wird. Insgesamt stellt sich die Indikation zur Verwendung hypertoner Lösungen aus neurochirurgischer Sicht nur selten. Intraoperativ sei die Liquordrainage normalerweise absolut ausreichend. Spezielle Indikationen seien eventuell bei Basilarisaneurysmata gegeben.

FRAGE:
Wie stellt sich die Indikation für Sorbit bei Patienten mit Schädel-Hirn-Trauma und gleichzeitiger Niereninsuffizienz?

ANTWORT:
Es ist davon auszugehen, daß Mannit nicht verstoffwechselt wird. In Fällen einer Niereninsuffizienz und gleichzeitiger Indikation für hyperosmolare Lösungen ist dann natürlich das Sorbit vorzuziehen. Ganz allgemein gilt, daß die heute empfohlene Dosierung wesentlich niedriger als noch vor wenigen Jahren liegt. Mengen von 1 ml/kg KG der hochprozentigen Zuckerlösungen sollten pro Dosis nicht überschritten werden.

FRAGE:
Gibt es aus der Sicht des Neurochirurgen noch Indikationen für eine künstliche Hypotension?

ANTWORT:
Sicherlich vorteilhaft ist eine künstliche Hypotension kurz vor dem Klippen eines Aneurysmas oder zur koagulatorischen Verkleinerung des Halses eines breitbasigen Aneurysmas. Zu diskutieren ist diese Methode weiterhin bei diffusen Blutungen an der Schädelbasis. Insgesamt stellt sich die Indikation also nur mehr selten.

FRAGE:
Gibt es Indikationen für eine perioperative Dexamethasongabe?

ANTWORT:
Wenn bei Hirntumoren mit einem perifokalen Ödem gerechnet werden muß, wird Dexamethason bereits präoperativ eingesetzt. Intraoperativ begonnen wird diese Therapie dann, wenn aufgrund des operativen Befunds im weiteren Verlauf mit ödematösen Schwellungen des Gehirns gerechnet werden muß.

FRAGE:
Bei transsphenoidalen Zugängen kommt es häufig durch eine Reizung trigeminaler Afferenzen zu ausgeprägten Blutdruckanstiegen. Soll man diese bereits prophylaktisch zu verhindern versuchen?

ANTWORT:
Bei allen nasalen Eingriffen sollten Pantocain und Privin präoperativ lokal appliziert werden; damit können hypertensive Krisen durch eine Irritation in diesem Gebiet sicher vermieden werden. BRANDL berichtet über seine Erfahrungen mit Hypophysenoperationen, bei denen es dennoch wiederholt zu hypertensiven Krisen gekommen sei. Er behandelt diese Blutdruckanstiege mit einer Erhöhung der Konzentration des Inhalationsanästhetikums. Bei Vorliegen einer exzessiven Tachykardie kann eine betasympathikolytische Therapie versucht werden, bei einer normofrequenten Hypertension eventuell zusätzlich noch Hydralazinpräparate oder Urapidil.

Beim Einsatz von Kalziumantagonisten hat sich gezeigt, daß hypertensive Krisen auch bei hoher Dosierung (z. B. Nimodipin 6 mg/h) nicht verhindert werden konnten. Dies gilt noch mehr bei der prophylaktischen Anwendung von Kalziumantagonisten. Hier ist die notwendige Dosierung überhaupt nicht vorhersehbar. Schließlich muß noch darauf hingewiesen werden, daß es unter Kalziumantagonisten zu einer Weitstellung der Gefäße kommt, die für den Operateur nicht unbedingt als günstig anzusehen ist.

FRAGE:
Die Zusammenarbeit zwischen Neurochirurgen und Anästhesisten ist häufig dadurch erschwert, daß der Anästhesist keine Information über den Operationsfortschritt hat. Gibt es Möglichkeiten, dies zu verbessern?

ANTWORT:
Die Wiedergabe des Operationsfeldes mit Hilfe einer Fernsehkamera hat hier zweifelsohne wesentliche Fortschritte gebracht. Unabhängig davon ist immer wieder zu betonen, daß der Anästhesist über operationstechnisch entscheidende Phasen rechtzeitig unterrichtet werden sollte, um entsprechend darauf vorbereitet zu sein. Dies gilt z. B. bei Präparationen am Hirnstamm, wo umgekehrt der Operateur vom Anästhesisten über das Auftreten einer Bradykardie oder eine Blutdruckschwankung unterrichtet werden möchte.

FRAGE:
In manchen Lehrbüchern wird die Anwendung von PEEP zur Verhinderung einer Luftembolie bei Operationen in sitzender Position empfohlen. Wie hoch muß dieser PEEP-Wert gewählt werden, um sicher effektiv zu sein?

ANTWORT:
Prinzipiell ist der Druck in den zerebralen Sinus für das Auftreten einer Luftembolie entscheidend. Dieser Druck ist zu unterscheiden vom Druck, den wir intrathorakal durch die Anwendung von PEEP erreichen. Es ist zu erwarten, daß sich der intrazerebrale Druck nicht in gleicher Weise erhöht wie der intrathorakale. Das Einschalten eines PEEP-Wertes kann eine Luftembolie nicht sicher verhindern. Es ist jedoch unzweifelhaft, daß die Häufigkeit des Auftretens von Luftembolien selbst bei niedrigen PEEP-Werten von 5 - 10 cm $H_2O$ reduziert werden kann, daß grundsätzlich auch der Schweregrad der Embolisation abgemindert wird. Deshalb wird die Anwendung von PEEP bei Operationen in sitzender Position von der Mehrheit der Autoren empfohlen, nach den Veröffentlichungen der ASA ist sie sogar als obligat anzusehen (ASA Refresher Course, Las Vegas, 1986).

Selbstverständlich ist weiterhin eine adäquate Überwachung des Patienten notwendig. Wesentlich ist die richtige Positionierung des Kavakatheters im rechten Vorhof (von BRANDL wurde sogar die Lokalisation im rechten Ventrikel empfohlen), um eingedrungene Luft unverzüglich absaugen zu können. Zu empfehlen ist hierfür die präoperative Röntgenkontrolle der Katheterspitze. Selbstverständlich ist dies auch durch Ableiten eines Vorhof-EKGs möglich. Am Ende der Operation ist der Katheter in die übliche Position zurückzuziehen.


FRAGE:
Da auch bei Einsatz von PEEP eine Luftembolie nicht sicher verhindert werden kann, ist dann nicht anzustreben, daß der Patient statt in sitzender Position liegend gelagert wird?


ANTWORT:
Prinzipiell sollte angestrebt werden, daß das Operationsfeld und der rechte Vorhof in der gleichen Höhe liegen. Dies ist natürlich nur in liegender Position des Patienten möglich.

JANTZEN weist auf den Zusammenhang hin zwischen der Inzidenz einer Luftembolie und der Lagerung: Bei 420 Fällen beobachteten HEY et al. in 9,5 % aller Patienten eine Luftembolie, wobei diese bei steil sitzender Position in 17 % der Fälle, bei halb sitzender Position in 9 % der Fälle auftrat (3).


FRAGE:
Welche Bedeutung hat die Lagerung des Patienten aus neurochirurgischer Sicht?


ANTWORT:
Aus neurochirurgischer Sicht sollten Vor- und Nachteile der verschiedenen Lagerungen nicht nur im Hinblick auf die Gefahr der Luftembolie gesehen werden. Die sitzende Position bietet dem Operateur insofern Vorteile, als z. B. bei der Operation eines Akustikusneurinoms der Tumor sich durch die Schwerkraft besser

darstellt, als wenn der Patient liegen würde. Die operationstechnischen Vorteile sollten also nicht außer acht gelassen werden. Weiterhin wird man die sitzende Position vorziehen für Kleinhirnoperationen, für Operationen im Bereich des Foramen occipitale magnum und für Vertebralisaneurysmen.

In der Zeitschrift Neurosurgery erschienen in den Jahren 1984, 1985 und 1986 drei Arbeiten über die Lagerung von Patienten bei neurochirurgischen Eingriffen. In keiner dieser Arbeiten konnten Unterschiede hinsichtlich Mortalität oder Morbidität zwischen der sitzenden und halbsitzenden Position festgestellt werden (4, 10, 13). Insgesamt herrschte die Meinung vor, daß der Unterschied zwischen sitzender und halbsitzender Position klinisch kaum relevant sei, Vorteile brächte erst die liegende Position des Patienten.

FRAGE:
Zu den Erstmaßnahmen nach Auftreten einer Luftembolie gehört unter anderem auch die Unterbrechung der Lachgaszufuhr. Könnte ein Verzicht auf Lachgas schon prophylaktisch hier Vorteile bringen?

ANTWORT:
JANTZEN empfiehlt den Verzicht auf Lachgas, da er gemessen hat, daß regelmäßig mehr als 5 min notwendig sind, um Lachgas aus dem Organismus "auswaschen" zu können. Das bedeutet, daß eine aspirierte Luftblase auch nach Abstellen des Lachgases noch durchaus an Größe zunehmen kann. Er empfiehlt daher von vornherein auf Lachgas zu verzichten, Fentanyl entsprechend höher zu dosieren und die Narkose mit Isofluran in einer Konzentration von 0,5 - 1,0 MAC zu supplementieren.

Nachteilig ist sicherlich die dann notwendige hohe Fentanyldosierung, die eine postoperative Nachbeatmung wahrscheinlich macht. Die Kombination mit einem Inhalationsanästhetikum bietet sich daher an.

BERGMANN empfiehlt bei Verzicht von Lachgas die Kombination von Midazolam, Fentanyl und Isofluran. Bei Midazolam kann die von BRANDL empfohlene Dosierung durchaus unterschritten werden, die Fentanyldosierung liegt bei 15 - 20 µg/kg KG pro 2 - 3 h, die Isoflurandosierung bei 0,5 Vol.%. Bei dieser Dosierung dürfte eine Nachbeatmung wegen eines Narkoseüberhangs nur selten notwendig werden.

FRAGE:
Bietet das Isofluran für neurochirurgische Eingriffe gegenüber dem Enfluran oder Halothan Vorteile?

ANTWORT:
Die Neuroanästhesisten und Neurochirurgen der Mayo-Klinik registrieren bei Karotisoperationen routinemäßig die regionale Hirn

durchblutung (rCBF) und ein 16-Kanal-EEG. Damit fanden sie, daß während der Karotisabklemmung Ischämiezeichen im EEG auftreten, wenn die rCBF-Werte unter 18 - 20 ml/min/100 g fallen; alle diese Patienten waren mit Halothan oder Enfluran anästhesiert worden (12). Demgegenüber haben sie - bei allerdings viel kleineren Patientenzahlen - unter Isofluran einen Schwellenwert von nur 10 ml/min/100 g gefunden (5, 11). Bevor aber hieraus weitere Schlüsse für die klinische Praxis gezogen werden, sollte eine weitere Überprüfung an großen Patientenzahlen und unter verschiedenen klinischen Bedingungen abgewartet werden.

Grundsätzlich hat Isofluran auch eine gefäßerweiternde Wirkung, die jedoch bei Halothan und Enfluran stärker ausgeprägt ist. Die unter Isofluran beobachtete Steigerung der Perfusion und der Anstieg des intrakraniellen Drucks hat im allgemeinen bei den normalen neurochirurgischen Eingriffen keine Relevanz, da wir hier nicht mit einem primär erhöhten intrakraniellen Druck zu rechnen haben. Bedacht werden muß jedoch, daß bei normalen intrakraniellen Druckwerten bei raumfordernden intrakraniellen Prozessen (z. B. Meningiomen) die zerebrale Compliance bereits reduziert sein kann.


FRAGE:
Aus anästhesiologischer Sicht ist die Nachbeatmung neurochirurgischer Patienten postoperativ im Zweifelsfall wünschenswert. Gibt es aus neurochirurgischer Sicht Gründe dagegen?


ANTWORT:
Die routinemäßige postoperative Nachbeatmung bei Patienten mit Operationen im Bereich der hinteren Schädelgrube ist sicherlich problematisch, da eine neurologische Überprüfung zur Erkennung einer eventuellen Nachblutung wesentlich erschwert, wenn nicht sogar unmöglich ist.

PIEPENBROCK sieht nicht so sehr die Notwendigkeit einer längeren Nachbeatmung als die Sicherstellung einer schonenden Extubation. Prinzipiell sollten exzessive Blutdruckanstiege vermieden werden; dazu bietet sich die Ausleitung der Narkose im Aufwachraum durch den Anästhesisten an. Eine in Ausnahmefällen längere Nachbeatmung auf Intensivstation sollte durch einen Anästhesisten überwacht und sachgerecht ausgeleitet werden.

HEUSER zitiert eine eigene Studie, in der er verschiedene Techniken zur Sedierung in der postoperativen Nachbeatmungsperiode erprobte. Eine Gruppe erhielt Benzodiazepine und Fentanyl, außerdem einen Cocktail lytique, die zweite Gruppe Methohexital, die dritte Gruppe wurde mit Isofluranzusatz nachbeatmet. Die Ergebnisse zeigen, daß die zweite und dritte Gruppe besonders günstig an das Beatmungsgerät zu adaptieren waren. Die Studie wurde zwar an koronarchirurgischen Patienten durchgeführt, die Ergebnisse lassen sich jedoch sicherlich auch auf ein neurochirurgisches Patientengut übertragen. Reichte die alleinige Methohexitalgabe wegen der fehlenden analgetischen Komponente nicht aus, so genügten 0,2 - 0,3 Vol.% Isofluran, um den Patienten wieder ausreichend zu sedieren und zu analgesieren.

Auch in Erlangen wird der Patient bei einer notwendigen Nachbeatmung mit einer kontinuierlichen Methohexitalinfusion versorgt, und zwar in fallenden Mengen. Zu Beginn erhält der Patient 100 - 200 mg als Bolus, anschließend 100 mg/h, später 50 mg/h kontinuierlich zugeführt.

FRAGE:
Gibt es eine Indikation für die Verwendung von Ketamin im Bereich der Neurochirurgie?

ANTWORT:
Aufgrund der heute vorliegenden Untersuchungen ergibt sich außer in der Neurotraumatologie keine Indikation für den routinemäßigen Einsatz von Ketamin bei neurochirurgischen Operationen.

Monitoring

FRAGE:
Welches Monitoring sollte zur Erkennung einer Luftembolie routinemäßig eingesetzt werden - die Doppler-Sonographie oder die Kapnographie?

ANTWORT:
Ohne Zweifel stellt die Doppler-Sonographie das empfindlichere Verfahren dar. Die klinische Erfahrung zeigt jedoch, daß auch die Kapnographie mit der nötigen Schnelligkeit klinisch relevante Luftembolien zu erkennen imstande ist. Es handelt sich bei der Kapnometrie einerseits und der Doppler-Sonographie andererseits nicht um konkurrierende, sondern um sich ergänzende Verfahren. Die Doppler-Sonographie ist ein hochsensitiver, spezifischer, aber rein qualitativer Monitor der Luftembolie, die Kapnometrie ein geringgradig sensitiver und spezifischer, aber semiquantitativer Monitor der Luftverlegung der Lungenstrombahn. Daher sind die beiden Verfahren keine Alternative, vielmehr müssen beide empfohlen werden.

FRAGE:
Das Verschwinden von Wellen in der EEG-Analyse deutet auf eine Schädigung hin. Gibt es Möglichkeiten zu differenzieren zwischen einer direkten traumatischen Schädigung als Ursache des Wellenverlustes und einer eventuell hypoxisch bedingten Schädigung?

ANTWORT:
Die kortikalen Potentiale sind vom regionalen Blutfluß abhängig. In bezug auf die Hirnstammpotentiale scheinen direkte schädigende Faktoren ausschlaggebend zu sein.

Verschwindet das primär kortikale Potential länger als 5 min, muß postoperativ mit einem neurologischen Defizit gerechnet werden.

FRAGE:
Ist das Monitoring der Gehirnfunktion mit Hilfe evozierter Potentiale schon als klinikreif zu bezeichnen?

ANTWORT:
Nachdem in den vergangenen Jahren die Grundlagen zur intraoperativen Ableitung evozierter Potentiale erarbeitet worden sind und bezüglich der Methodik und des Einflusses von Anästhetika und anderer Störgrößen zunehmend Klarheit gewonnen wurde, sind wir jetzt in die Phase eingetreten, in der das Monitoring hinsichtlich seiner Aussagekraft bei bestimmten Operationen (Karotisdesobliteration, Aneurysmaclipping) in Zentren mit entsprechenden personellen und technischen Voraussetzungen überprüft werden sollte (2, 7).

Sind seitenvergleichende Untersuchungen oder die Ableitung von Potentialen verschiedener Modalitäten notwendig, so erhöht sich die Untersuchungszeit, so daß von einem kontinuierlichen Monitoring, wie wir es vom EEG kennen, nicht mehr gesprochen werden kann.

FRAGE:
Wann ist bei Polytraumatisierten die Messung des intrakraniellen Drucks zu empfehlen, wann sind daraus therapeutische Konsequenzen abzuleiten?

ANTWORT:
Es sind zwei Gruppen von Patienten zu unterscheiden: Zum einen die Patienten, bei denen eine intrazerebrale Schädigung zu einer sofortigen Operation zwingt, zum anderen die Patienten, die aus extrazerebralen Gründen operiert werden müssen, bei denen jedoch gleichzeitig ein Schädel-Hirn-Trauma mit Bewußtlosigkeit vorliegt.

Bei der ersten Gruppe von Patienten sollte intraoperativ eine intrakranielle Drucksonde gelegt werden, um postoperativ den Druckverlauf überwachen zu können. Bei der zweiten Gruppe (Polytraumen mit Schädel-Hirn-Trauma) empfiehlt sich die Messung des intrakraniellen Drucks intra- und postoperativ, um Druckspitzen rechtzeitig erkennen zu können.

Insgesamt kann die Messung des intrakraniellen Drucks heute als wertvolles Verfahren zur Überwachung eines bewußtlosen, Schädel-Hirn-traumatisierten Patienten bezeichnet werden. Sie stellt eine Entscheidungshilfe dar bei der Beantwortung der Frage, wann eine operative Versorgung nicht vital bedrohlicher Verletzungen frühestmöglich durchgeführt werden kann.

Erstversorgung während des Transports

FRAGE:
Gehört ein Gerät zur Jetventilation in den Notarztwagen?

ANTWORT:
Das Verfahren der Jetventilation mag in der Klinik durchaus Indikationen haben. Im Bereich der Notfallmedizin ist es besonders in der Hand des Ungeübten eher gefährlich, da es bei einer partiellen oder gar totalen Verlegung der Atemwege zu unkontrolliert hohen Anstiegen des intrathorakalen Drucks kommen kann. Vor der routinemäßigen Anwendung der Jetventilation im Notarztwagen ist daher zu warnen.

FRAGE:
Haben sich fertige Sets für eine Koniotomie im Notarztwagen bewährt?

ANTWORT:
Auch hier gilt, daß der Umgang mit dem Instrumentarium nur dann gefahrlos möglich ist, wenn die Technik ständig geübt wird. Da dies kaum der Fall sein wird, verbietet sich die routinemäßige Ausstattung eines Notarztwagens mit Koniotomiesets. Im Zweifelsfall ist die Verwendung eines Skalpells immer noch die einfachste und effektivste Methode.

FRAGE:
Müssen im Notarztwagen spezielle Lösungen für Augenspülungen vorgesehen werden?

ANTWORT:
Als Routinenotfallverfahren ist die Spülung mit normalem Wasser ausreichend. Ist aufgrund regionaler Besonderheiten mit einem gehäuften Auftreten von Augenverätzungen zu rechnen, so empfiehlt sich die Ausrüstung des Notarztwagens mit einem Oberflächenanästhetikum, z. B. Benoxinat. Erst nach Ausschalten der extremen Schmerzen gelingt es, den Blepharospasmus zu beseitigen. Ansonsten wird der Versuch einer Spülung nicht gelingen. Wichtig ist, daß durch die Spülung die schädigende Substanz sicher auch subtarsal entfernt wird. Nach der Spülung sollte das Auge mit einer Augenkapsel geschützt werden.

Literatur

1. FRIEDMANN, W. A., KAPLAN, B. J., GRAVENSTEIN, D., RHOTON, A. L.: Intraoperative brain-stem auditory evoked potentials during posterior fossa microvascular decompression. J. Neurosurg. 62, 552 (1985)

2. HACKE, W.: Neuromonitoring. J. Neurol. 232, 125 (1985)

3. HEY, O., FISCHER, F., REINERY, G., STEINGASS, U., KNORRE, D.: Erkennung und Verhütung von Luftembolien während neurochirurgischer Eingriffe in sitzender Position. In: Anästhesie in der Neurochirurgie (eds. F. W. AHNEFELD, H. BERGMANN, C. BURRI, W. DICK, M. HALMAGYI, G. HOSSLI, H. J. REULEN, E. RÜGHEIMER). Klinische Anästhesiologie und Intensivtherapie, Bd. 27, p. 197. Berlin, Heidelberg, New York, Tokyo: Springer 1983

4. MATJASKO, J., PETROZZA, P., COHEN, M., STEINBERG, P.: Anesthesia and surgery in the seated position: Analysis of 554 cases. Neurosurgery 15, 695 (1985)

5. MESSICK, J. M., CASEMENT, B., SHARBROUGH, F. W., MILDE, L. N., MICHENFELDER, J. D., SUNDT, T. M.: Correlation of regional cerebral blood flow (rCBF) with EEG changes during isoflurane anesthesia for carotid endarterectomy: critical rCBF. Anesthesiology 66, 344 (1987)

6. MÖLLER, A.: Physiology of the ascending auditory pathway with special reference to the auditory brainstem response. In: Assessment of central auditory dysfunction (eds. M. L. PINHERO, F. E. MUSIEK). Baltimore/Maryland: Williams and Wilkins 1985

7. NUWER, M. R.: Evoked potential monitoring in the operating room. New York: Raven Press 1986

8. OJEMANN, R. G., LEVINE, R. A., MONTGOMERY, W. M., McGAFFIGAN, P.: Use of intraoperative auditory evoked potentials to preserve hearing in unilateral acoustic neuroma removal. J. Neurosurg. 61, 638 (1984)

9. SCHRAMM, J., MOKRUSCH, T., FAHLBUSCH, R., HOCHSTETTER, A.: Intra- und perioperative akustisch evozierte Hirnstammpotentiale bei Kleinhirnbrückenwinkel-Operationen. H. N. O. 33, 495 (1985)

10. STANDEFER, M., BAY, J. W., TRUSSO, R.: The sitting position in neurosurgery: A retrospective analysis of 488 cases. Neurosurgery 14, 649 (1984)

11. SUNDT, T. M.: The ischemic tolerance of neural tissue and the need for monitoring and selective shunting during carotid endarterectomy. Stroke 14, 93 (1983)

12. SUNDT, T. M., SHARBROUGH, F. W., PIEPGRAS, D. G., KEARNS, T. P., MESSICK, J. M., O'FALLON, W. M.: Correlation of cerebral blood flow and electroencephalographic changes during carotid endarterectomy. Mayo Clin. Proc. 56, 533 (1981)

13. YOUNG, M. L., SMITH, D. S., MURTAGH, F. M., VASQUEZ, A., LEVITT, J.: Comparison of surgical and anesthetic complica-

tions in neurosurgical patients experiencing venous air embolism in the sitting position. Neurosurgery 18, 157 (1986)

# Anästhesie in der Augenheilkunde.
# Pathophysiologische und operationstechnische Besonderheiten aus der Sicht des Ophthalmochirurgen

Von G. O. H. Naumann und G. K. Lang

## 1 Einleitung

Eine optimale lokale oder systemische Anästhesie (Intubationsnarkose) ist für Augenoperationen im Sinne des Wortes noch offensichtlicher essentiell für den Operationserfolg als in der übrigen Chirurgie. Unzureichende Anästhesie kann nicht selten deletäre (und irreversible) Komplikationen für das Auge nach sich ziehen. Es ist deshalb wichtig, daß die mit der modernen ophthamologischen Mikrochirurgie konfrontierten Anästhesisten die speziellen Anforderungen, kritischen Phasen und Risiken kennen.

## 2 Anästhesie in der Ophthalmochirurgie

Aus der Sicht des Augenarztes unterscheidet sich die Ophthalmomikrochirurgie von den Eingriffen anderer Disziplinen (Tabelle 1). Intraokulare Eingriffe am "offenen Auge" nehmen darüber hinaus eine herausragende Sonderstellung ein.

### 2.1 Besonderheiten aller ophthalmologischer Eingriffe

### 2.1.1 Okulogene Effekte

#### 2.1.1.1 Okulokardialer Reflex
Der okulokardiale Reflex (ASCHNER und DAGNINI, 1908) wird durch Zug an den extraokularen Muskeln oder durch Druckwirkung auf das Auge ausgelöst. Die Afferenz dieses trigeminovagalen Reflexes geht über den Nervus vagus hin zum Hirnstamm. Von dort gelangen Impulse zu den viszeral-motorischen Kernen des Nervus vagus. Den efferenten Schenkel des Reflexes zum Herzen bildet der Nervus vagus. Obwohl Bradykardie die häufigste Manifestation des okulokardialen Reflexes ist, sind auch andere Rhythmusstörungen wie Überleitungsstörungen, AV-Block, ventrikulärer Trigeminus und Herzstillstand beschrieben worden (30).

Der Reflex wird bei 68 % aller Kinder beobachtet, die einer Schieloperation in Allgemeinnarkose unterzogen werden. Ein so ausgelöster Herzstillstand kann bei der Ophthalmochirurgie im Kindesalter zu Todesfällen führen.

Selten soll dieses Reflexverhalten bei der präoperativen äußeren Okulopression zur Erzeugung einer intraokulären Hypotonie beobachtet worden sein (34).

Tabelle 1. Besonderheiten aller ophthalmologischen Eingriffe

---
Okulogene Effekte
- okulokardialer Reflex
- blepharokardialer Reflex
- okulorespiratorischer Reflex
- akutes Glaukom

Pupillomotorik verändert
Kleine Dimensionen
Niedrige Schmerzschwelle
Systemerkrankungen gehäuft

---

In Ausnahmefällen erscheint auch durch die Retrobulbäranästhesie eine Reflexauslösung möglich (im Sinne einer orbitalen Okulopression).

KIRSCH et al. (17) halten dagegen die retrobulbäre Blockade für die beste Methode, den Reflex zu eliminieren. Sie gingen so weit, eine zusätzliche Retrobulbäranästhesie sogar auch bei Eingriffen in Allgemeinnarkose zu empfehlen. Eine gute Prophylaxe ist mit der Gabe von Atropin möglich.

### 2.1.1.2 Blepharokardialer Reflex und okulorespiratorischer Reflex

Ein ähnlicher Reflex, der blepharokardiale Reflex, kann durch das Ziehen an den Muskeln der Augenlider mit dem Lidsperrer ausgelöst werden (1). Der zur Apnoe führende okulorespiratorische Reflex ist ein wohlbekanntes Phänomen bei Katzen, wurde aber beim Menschen noch nicht beobachtet.

### 2.1.1.3

In der präoperativen Phase kann die Symptomatik eines "akuten Abdomens" durch ein akutes Glaukom vorgetäuscht werden. Der okuläre Schmerz ist oft vergesellschaftet mit diffusen Kopfschmerzen, Schwitzen, intestinaler Symptomatik, Nausea und Vomitus aufgrund der Verbindungen der Trigeminus- mit den Vaguskernen. Dabei können diese okulogenen Effekte so sehr im Vordergrund stehen, daß bei Übersehen des "roten Auges" differentialdiagnostisch eher an eine intestinale Erkrankung gedacht wird. (Appendektomie oder Cholezystektomie bei vermeintlicher Appendizitis, hervorgerufen durch akutes Glaukom (27).)

### 2.1.2 Veränderte Pupillomotorik

Bei allen Operationen im Kopfbereich wird der Anästhesist von seiner angestammten Position am Kopf des Patienten verdrängt.

Darüber hinaus fällt bei der Augenchirurgie die Pupillenweite des Patienten als direkt sichtbares Kriterium der Narkosetiefe für den Anästhesisten aus. Die Pupillomotorik muß bei der Mehrzahl der ophthalmologischen Eingriffe im Hinblick auf die Erfordernisse der Augenoperation verändert werden. Eine medikamentös längerfristig weitgestellte Pupille (Mydriasis) ist bei allen Netzhauteingriffen sowie bei der extrakapsulären Kataraktextraktion mit Kunstlinsenimplantation unerläßlich.

Tabelle 2. Dimensionen des Auges

| | |
|---|---|
| Durchmesser des Auges (anterior - posterior): | 23 - 24 mm |
| Kornea | |
| Durchmesser | 11 x 12 mm |
| Dicke zentral: | 0,52 mm |
| peripher: | 0,67 mm |
| Sklera | |
| Dicke am Limbus: | 0,82 mm |
| hinter den Mm. recti: | 0,30 mm |
| am Äquator: | 0,40 - 0,60 mm |
| Linsenkapsel | |
| Dicke vorderer Pol: | 8 - 14 µm |
| hinterer Pol: | 2 - 4 µm |
| Schlemmscher Kanal | |
| Durchmesser: | 250 µm |

Enggestellte Pupillen (Miosis) sind hingegen bei Hornhauttransplantationen (Keratoplastik) sowie bei allen bulbuseröffnenden Glaukomeingriffen (Goniotrepanation, Trabekulektomie, Trabekulotomie, Iridektomie) notwendig.

### 2.1.3 Kleine Dimensionen und niedrige Schmerzschwelle

Macht man sich die kleinen Dimensionen der Augenstrukturen klar (Tabelle 2), ergibt sich schon daraus, welch spezielle Anforderungen an das eng verbundene Team Ophthalmochirurg und Anästhesist gestellt sind. Die Verwendung eines starren Operationsmikroskops mit bis zu 30facher Objektvergrößerung ist unerläßlich. Der Operateur sitzt und stützt seine Unterarme ab (Abb. 1).

In bestimmten Situationen an sich wünschenswerte Mikromanipulatoren haben sich bis jetzt noch nicht durchgesetzt, weil auch in tiefer Narkose die durch Respiration und Herzaktion vaskulär auf das Auge übertragenen Pulsationen so nicht zu kompensieren sind.

Der Patient muß für die Operation auf nicht zu weicher Unterlage stabil gelagert werden. Jede unmotivierte Bewegung des Patienten ist zu vermeiden. Das hat zur Folge, daß nach OP-Beginn Manipulationen der Anästhesie am Patienten, insbesondere aber am Kopf, unterbleiben sollten. Ebenso selbstverständlich ist es, wie bei jedem mikrochirurgischen Vorgehen, den Operationstisch vor allem am Fußende nicht zu berühren, um hebelartige Exkursionen des Kopfendes zu vermeiden. Unter dem Mikroskop können diese Bewegungen zu katastrophalen Ausschlägen führen. Genauso wichtig ist es, während der Narkose Hustenanfälle bzw. unkontrollierte Kopfbewegungen zu vermeiden (Abb. 2 und 3 a, 3 b).

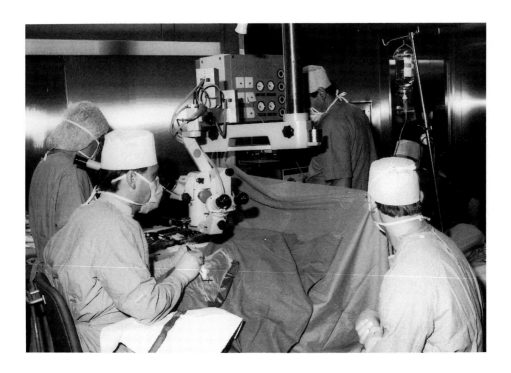

Abb. 1. Sitzende Position des Augenoperateurs am Operationsmikroskop bei mikrochirurgischen Eingriffen

Die niedrige Schmerzschwelle aller Augengewebe erklärt sich aus der dichten nervalen Versorgung insbesondere von Kornea und Iris. Die Schutzreflexe des Auges (reflektorischer Lidschluß bei Berührung) treten auch dann willkürlich oder unwillkürlich auf, wenn der Patient nicht ausreichend tief anästhesiert ist.

2.1.4  Gehäuftes Auftreten von Systemerkrankungen

Nicht genügend beachtet wird oft die Häufigkeit von Allgemeinerkrankungen bei unseren überwiegend älteren Patienten: Mindestens 25 % leiden an einem Diabetes mellitus (35). Von großer Bedeutung sind auch Krankheitsbilder wie rheumatoide Arthritis, Herz-Kreislauf-Insuffizienz und obstruktive Atemwegserkrankungen, die die Lagerung erschweren. Ein wesentlicher Risikofaktor ist die arterielle Hypertonie, insbesondere bei der Ophthalmochirurgie am offenen Auge (siehe unten).

2.2  Periokuläre und epibulbäre Ophthalmochirurgie

Periokuläre Operationen im Orbitabereich sowie epibulbäre Eingriffe (Schieloperation, Amotiochirurgie, Bindehauteingriffe) eröffnen primär den Bulbus nicht, erfordern jedoch in der Regel starken Zug an den Augenmuskeln. Auf okulogene Effekte ist besonders zu achten (siehe 2.1.1).

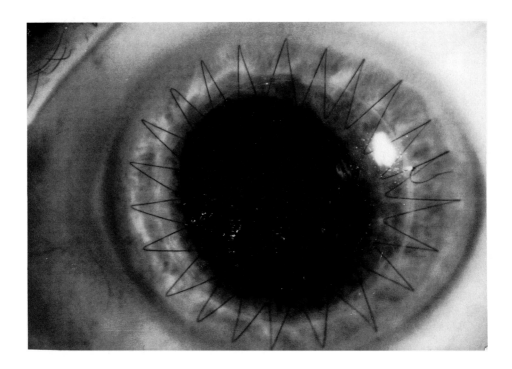

Abb. 2. Zustand nach Hornhauttransplantation: Das Hornhautspenderscheibchen ist mit einer fortlaufenden 10 x 0 Nylonnaht in der Empfängerhornhaut eingenäht. Versenkter Ankerfaden bei 2.30 h

Auch bei rein extraokular geplanten Netzhauteingriffen ist nicht selten zur Wiederanlegung der Netzhaut dann doch eine Bulbuseröffnung (Drainage der subretinalen Flüssigkeit) notwendig mit allen Risiken der intraokularen Chirurgie (siehe 2.3).

2.3  Intraokulare Ophthalmochirurgie

2.3.1  Intraokulare Chirurgie am geschlossenen Auge

Die von MEYER-SCHWICKERATH (21) initiierte Photokoagulation und die daraus modifizierte Laserchirurgie (Argonlaser, Neodymium: Yag-Laser) erlaubt intraokulare Eingriffe am geschlossenen Auge. Mit dem Argonlaserstrahl kann durch das Setzen von thermischen Effekten an Retina, Uvea und Trabekelwerk eine Photokoagulation der entsprechenden Strukturen vorgenommen werden. Q-switched Nd: Yag-Laser (11) erzeugen an umschriebenen Stellen im Auge durch "Optical breakdown und plasma formation" eine Druckwelle ("Photodisruption") und wirken somit auf die intraokularen Gewebe rein mechanisch. Die Domäne der Yag-Laserchirurgie stellt heute die Iridotomie sowie die Cataracta-secundaria-Durchtrennung und die Lyse von Glaskörpersträngen dar.

Intraokulare Chirurgie im geschlossenen System bietet den Vorteil, ohne Bulbuseröffnung die gewünschten Effekte im Augeninnern zu erzielen.

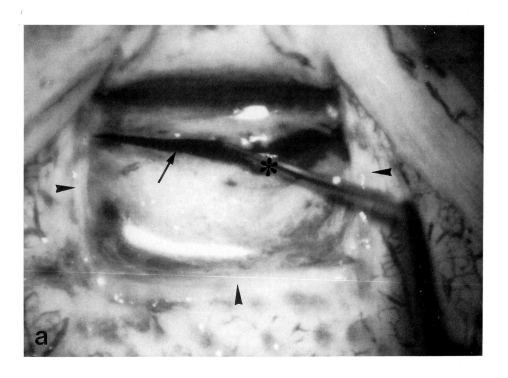

Abb. 3 a. Operationssitus einer Trabekulotomie: Nach lamellärer Präparation eines Sklerafensters (zwischen den Pfeilspitzen) wurde der Schlemmsche Kanal (Pfeil) eröffnet. Eine Trabekulotomiesonde (Asteriks) wird in den Kanal eingeführt und in die Vorderkammer geschwenkt

In der Regel sind laserchirurgische Maßnahmen allein in Tropfanästhesie durchzuführen und belasten den Patienten daher wenig. Der Beistand eines Anästhesisten ist nur ausnahmsweise erforderlich.

2.3.2  Intraokulare Chirurgie am halboffenen Auge

Dies sind bulbuseröffnende Eingriffe, die über relativ kleine Zugänge ins Auge durchgeführt werden (Pars-plana-Vitrektomie). Die 1 - 2 mm großen Bulbuswanddefekte sind nur über Sekunden offen und werden während des gesamten Eingriffs durch das Vitrektomiegerät tamponiert. Eine zusätzliche intraokulare Infusion regelt den Innendruck je nachdem, wie hoch die Infusionsflasche über Augenhöhe hängt.

2.3.3  Intraokulare Chirurgie am weit offenen Auge

Intraokulare Eingriffe am weit offenen Auge sind die risikoreichsten Operationen in der Augenheilkunde. Durch die Eröffnung des Auges drohen im Prinzip nicht kontrollierbare intraokulare sogenannte expulsive Blutungen sowie Infektionen. Beide

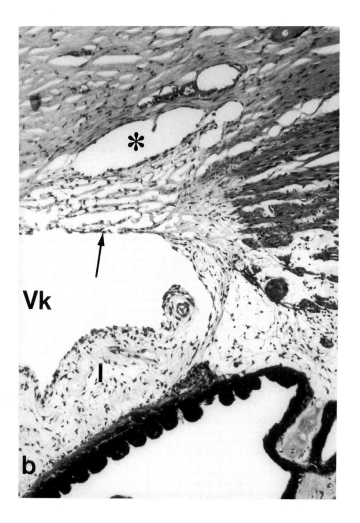

Abb. 3 b. Histologischer Schnitt dieser Region zur Verdeutlichung der kleinen Dimensionen. Schlemmscher Kanal (Asteriks), Trabekelwerk (Pfeil), Vorderkammer (Vk), Iris (I) (Masson, 100fache Vergrößerung)

Komplikationen bilden die katastrophalen Restrisiken jedes intraokularen Eingriffs, die auch heute noch zum Verlust des Auges führen können (siehe 2.3.3.3), wenn auch sehr selten.

Bei jeder Bulbuseröffnung fällt der intraokulare Druck plötzlich von ca. 15 mm Hg auf 0 mm Hg ab: Die Zirkulation der massiv vaskularisierten Chorioidea erfährt einen radikal verminderten Gewebswiderstand. Jede arterielle Hypertonie bedeutet in dieser Situation eine akute Gefahr, die sich zunächst als "Vis a tergo" äußert (siehe unten). Mit kontrollierter Normotonie des Blutdrucks wird der Druckgradient (Ziliararterie - Aderhaut) vermindert und so eine wichtige Voraussetzung für den geplanten Eingriff geschaffen. Die Position des Iris-Linsen-Diaphragmas ist dafür der sichtbare Indikator (12, 15, 28).

Tabelle 3. Faktoren zur "Vis a tergo" in der Ophthalmochirurgie am offenen Auge

---

Mechanischer Druck von außen
- Retrobulbäre Injektionsflüssigkeit
- Lidsperrer
- Druck durch Finger der Operateure

Externe Muskelaktion
- Lidmuskulatur (N. VII)
- Extraokuläre Muskeln (Nn. III, IV, VI)
  Cave: Depolarisation durch Succinylcholin bei primär offenem Auge, z. B. perforierende Verletzung, perforiertes Hornhautulkus)

Vermehrte Gefäßfüllung der Chorioidea
- Erhöhter arterieller Druck: arterielle Hypertonie (bei Kindern und Jugendlichen sehr viel stärker ausgeprägt)
- Erhöhter Venendruck
  Vortexvenenkompression bei "kleinem Auge"
  (Nanophthalmus, Bulbuslänge unter 22 mm)
  Jugularvenenkompression (Struma)
  Obere Einflußstauung (Rechtsherzinsuffizienz)
  Valsalva-Effekte (Husten, Pressen)

---

Als "Vis a tergo" bezeichnen wir intraoperativ am offenen Auge jedes Vorwärtsdrängen des Iris-Linsen-Diaphragmas in den Wundspalt. Dafür kommen die in Tabelle 3 zusammengefaßten Faktoren in Betracht.

### 2.3.3.1 Mechanischer Druck von außen
Externe Faktoren, die durch mechanischen Druck auf die Bulbuswand zu einer Vorwärtsbewegung des Iris-Linsen-Diaphragmas führen können, sind die retrobulbäre Raumforderung durch Injektion von 4 ml Scandicain (im Gemisch mit Privin und Kinetin) bei der Lokalanästhesie, der Lidsperrer und auch direkter Druck durch Instrumente und/oder die Finger der Operateure.

### 2.3.3.2 Externe Muskelaktion
Externe Muskelaktionen, wie der Lidschluß durch den M. orbicularis oculi (N. VII) oder jede Bewegung der extraokulären Muskeln (Nn. III, IV, VI) komprimieren den Bulbus. Dies ist bei extraokulären Eingriffen unter Umständen störend, aber nicht bedrohlich. Grundsätzlich anders ist die Situation bei Eingriffen am offenen Auge. Jede Muskelkontraktion schiebt hierbei die intraokularen Gewebe in den Wundspalt und unter Umständen nach außen. Da Succinylcholin als depolarisierendes Muskelrelaxans die äußeren Augenmuskeln kontrahiert, sollte es zur Narkoseeinleitung bei primär offenem Auge (perforierende Augenverletzung, perforiertes Hornhautulkus) nicht verwendet werden. Es ist ein unter Anästhesisten noch verbreitetes Mißverständnis, den Effekt von Medikamenten auf die "Vis a tergo" an einer Erhöhung des Augendrucks (am geschlossenen Auge!) ablesen zu wollen. Das sagt aber nichts über die völlig andere Problematik am offenen Auge.

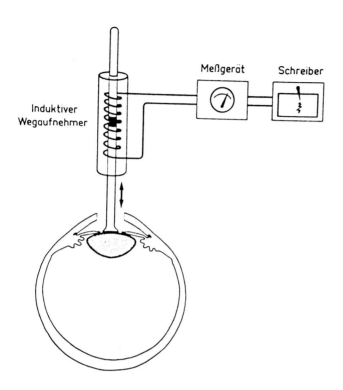

Abb. 4. Meßanordnung mit induktivem Wegaufnehmer zur tierexperimentellen Registrierung von Lageveränderungen des Iris-Linsen-Diaphragmas in Abhängigkeit vom Blutdruck (12, 15)

2.3.3.3 Vermehrte Gefäßfülle der Chorioidea
Sind äußere Druckeinwirkungen ausgeschaltet (z. B. durch allgemeine Muskelrelaxation), dürfte die Aderhaut die entscheidende intraokulare Struktur sein, die quasi den Motor der "Vis a tergo"-Problematik darstellt. Durch enorme Zunahme ihrer Blutfülle können intraokulare Gewebe (Glaskörper, Iris, Linse) durch den Wundspalt aus dem offenen Auge hinausgedrückt werden im Sinne einer expulsiven Blutung. Die Häufigkeit dieser zweifelsfrei schlimmsten intraoperativen Katastrophe, die unter Umständen sofort zum Funktionsverlust des Auges führen kann, wird in der Literatur mit 0,028 - 0,25 % angegeben (16, 33, 37).

Die Details der Mechanismen, die die Chorioidea bei der intraokularen Chirurgie am offenen Auge mehr oder weniger rapide anschwellen lassen, sind noch weitgehend unbekannt.

HEUSER et al. (15) sowie GIELER und HEUSER (12) aus unserer früheren Tübinger Arbeitsgruppe zeigten in vorläufigen Studien erstmals tierexperimentell, daß bei Blutdrucksenkung (wohl durch verminderte Perfusion der Chorioidea) bzw. bei Blutdrucksteigerung (wohl durch erhöhte Durchblutung der Aderhaut) ein Zurücksinken oder Vordrängen des Iris-Linsen-Diaphragmas resultiert (Abb. 4).

Des weiteren ist eine vermehrte Blutfüllung der Aderhaut auch über einen erhöhten Abflußwiderstand des chorioidalen Blutes über die Vortexvenen denkbar.

Ein erhöhter Venendruck ist wahrscheinlich durch
- Kompression von Vortexvenen in "kleinen Augen" mit dicker Sklera (Nanophthalmus: unter 21 - 22 mm Bulbuslänge),
- Jugularvenenkompression bei Struma,
- obere Einflußstauung bei Rechtsherzinsuffizienz und
- Valsalva-Effekte durch Husten und Pressen.

Bei Kindern und Jugendlichen sind die beschriebenen Veränderungen sehr viel stärker ausgeprägt. Wir wissen heute, daß nanophthalmische Augen besonders zu einer intraoperativen Vorwärtsbewegung des Iris-Linsen-Diaphragmas neigen. Die kontrollierte arterielle Normo- bzw. Hypotonie ist also ein wesentlicher Beitrag des Anästhesisten zum Operationserfolg bei intraokularen Eingriffen am offenen Auge (28).


## 3  Lokalanästhesie vs. Allgemeinnarkose

### 3.1  Komplikationen der Lokalanästhesie (Tabelle 4)

In der Literatur (13, 14, 20) wird auf mögliche Komplikationen der retrobulbären Anästhesie wenig eingegangen. Nach STRAUB (32) stellt schon die retrobulbäre Injektion an sich einen selbständigen operativen Eingriff dar, für den der Augenarzt alleine die Verantwortung trägt. DODEN und Mitarbeiter sind unseres Wissens die ersten, die sich sowohl klinisch als auch elektrophysiologisch eingehend mit Komplikationen retrobulbärer Injektionen befaßten (5, 6, 7, 8). MEYTHALER und NAUMANN (22, 23) berichten über typische Komplikationen.

### 3.1.1  Mechanische Verletzungen von Bulbus und N. opticus

Rein mechanisch kann es bei der retrobulbären Injektion zur Perforation des Bulbus oder zur Optikusläsion kommen (19, 22, 23). Um dieser Komplikation vorzubeugen, gab SCHRECK schon 1950 eine Injektionsnadel an, die relativ starr ist und eine fast bis zur Stumpfheit abgeschliffene Spitze besitzt, so daß empfindliches Orbitagewebe wie Nerven und Gefäße schonend zur Seite geschoben werden. Auch die Gefahr der Bulbusperforation wird hierdurch vermindert.

Natürlich besteht bei exzessiv langen (myopen) Augen eher eine Perforationsgefahr, zumal die Sklera hier dünn ist. Wir operieren daher heute Patienten ab einer Augenachslänge von ca. 27 mm in der Regel möglichst in Intubationsnarkose.

Relativ harmlose Blutungen aus venösen Orbitagefäßen erfordern lediglich eine Verschiebung des operativen Eingriffs um einige Tage.

Tabelle 4. Komplikationen der Lokalanästhesie

---

Mechanisch (durch Injektionsnadel)
- Bulbusperforation bei hochmyopen Augen, Sklerastaphylomen
- Optikusläsion
- Arterielle und venöse Orbitablutungen

Embolisch
- Luftembolien der retinalen oder zilioretinalen Gefäße nicht ausschließbar
  Cave: Injektion para- oder retrobulbär von kristallinen Substanzen

Zerebral, kardial, respiratorisch
- Agitiertheit, Desorientierung
- Grand-mal-Anfälle
- Atemstillstand und systemische Schockreaktion

---

Die viel selteneren arteriellen Orbitablutungen sind erkennbar an der lividen Verfärbung der Lider und Bindehaut mit erheblichem Exophthalmus, einer aktiven und passiven Immobilisation des Bulbus sowie an einem hohen intraokularen Druckanstieg mit kollabierten Retinagefäßen. Sie erfordern unter Umständen eine sofortige operative Entlastung der Orbita durch breite Eröffnung des Septum orbitale parallel zum äußeren Orbitarand, um eine Amaurose zu verhindern (7).

3.1.2 Embolische Komplikationen

Erblindungen nach para- und retrobulbärer Injektion von kristallinen Kortikosteroiden sind gelegentlich in der Literatur dokumentiert (9). Die Ursache des okulären Funktionsverlustes ist hierbei in einem embolischen Verschluß der retinalen oder zilioretinalen Gefäße durch Steroidkristalle zu suchen (18, 22). Darüber hinaus erscheinen die Vorzüge retrobulbärer Applikationen von Medikamenten, wie z. B. Priscol oder kristalliner Kortikosteroide, gegenüber anderen Injektionsorten nicht genügend erwiesen (2, 4, 29).

Aus diesem Grunde sollte die retrobulbäre Injektion nur zum Zwecke der Anästhesie benutzt werden. Luftembolien sind dabei in Ausnahmefällen nicht sicher auszuschließen.

3.1.3 Zerebrale, kardiale und respiratorische Komplikationen

Mitunter reagieren Patienten auf die Retrobulbäranästhesie mit stärkerer Agitiertheit und Desorientierung. Dabei handelt es sich um vorübergehende Komplikationen, die etwa 3 - 5 min anhalten (3).

Welche Rolle der Zusatz von Adrenalin zum Anästhetikum spielt, ist ungeklärt. Andere Gründe (18) haben uns veranlaßt, Adrenalin durch Privin zu ersetzen. Eine schwerwiegende Komplikation ist das Auftreten von Grand-mal-Anfällen nach der retrobulbären Lokalanästhesie (26).

Für eine sofortige Therapie liegen deshalb stets Antikonvulsiva (bereits aufgezogen) bereit (Diazemuls: initial 5 - 10 mg i.v. unter strenger Kontrolle der Atemfunktion).

Ebenso kann es zur intravasalen Injektion und damit zum Auftreten von Atemstillstand und systemischen Schockreaktionen gegen das Anästhetikum oder seine Zusätze kommen (36).

Wie bei jeder Lokalanästhesie erscheint deshalb ein intravenöser Zugang hilfreich, wobei Mittel zur Schockbekämpfung (z. B. Valium, Kortikosteroide, Adrenalin etc.) aufgezogen bereitliegen sollten (10, 31).

## 3.2 Gesichtspunkte für die Entscheidung zur Vollnarkose bzw. Lokalanästhesie

Die grundsätzliche Abwägung zwischen einer lokalen oder einer systemischen Anästhesie ist komplex und muß im Vorfeld der Operation unter Berücksichtigung aller Faktoren vom Augenarzt und Anästhesisten gemeinsam mit dem Patienten besprochen werden.

Die meisten augenärztlichen Eingriffe können und werden auch in Lokalanästhesie durchgeführt. Dennoch ist die Intubationsnarkose eine unerläßliche Voraussetzung moderner Ophthalmochirurgie (Tabelle 5).

### 3.2.1 Intubationsnarkose essentiell (als Conditio sine qua non)

Die Notwendigkeit einer Vollnarkose bei Eingriffen an Kindern, geistig behinderten und motorisch grob unruhigen Patienten (Parkinson) versteht sich von selbst.

Auch Notfalloperationen an offenen Augen (z. B. perforierende Verletzung, perforiertes Hornhautulkus) stellen in der Regel eine Kontraindikation für eine retrobulbäre Lokalanästhesie dar und erfordern unseres Erachtens eine Intubationsnarkose. Der retrobulbäre Druck auf ein offenes Auge würde die Situation unter Umständen irreversibel verschlechtern (Verlust intraokularer Strukturen durch die Wunde).

### 3.2.2 Intubationsnarkose wünschenswert

Die Möglichkeiten unserer heutigen Ophthalmomikrochirurgie gehen in der Regel auch mit einer Verlängerung der Operationszeiten auf 2 - 4 h einher (Vitrektomie mit Membranektomie, Blockexzisionen etc.). Dies ist dem Patienten in Lokalanästhesie kaum zuzumuten, zumal das Gesicht des Patienten durch Tücher abgedeckt wird. Zudem kann der Anästhesist dem Ophthalmologen bei intraokularen, den Bulbus weit öffnenden Eingriffen (Keratopla-

Tabelle 5. Gesichtspunkte zur Entscheidung zwischen Lokalanästhesie oder Vollnarkose

---

Vollnarkose mit Intubation essentiell (Conditio sine qua non)
- Kinder
- "Offener Bulbus": perforierende Verletzung
　　　　　　　　　　perforiertes Ulkus

Vollnarkose mit Intubation wünschenswert
- Lange OP-Zeit
- "Offenes Auge" bei jüngeren Patienten
- Oculus ultimus

Kombination: flache Vollnarkose und Lokalanästhesie
- Alte Patienten in reduziertem Allgemeinzustand
　　　　　　　　　　　　　　　Lagerungsprobleme
　　　　　　　　　　　　　　　Dyspnoe

Lokalanästhesie mit Blutdruckmonitoring, i.v.-Zugang, $O_2$-Gabe über Nasensonde
- Ältere Patienten
- Ambulante Eingriffe

---

stik, Kataraktextraktion etc.) durch seine Möglichkeiten der kontrollierten arteriellen Normotonie bzw. Hypotonie in den kritischen Phasen der Operation entscheidend helfen und maßgeblich zum Erfolg beitragen (28). Dies gilt insbesondere für Eingriffe am weit offenen Auge bei jüngeren Patienten (Keratoplastik).

"Oculus ultimus": Wenn auch das Restrisiko der Lokalanästhesie klein ist - allerdings unseres Erachtens wohl höher als aus der Literatur ersichtlich -, erscheint die Intubationsnarkose stets erwägenswert, wenn einäugige Patienten operiert werden müssen.

### 3.2.3 Kombination flache Intubationsnarkose und Lokalanästhesie

Alte Patienten mit Ruhedyspnoe in erheblich reduziertem Allgemeinzustand äußern nicht selten dringenden Lesewunsch und brauchen eine intraokulare Operation. In Lokalanästhesie ist eine Standardlagerung nicht möglich: Hier bewährt sich eine Kombination von Intubationsnarkose und Lokalanästhesie. Durch eine flache Intubationsnarkose wird eine horizontale Lagerung des Patienten möglich, die Sauerstoffversorgung optimiert und die Mobilität blockiert. Die zusätzliche lokale Anästhesie bewirkt die für die Operation notwendige Analgesie.

### 3.2.4 Lokalanästhesie mit $O_2$-Zufuhr über eine Nasensonde und Blutdruckmonitoring

Die Lokalanästhesie bevorzugen wir für Operationen bei älteren Patienten, die keine weiteren Risikofaktoren aufweisen. Die Lokalanästhesie mit Sauerstoffgabe über eine Nasensonde erleichtert die Durchführung der Operation für den Patienten. Blutdruckmonitoring und bei Bedarf kontrollierte Normotonie durch Applikation blutdrucksenkender Medikamente sublingual (Adalat) oder über einen i.v.-Zugang (über Perfusor Nitrolingual) vermindern eine unerwünschte "Vis a tergo" (24).

Auch für ambulante Eingriffe ist aufgrund der postoperativen Überwachungsproblematik die Lokalanästhesie die Methode der Wahl.

# 4 Zusammenfassung

Die Besonderheiten der Anästhesie in der Ophthalmochirurgie werden dargestellt: okulogene Effekte, veränderte Pupillomotorik, kleine Dimensionen, niedrige Schmerzschwelle, gehäufte Systemerkrankungen. Periokuläre und epibulbäre Eingriffe unterscheiden sich sonst nicht prinzipiell von anderen Operationen. Dies gilt auch für die intraokulare Ophthalmochirurgie am offenen Auge: Hier droht durch die "Vis a tergo" ein Prolaps intraokularer Gewebe in den Wundspalt, im Extremfall eine "expulsive Blutung". Faktoren für die "Vis a tergo" sind mechanischer Druck von außen, externe Muskelaktion und eine vermehrte Gefäßfüllung der Chorioidea über einen erhöhten arteriellen und/oder Venendruck. Maßnahmen zur Verhinderung werden erörtert und diskutiert. Der präoperativ gemessene intraokulare Druck (am geschlossenen Auge) sagt nichts über die "Vis a tergo" am offenen Auge. Komplikationen der Lokalanästhesie gehen auf mechanische Traumen (Bulbusperforation, Optikusläsion) und Embolien bzw. lokale Gefäßspasmen zurück. Für jeden Patienten muß die Wahl der Anästhesie von Augenarzt und Anästhesist gemeinsam getroffen werden. Unsere Kriterien zur Überlegung für Lokalanästhesie bzw. Intubationsnarkose werden erörtert.

## Literatur

1. ANDERSON, R. L.: In: Physiology of the eye. Clinical application (eds. F. H. ADLER, R. A. MOSES), 7th ed. St. Louis/Missouri: Mosby 1981

2. BARZA, M., KANE, A., BAUME, J.: Intraocular penetration of gentamicin after subconjunctival and retrobulbar injection. Amer. J. Ophthal. 85, 541 (1978)

3. BRUCE, R. A.: Regional anesthetic techniques. In: Anesthesia for ophthalmology (eds. R. A. BRUCE, K. E. McGOLDRICK, P. OPPENHEIMER). Birmingham/Alabama: Aesculapius 1982

4. CHRISTY, N. E., LALL, P.: A randomized, controlled comparison of anterior and posterior periocular injection of antibiotic in the prevention of postoperative endophthalmitis. Ophthal. Surg. 17, 715 (1986)

5. DODEN, W., MAKABE, R.: Transitorischer Visusverlust nach retrobulbärer Anästhesie. 3. Kongr. europ. Ges. Ophthalm., Amsterdam 1968. Ophthalmologica (Add.) 158, 441 (1969)

6. DODEN, W.: Komplikationen retrobulbärer Injektionen. Klin. Mbl. Augenheilk. 154, 126 (1969)

7. DODEN, W.: Sensorische Funktionsminderung, eine erwünschte Nebenwirkung der retrobulbären Anästhesie. Klin. Mbl. Augenheilk. 161, 641 (1972)

8. DODEN, W., BOPP, M.: Optikusblockade durch retrobulbäre Anästhesie. Klin. Mbl. Augenheilk. 184, 311 (1984)

9. ELLIS, P. P.: Occlusion of the central artery after retrobulbar corticosteroid injection. Amer. J. Ophthal. 85, 352 (1978)

10. ENZMANN, V., RUPRECHT, K. W.: Zwischenfälle bei der Fluoreszeinangiographie der Retina. Symptomatik, Prophylaxe, Therapie. Klin. Mbl. Augenheilk. 181, 235 (1982)

11. FANKHAUSER, F., ROUSSEL, P., STEFFEN, J., VAN DER ZYPEN, E., CHRENKOVA, E.: Clinical studies on the efficiency of a high power laser radiation upon some structures of the anterior segment of the eye. Int. Ophthal. 3, 129 (1981)

12. GIELER, J., HEUSER, D.: Verschiebungen des Iris-Linsen-Diaphragmas unter Einfluß vasoaktiver Pharmaka. Vorläufige Mitteilung tierexperimenteller Befunde. In: Wundheilung des Auges und ihre Komplikationen (eds. G. O. H. NAUMANN, B. GLOOR), p. 73. München: Bergmann 1980

13. GLOOR, B.: Ophthalmochirurgie, juristische Aspekte. Klin. Mbl. Augenheilk. 178, 236 (1981)

14. GRAMER, E., LEYDHECKER, W., KRIEGELSTEIN, G. K.: Zur ärztlichen Aufklärungspflicht. Juristische Aspekte. Erwartungen des Patienten. Klin. Mbl. Augenheilk. 181, 46 (1982)

15. HEUSER, D., GIELER, J., JEHNICHEN, R.: Ein Verfahren zur kontinuierlichen Registrierung sagittaler Verschiebungen des Iris-Linsen-Diaphragmas im tierexperimentellen Modell. In: Wundheilung des Auges und ihre Komplikationen (eds. G. O. H. NAUMANN, B. GLOOR), p. 71. München: Bergmann 1980

16. HOLLAND, G.: Zur Klinik der expulsiven Blutung nach Kataraktoperation. Klin. Mbl. Augenheilk. 149, 859 (1966)

17. KIRSCH, R., et al.: Electrocardiographic changes during ocular surgery and their prevention by retrobulbar injection. Arch. Ophthal. 58, 348 (1957)

18. KRÖNER, B.: Multiple ischämische Infarkte in Retina und Uvea durch kristalline Kortiko-Steroid-Emboli nach subkutaner Injektion im Gesicht. Klin. Mbl. Augenheilk. 178, 121 (1981)

19. LINCOFF, H., KREISSIG, I.: Lokalanästhesie mit akzidenteller Bulbusperforation - ein akuter Notfall? Klin. Mbl. Augenheilk. 188, 128 (1986)

20. LUND, O. E.: Die Aufklärung des Patienten vor prophylaktischen Eingriffen. Klin. Mbl. Augenheilk. 181, 42 (1982)

21. MEYER-SCHWICKERATH, G.: Koagulation der Netzhaut mit Sonnenlicht. Ber. 55. Versammlung Dtsch. Ophthalm. Ges., Heidelberg 1949, p. 256

22. MEYTHALER, F. H., NAUMANN, G. O. H.: Über Komplikationen bei retrobulbären Injektionen. Klin. Mbl. Augenheilk. (Im Druck)

23. MEYTHALER, F. H., NAUMANN, G. O. H.: Intraokuläre ischämische Infarkte nach Injektionen im Lid und parabulbär (ohne Bulbusperforation). Klin. Mbl. Augenheilk. (Im Druck)

24. MICHELSON, G., LANG, G. K., RUPRECHT, K. W., NAUMANN, G. O. H.: Monitoring des arteriellen Blutdruckes bei der intraocularen Chirurgie. Kongreßbericht der Dtsch. Ges. f. Intraocularlinsen Implantation (Im Druck)

25. MOSES, R. A.: In: Physiology of the eye. Clinical application (eds. F. H. ADLER, R. A. MOSES), 7th ed. St. Louis/Missouri: Mosby 1981

26. MYERS, E. F., RAMIREZ, R. C., BONIUK, I.: Grand mal seizures after retrobulbar block. Arch. Ophthal. 96, 847 (1978)

27. NAUMANN, G. O. H., LÜLLWITZ, W.: Ophthalmologische Notfälle für den Praktischen Arzt. Zeitschr. f. Allgemeinmedizin 47, 128 (1971)

28. NAUMANN, G. O. H., EISERT, S., GIELER, J., BAUR, K. F.: Kontrollierte Hypotension durch Natrium-Nitroprussid bei der Allgemeinnarkose für schwierige intraokulare Eingriffe. Klin. Mbl. Augenheilk. 170, 922 (1977)

29. PATERSON, C. A.: Intraocular penetration of $^{14}$C-labelled penicillin after sub-Tenon's or subconjunctival injection. Ann. Ophthal. 5, 171 (1973)

30. PÖNTINEN, P. J.: The importance of the oculocardiac reflex during ocular surgery. Acta ophthal. (Suppl.) 86, 7 (1966)

31. RUPRECHT, K. W.: Notfall-Situationen in der Ophthalmologie. Erstmaßnahmen in der Praxis und Klinik. Folge 1: Leitsymptom "Akute Sehstörung"; Folge 2: Leitsymptome "Augenschmerz" - "Orbitaphlegmone" - "Rotes Auge"; Folge 3: Leitsymptome "Verletzungsfolgen" - "Bewußtlosigkeit" - "Diplopie". Fortschr. Med. 101, 1136, 1278, 1378 (1983)

32. STRAUB, W.: Diskussions-Beiträge. Klin. Mbl. Augenheilk. 154, 438 (1968)

33. VÖLCKER, H. E.: "Expulsive Blutung" - extreme Folge der akuten Bulbus-Hypotonie. Fortschr. Ophthal. 79, 417 (1983)

34. VÖRÖSMARTHY, D.: Okulopressor, ein Instrument zur Erzeugung intraokularer Hypotonie. Klin. Mbl. Augenheilk. 151, 376 (1967)

35. WERNER, W.: Allgemeinerkrankungen bei Katarakt-operierten Patienten. Klin. Mbl. Augenheilk. 173, 850 (1978)

36. WITTPENN, J. R., RAPOZA, P., STERNBERG, L., KUWASHIMA, L., SAKLAD, J., PATZ, A.: Respiratory arrest following retrobulbar anesthesia. Ophthalmology 93, 867 (1986)

37. WOLLENSAK, J.: Klinische Beobachtungen von Aderhauthämorrhagie und chorioidaler Effusion. Ein Beitrag zur expulsiven Blutung. Klin. Mbl. Augenheilk. 182, 272 (1983)

# Lokalanästhesie in der Ophthalmochirurgie

Von K. W. Ruprecht, G. Michelson und G. K. Lang

## I  Einleitung

Schmerzfreies Operieren am Auge wurde erst 1884 durch den Ophthalmochirurgen Karl KOLLER (33) möglich, der entdeckte, daß Kokainhydrochlorid bei lokaler Anwendung in Form von Tropfen im Bereich des äußeren Auges eine Anästhesie herbeiführte, die Operationen am Bulbus oculi gestattete. Die Regionalanästhesie setzt geeignete langwirkende Anästhetika (59) voraus, die heute zur Verfügung stehen. Obwohl die Vorteile der Allgemeinanästhesie mittels Intubationsnarkose sowohl für Augenarzt als auch Anästhesist bestechend sind, bleibt vor jeder Operation individuell zu klären,
- ob augenärztlicherseits die Operation in Lokalanästhesie durchgeführt werden kann,
- in welcher Weise die augenseitigen Komplikationen in Lokalanästhesie verringert werden können,
- in welcher Weise die allgemeinen anästhesiologischen Komplikationen der Lokalanästhesie vermieden werden können.

Darüber hinaus sind die zeitlichen, personellen und räumlichen Kapazitäten für eine großzügige Indikationsstellung zur Intubationsanästhesie an vielen Kliniken zur Zeit maximal ausgeschöpft. Demgegenüber war es an unserer Klinik möglich, durch Optimierung der Lokalanästhesie nochmals eine Steigerung der Operationsfrequenzen zu erzielen (Abb. 1). So betrug im Jahre 1986 die Zahl der in Intubationsnarkose durchgeführten Operationen 1 721, die Zahl der in Lokalanästhesie durchgeführten Operationen 2 241. Aus unserer Arbeitsgruppe wurden Ende der 70er Jahre entscheidende Anstöße zur Verbesserung der intraokularen Komplikationen in Allgemeinnarkose durch die Einführung der kontrollierten arteriellen Hypotension (51) gemacht. Ziel unserer erneuten gegenseitigen Bemühungen ist es, durch kontinuierliches "Monitoring" anästhesiologischer Parameter die Lokalanästhesie in der Augenheilkunde nochmals zu verbessern (48).

## II  Örtliche Tropfanästhesie

Eine oberflächliche Anästhesie der Horn- und Bindehaut erreicht man durch Einträufeln von Benoxinat 0,4%ig Thilo-Augentropfen, Chibro-Kerakain-Augentropfen, Conjuncain in der Ein-Dosis-Ophtiole, Novesine Wander 0,4%ig-Augentropfen, Ophthetic-Augentropfen, Proparacain-POS-Augentropfen, Proxymethacain 0,5 % Augentropfen, Tetracain HCl-0,5%ig-Augentropfen, die im Gegensatz zu Kokain keine Pupillenerweiterung machen. Bei der bisher üblichen applanatorischen Augeninnendruckmessung sind Kombinationspräpa-

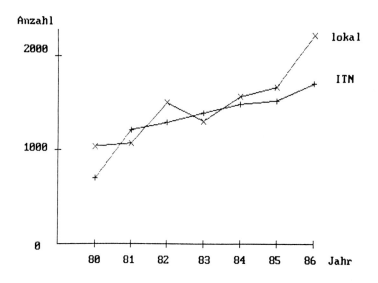

Abb. 1. Zahl der in Intubationsnarkose und in retrobulbärer Blockade durchgeführten intraokularen Eingriffe an der Augenklinik mit Poliklinik der Universität Erlangen-Nürnberg (01.07.1980 - 31.12.1986)

rate, denen noch Fluorescein beigemengt ist, z. B. Thilorbin, üblich. Obwohl die Anwendungen des Betäubungsmittelrechtes (BtMG) und die Betäubungsmittel-Verschreibungsverordnung (BtMVV) unter Berücksichtigung der zweiten Verordnung zur Änderung betäubungsmittelrechtlicher Vorschriften, gültig ab 01.08.1986, vom verordnenden Arzt berücksichtigt werden müssen, hat sich in der Augenheilkunde der Einsatz von Kokainhydrochlorid-Augentropfen 5%ig bis zum heutigen Tage erhalten und bewährt, da z. B. bei der Entfernung von Hornhautfäden die Auflockerung des Hornhautepithels als typische toxische Komplikation der lokalen Kokaineinwirkung sich günstig bei der Entfernung des 10 x 0 Nylonfadens auswirkt.

Indikationen für eine örtliche Tropfanästhesie sind Entfernungen eines subtarsalen Fremdkörpers und eines Hornhautfremdkörpers. Die Anästhesie der Tränenpünktchen dient als Vorbereitung zur Tränenwegsspülung. Minimale chirurgische Eingriffe im Sinne von exzisionellen Biopsien, z. B. von Papillomen oder granulomatösen Entzündungen der Bindehaut, lassen sich ebenfalls in Tropfanästhesie durchführen. Eine zusätzliche Gabe von adrenalinhaltigen Augentropfen erfolgt hierbei nicht, da systemische Wirkungen im Sinne einer Tachykardie bis zum Auftreten einer Arrhythmie beobachtet wurden.

Äußerste Sorgfalt bei der Einhaltung der Hygienevorschriften ist bei Verwendung von Lokalanästhetika in Tropfenform für mehrere Patienten erforderlich, einmal um eine Kontamination des Fläschchens mit den üblichen bakteriellen Erregern des äußeren Auges zu vermeiden; zum zweiten um die so gefürchtete hochkontagiöse epidemische Keratokonjunktivitis (Adenovirus Typ 8, 19 und andere) nicht zu übertragen.

## III Infiltrationsanästhesie

Ist die örtliche Tropfanästhesie infolge eines größeren geplanten Eingriffs am äußeren Auge nicht ausreichend, verwenden wir die Infiltrationsanästhesie im Sinne einer Einspritzung unter die Bindehaut von Mepivacain, d. h. Scandicain als 1%ige Lösung ohne zusätzlichen Vasokonstriktor. Es empfiehlt sich, das Anästhetikum direkt in den vorgesehenen Operationsbereich zu injizieren. Hierdurch kann man sich auch präparatorische Vorteile verschaffen, weil die Bindehaut sich von der Tenonschen Schicht ablöst bzw. sich besser von der Sklera abhebt. Indikationen sind z. B. die Operation eines Pterygiums, Exzisionen von größeren Bindehauttumoren, z. B. einer erworbenen Melanose der Bindehaut, eines Naevus pigmentosus der Bindehaut, eines umschriebenen malignen Melanoms der Bindehaut, eines Carcinoma in situ der Bindehaut etc. Auch zur transkonjunktivalen retinalen prophylaktischen Kryokoagulation reicht häufig eine Infiltrationsanästhesie der Bindehaut aus, damit der Patient die Kryode schmerzlos toleriert. Der Bulbus kann bei dieser Anästhesieform noch mitbewegt werden und ermöglicht dem Operateur hierdurch eine bessere Beurteilung der Netzhautperipherie. Durch Bulbusdruck kann jedoch der okulokardiale Reflex (4, 13) (siehe unten) ausgelöst werden!

## IV Regionale Nervenblockade

Nicht immer läßt sich das Operationsgebiet, insbesondere im Bereich der okulären Adenexe, d. h. der Lider, dem Tränenapparat und der Orbita, einem jeweiligen Nerv zuordnen, weshalb hier in der Praxis eine Infiltrationsanästhesie, z. B. mit Scandicain 1%ig, durchgeführt wird. Die regionale Anästhesie mittels Nervenblockade ist jedoch notwendig, wenn das zu operierende Gewebe selbst entzündlich verändert ist oder vor plastischen Eingriffen nicht zusätzlich infiltriert werden soll (17, 68).

### 1. N.-trigeminus-Blockade

Die Orbita und das periorbitale Gewebe wird durch die drei Äste des N. ophthalmicus ($V_1$), des N. trigeminus und durch die infraorbitalen und zygomatischen Äste des N. maxillaris ($V_2$) sensorisch versorgt.

a) N.-lacrimalis-Blockade
Das laterale Drittel des Oberlides und die Tränendrüse wird von diesem Nerv versorgt. Die Injektion erfolgt im oberen äußeren Quadranten der Orbita ca. 1,5 cm vom knöchernen Rand entfernt nach unten.

b) N.-frontalis-Blockade
Zur Behandlung von Prozessen des medialen und mittleren Drittels des Oberlides kann der supraorbitale Ast des N. frontalis

an der Stelle blockiert werden, wo er das Foramen supraorbitale verläßt.

c) N.-nasociliaris-Blockade
Bei Abrissen des oberen und unteren Tränenkanälchens sowie Operationen im Bereich des medialen Lidwinkels ist die Blockade des infratrochlearen Astes des N. nasociliaris erforderlich. Die Injektion erfolgt oberhalb des Ligamentum canthi im medialen Lidwinkel.

d) N.-zygomaticus-Blockade
Bei Operationen im Bereich des lateralen Lidwinkels mit Beteiligung des oberen und unteren Drittels des Oberlides empfiehlt sich eine Blockade dieses Nervs. Er tritt aus einem kleinen, leicht palpierbaren Foramen im Bereich des äußeren unteren Winkels der Orbita aus.

2. N.-facialis-Blockade

Eine effektive Akinesie des M. orbicularis oculi ist vor jedem den Bulbus eröffnenden Eingriff erforderlich.

a) Lidakinesie nach van Lint
Die Blockade erfolgt durch Injektion im Bereich des unteren lateralen Randes der Orbita mittels Mepivacain-HCl 1%ig (Scandicain), dem Naphazolinnitrat (Privin) 1 : 1 000 (2,5 ml auf 50 ml) zugesetzt sind.

b) Lidakinesie nach O'Brien
Um Schwellungen durch das injizierte Anästhetikum zu vermeiden, erfolgt hier die Blockade direkt am Austritt des N. facialis oberhalb des leicht zu palpierenden Kondylus der Mandibula. Bezüglich weiterer technischer Einzelheiten sei auf die Darstellung von BRUCE (9) sowie FRAYER und JACOBY (23) verwiesen. An unserer Klinik wird praktisch nur noch zu unserer vollen Zufriedenheit die Lidakinesie mittels Blockade der peripheren Nervusfacialis-Äste nach van Lint durchgeführt.

V  Retrobulbäre Blockade

Außer einer kompletten Akinesie des M. orbicularis oculi (siehe oben) ist eine Akinesie und Analgesie des Bulbus oculi erforderlich. Beides kann mit einer Injektion erreicht werden, setzt jedoch Beherrschen der Methodik und Erfahrung voraus.

Technik

Die verwendete Injektionskanüle ist 35 mm lang, die Spitze abgeschrägt (nach Schreck) (Abb. 2). Hierdurch wird das Ganglion ciliare noch erreicht, ohne die Blutgefäße im Orbitaeingang zu treffen. Der Patient soll während der Injektion nach oben und

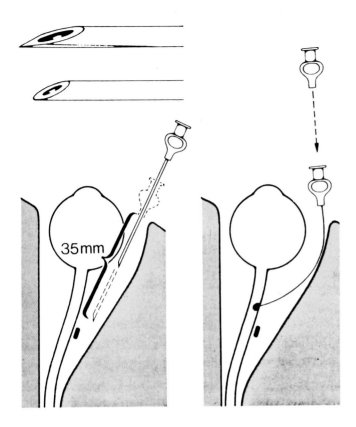

Abb. 2. Vorteile einer korrekten Retrobulbärblockade (linke Bildhälfte) mit einer 35 mm langen, festen, vorne stumpfen Nadel (nach Schreck). Gefahren und Komplikationen treten bei Verwendung einer zu dünnen, zu langen und vorne spitzen Kanüle auf, die zu Stauchungen im Gewebe, unkontrolliertem Injizieren und zu N.-opticus-Läsionen führen kann

medial blicken. Hierbei kontrahiert sich der M. obliquus inferior, so daß die Kanüle leichter unter ihm hindurch gleiten kann. Man injiziert durch das Unterlid von dem unteren lateralen Orbitawinkel aus. Zunächst palpiert man den unteren lateralen Orbitawinkel, sticht dort die Nadel durch die Haut und injiziert Mepivacain (Scandicain) 2%ig, Naphazolinnitrat und Hyaluronidase (Kinetin) (49) (Stammlösung: Mepivacain-HCl 2%ig 50 ml, Naphazolinnitrat 1 : 1 000 à 2,5 ml, Hyaluronidase (Kinetin) 450 I.E.). Danach hebt man die Nadelspitze durch Senken der Spritze etwas an und schiebt die Nadel gegen den Orbitaeingang nach hinten innen und oben. Danach führt man die Nadel in ihrer ganzen Länge in die Orbita ein und injiziert gleichzeitig langsam die genannte Lösung, um dadurch eventuell im Wege liegende Blutgefäße beiseite zu schieben (Abb. 3). Jetzt aspiriert man vorsichtig, um auszuschließen, daß die Nadel in einem Blutgefäß liegt. Sodann wird der Rest, insgesamt jedoch nicht mehr als 4 ml der Lösungsmenge injiziert. Man zieht die Kanüle heraus. Schon am Ende der Injektion kann eine partielle bis totale

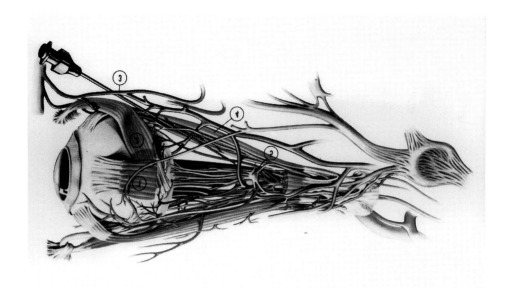

Abb. 3. Anatomischer Situs für die retrobulbäre Blockade. Der vordere Teil des Bulbus wird von der Nadel fortluxiert und das Ganglion ciliare wird leichter zugänglich. 1) M. rectus lateralis, 2) M. obliquus inferior, 3) V. ophthalmica inferior, 4) M. rectus inferior (Aus 75)

Okulomotoriuslähmung (Ptosis und Lähmung von Teilen der äußeren Augenmuskulatur) eintreten. Vor Beginn der Operation überzeuge man sich jedoch durch die Aufforderung an den Patienten: "Schauen Sie bitte nach rechts, nach links!", ob eine gehörige Bulbusakinesie vorliegt. Besteht vor Beginn der Operation keine genügende Analgesie, z. B. beim transkonjunktivalen Fassen des oberen und unteren geraden Augenmuskels, kann diese durch zusätzliche Gabe eines Lokalanästhetikums in Tropfenform herbeigeführt werden. Reicht dieses nicht aus, ist nochmals eine retrobulbäre Blockade, gegebenenfalls transkutan durch die Umschlagsfalte des Oberlides in den Orbitatrichter gerichtet, erforderlich.

## VI Lokalanästhesie mit Monitoring von Blutdruck und Pulsfrequenz

Obwohl bereits Anfang der 60er Jahre (40) sehr günstige Erfahrungen in Vollnarkose in der Ophthalmochirurgie mitgeteilt wurden, sind die Komplikationen der Vollnarkose bei den drei Risikogruppen in der Augenheilkunde, nämlich den Kindern, den Verletzten und den älteren Menschen (70), nicht von der Hand zu weisen. Erinnert sei hier auch an das bei Kindern (1 : 15 000) und bei Erwachsenen (1 : 50 000) vorkommende maligne Hyperthermiesyndrom (69) oder auch an die verlängerte Apnoe durch primären oder sekundären Cholinesterasemangel, wodurch die Patienten

Succinylcholin nicht abbauen können. Darüber hinaus können partielle postentzündliche Kiefersperren bestehen (siehe unten), die eine Intubation erschweren können.

Wir haben uns deshalb seit einigen Jahren in besonderer Weise der Optimierung der Lokalanästhesie in der Augenheilkunde ("Erlanger Modell") durch kontinuierliches "Monitoring" der wichtigsten anästhesiologischen Parameter angenommen.

## Technik

Nach der retrobulbären Blockade und gegebenenfalls Okulopression (41, 52, 53, 58, 66) wird der Patient in üblicher Weise so abgedeckt, daß die Atmung durch Nase und Mund nicht behindert ist. (Wünschenswert wäre ein auch in der Bundesrepublik Deutschland käufliches praktikables Gestell im Sinne des von TAYLOR angegebenen "Ophthalmic drap support", das intraoperativ genügend Luftzufuhr zu Nase und Mund erlaubt und damit eine endonasale Sauerstoffapplikation und die Verwendung reinen Sauerstoffs unnötig macht.)

Bereits auf der Station wird mehrmals der Blutdruck des Patienten gemessen, sodann beim Eintritt in den Operationssaal und vor Beginn der Retrobulbäranästhesie. Wir verwenden hierfür ein vollautomatisches Blutdruckmeßgerät (ACCUTORR 2A, Firma Datascope, 2800 Bremen 1). Hierbei werden digital Herzfrequenz, systolischer, diastolischer und Mitteldruck angezeigt und fortlaufend registriert. Liegt der Blutdruck bereits zu Beginn der Operation über 150 mm Hg, geben wir entweder sublingual Nifedipin (Adalat 1 Kapsel à 10 mg) oder über einen zuvor obligat angelegten i.v.-Zugang Glyceroltrinitrat (Nitrolingual) über einen Perfusor und vermindern somit die unerwünschte "Vis a tergo" (22, 27, 28, 31, 48). Die früher übliche Prämedikation unterbleibt, um keine Atemdepression und damit Anstieg des $PCO_2$ mit konsekutiver Dilatation der Aderhaut (Erhöhung der "Vis a tergo") zu induzieren. Dagegen wird eine Basismedikation (oral oder intravenös) dem Patienten selbstverständlich auch am Operationstage morgens gegeben (Herzglykoside, Antihypertonika, Antidiabetika etc.).

Dieses Verfahren setzt ebenfalls die Anwesenheit eines Anästhesisten beim Patienten voraus. Die intraoperative Blutdrucksteuerung zur Verminderung der "Vis a tergo" kann noch besser mit dem Operationsablauf synchronisiert werden, wenn (wie für jeden modernen Operationssaal der Ophthalmochirurgie zu fordern) eine Demonstration des Operationsgeschehens mittels Videokamera auf einem Monitor für Schwestern und Anästhesisten einsehbar erfolgt. In diesem Zusammenhang muß darauf hingewiesen werden, daß auch durch die intraoperative Gabe z. B. von Acetylcholin zur Verengung der Pupille eine arterielle Hypotonie und Bradykardie auftreten kann (7).

VII Kombination Lokalanästhesie und Intubationsnarkose ("Local general", "Local stand-by" bzw. Neuroleptanalgesie)

Insbesondere bei älteren Patienten mit einem erhöhten Narkoserisiko kann die Allgemeinanästhesie so flach gehalten werden, daß der Patient eben noch den Tubus toleriert. Die eigentliche Analgesie wird durch die retrobulbäre Blockade (siehe oben) erreicht. Dieses Verfahren setzt eine enge Kooperation zwischen Anästhesisten und Ophthalmologen voraus (9). Hierdurch kann das allgemeine Risiko der Intubationsnarkose so gering gehalten werden, daß der Patient die Narkose ohne Zwischenfälle übersteht und andererseits der Augenarzt den intraokularen, bulbuseröffnenden Eingriff in Standardlagerung unter optimalen Bedingungen durchführen kann, ohne daß für den Patienten die Gefahr einer Ateminsuffizienz besteht.

VIII Komplikationen der Lokalanästhesie

1. Okulokardialer Reflex (4, 13)

Obwohl ein Reflex etwas Physiologisches ist, soll dieses Geschehen sinngemäß unter den Komplikationen der Lokalanästhesie abgehandelt werden, da der okulokardiale Reflex bei Manipulationen am Auge den Patienten gefährden kann. Der afferente Schenkel des Reflexes sind die sensiblen Äste des N. trigeminus; der efferente Schenkel läuft über den N. vagus. Ausgelöst wird der Reflex durch Druck auf den Bulbus (unter anderem ein Mechanismus beim "Knock out" beim Boxen) sowie durch Zug an der Bindehaut, den orbitalen Geweben und den extraokulären Muskeln (Abb. 4), insbesondere dem M. rectus medialis. Auch durch die retrobulbäre Blockade kann der Reflex ausgelöst werden. Es können eine Bradykardie, Dysrhythmien, AV-Blockade, ein ventrikulärer Bigeminus und sogar ein Herzstillstand auftreten. Eine Hyperkapnie bzw. Hypoxämie scheint die Häufigkeit und Schwere des Reflexes zu steigern. Eine Prämedikation mit Atropin bzw. die intravenöse Gabe von Atropin (0,02 mg/kg KG) kann den Reflex verhüten.

Bemerkenswert ist, daß der okulokardiale Reflex auch während der Ophthalmoskopie bei Frühgeborenen zum Ausschluß einer Retinopathia praematurorum auftreten kann, wie das bei 31 % untersuchter Frühgeborener beobachtet wurde, bei denen das EKG unter der Ophthalmoskopie kontinuierlich aufgezeichnet werden konnte (11). Den Operateuren an den äußeren Augenmuskeln bekannt, für den jüngeren anästhesiologischen Kollegen jedoch immer wieder überraschend ist der okulokardiale Reflex trotz Intubationsnarkose auch bei Schieloperationen im Kindesalter (21). Inwieweit die Aussage zutrifft, daß Patienten mit dunkel oder hellbrauner Iris einen okulokardialen Reflex häufiger zeigen als solche mit grauer oder blauer Iris (Untersuchungen an 363 Patienten bei Schieloperationen) (26), muß durch weitere prospektiv erhobene Beobachtungen abgesichert werden. Selbst chirurgische Manipulationen in einer leeren Orbita - bei Zustand nach Enukleation,

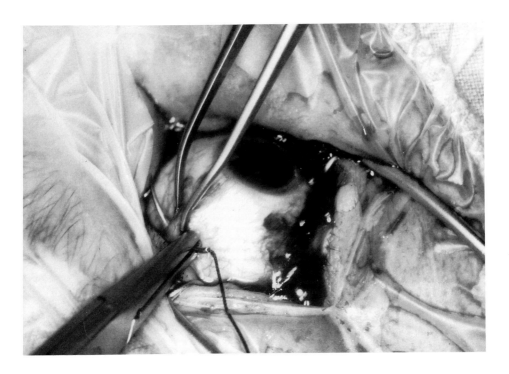

Abb. 4. Legen einer transkonjunktivalen Zügelnaht unter dem M. rectus superior als Vorbereitung zur Stabilisierung des Auges zur Kataraktextraktion. Auslösung eines okulokardialen Reflexes mit Bradykardie möglich

z. B. zur Schaffung einer prothesefähigen Augenhöhle oder z. B. bei Entfernung einer soliden Silikonprothese - können zu einem okulokardialen Reflex bis zur Asystolie (36) führen.

## 2. Mechanische Komplikationen der retrobulbären Blockade

Eine pralle Orbitablutung (60) kann bei retrobulbären Injektionen (14, 15, 16) zur Verschiebung der geplanten Operation zwingen, aber auch zu schwersten Komplikationen führen. Livide Lider mit enger Lidspalte, die passiv und aktiv nur wenig geöffnet werden kann, eine akut einsetzende Protrusio bulbi mit weitgehender aktiver und passiver Immobilisierung und fehlender Redressierbarkeit des Augapfels sowie ein plötzlicher Anstieg des intraokularen Drucks auf sehr hohe Werte mit Ischämie von Netzhaut und Papille bis zur Amaurose können mit Allgemeinsymptomen im Sinne eines okulokardialen Reflexes (Bradykardie, Brechreiz, Schweißausbruch) einhergehen. In solchen Fällen ist sofort durch einen Killianschen Bogenschnitt von 2 - 3 cm Breite am temporal unteren Orbitarand mit dem Skalpell durch die Haut, M. orbicularis oculi und Septum orbitale eine Entlastung durchzuführen, um das Hämatom zu entleeren. Es kann sonst zur Amaurose kommen, da die Netzhaut eine Ischämie nur wenige Stunden überlebt. Bei unsachgemäßer retrobulbärer Anästhesie bzw. auch bei

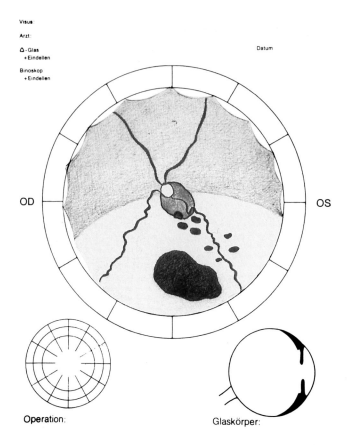

Abb. 5 a. Pat. Schr. B., geb. 02.05.1917. Zustand nach iatrogener Bulbusperforation mit Amotio retinae non sanata. Fundusskizze (nach einer Originalzeichnung von K. W. R.) (Aus 47)

hochmyopen Augen oder unerwartetem Sklerastaphylom muß mit einer akzidentellen Bulbusperforation gerechnet werden (43). Bei einer einschlägigen Beobachtung erfolgte die Injektion von 0,5 ml Lidocain 2%ig zusammen mit Epinephrin 1 : 100 000 in den Bulbus (44). Ein dauerhafter Schaden blieb nicht zurück. Unterschiedlich bewertet werden muß, ob bei einer iatrogenen Bulbusperforation bei para- und retrobulbären Injektionen das Anästhetikum oder Medikament intrabulbär oder im Rahmen einer Doppelperforation wieder parabulbär appliziert worden ist. Bei ersterer Variante kommt neben der mechanischen Schädigung noch eine toxische Komponente hinzu. Bei letzterem Mechanismus stehen die mechanischen Komplikationen bis zur Amotio retinae im Vordergrund (5). Auch direkte Optikus- und Retinaverletzungen durch retrobulbäre Injektionen wurden beobachtet; einmal nach retrobulbärer Blockade als Vorbereitung für eine periphere Iridektomie im Sinne einer direkten Optikusschädigung mit konsekutiver Amaurose und einmal nach Applikation eines Kortikosteroids wegen Retrobulbärneuritis. Hier war es zu insgesamt vier in Serie angeordneten Perforationen von Sklera, Aderhaut und Netzhaut

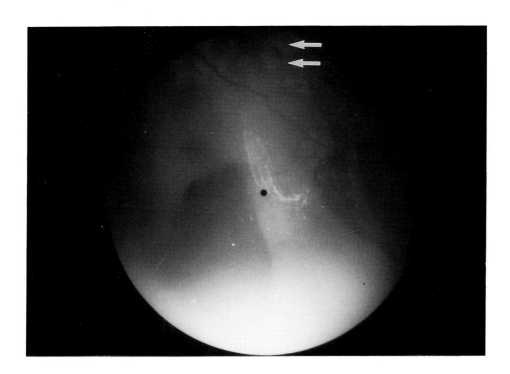

Abb. 5 b. Pat. Schr. B., geb. 02.05.1917. Zustand nach iatrogener Bulbusperforation mit Amotio retinae non sanata. Fundusphoto mit hochblasiger Amotio retinae (Pfeile), subretinaler Blutung und reaktiver Narbenbildung (Aus 47)

(Abb. 5 a und b) gekommen, die zu einer Amotio retinae non sanata führten (47). Bemerkenswert sind die Beobachtungen von FRIEDBERG und KLINE (25) sowie AHN und STANLEY (1), daß es zu einer kontralateralen Amaurose nach retrobulbärer Blockade mit einem Lokalanästhetikum kommen kann, offenbar deshalb, weil das Anästhetikum über den Subarachnoidalraum zum Chiasma an den kontralateralen N. opticus gelangen konnte. Auch nach Operationen im Gesichtsbereich wird der ophthalmologische Konsiliarius nicht selten notfallmäßig bemüht, weil auf der ipsilateralen Seite Doppelbilder "Gray outs" bzw. "Black outs" im Sinne einer Amaurosis fugax oder sogar einer länger anhaltenden Amaurose eingetreten sind (6, 12, 34, 42, 54). Für den Anästhesisten bedeutsam ist die Beobachtung, daß eine segmentale Aderhautischämie durch Kompression des Auges bei längerzeitiger Bauchlagerung im Rahmen von Laminektomien beobachtet wurde (35), was als mechanischer Effekt gedeutet werden muß.

3. Embolische Komplikationen der Lokalanästhesie

a) Parabulbäre Injektionen
Wird ein kristallines Kortikosteroid parabulbär injiziert, kann es zum Einschwemmen in das arterielle Gefäßsystem und damit zu einer Embolie des retinalen Gefäßsystems kommen (19). Durch die

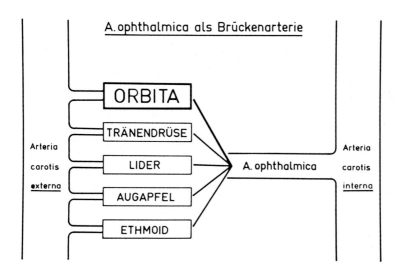

Abb. 6. A. ophthalmica als Brückengefäß zwischen A. carotis interna und A. carotis externa (Aus 39)

Brückengefäße (Abb. 6) zwischen A. facialis und A. ophthalmica kann es auch bei Injektionen im Lidbereich zur embolischen Einschwemmung von kristallinen Kortikosteroidpartikeln in das Auge mit schwersten ischämischen Veränderungen des vorderen (Abb. 7) und hinteren Segments bis zur Amaurose kommen (39, 45).

b) Retrobulbäre Blockade
Ein Verschluß der A. centralis retinae ohne eine nachweisbare retrobulbäre Hämorrhagie nach retrobulbärer Anästhesie beobachteten KLEIN et al. (37). Ein kombinierter arteriovenöser Verschluß der retinalen Zentralgefäße wurde bei insgesamt drei Patienten dokumentiert (62). Hier fand sich ultrasonographisch und auch im Computertomogramm ein auf der befallenen Seite deutlich verdickter N. opticus, so daß hier auch von einer mechanischen Schädigung ausgegangen werden kann.

4. Allgemeine Reaktionen bei Lokalanästhesie

Hier werden alle Phänomene zusammengefaßt, die nicht sicher als allergische bzw. toxische Reaktionen aufzufassen sind. Bei Applikation von Lokalanästhetika in die Blutbahn kann es zum Atemstillstand (8, 72), aber auch zum Herz-Kreislauf-Stillstand (2, 18) kommen. Neben einer Agitiertheit und Desorientierung kann es außerdem zu Grand-mal-Anfällen nach retrobulbärer Blockade kommen (50).

5. Allergische Reaktionen bei Lokalanästhesie

a) Allergie vom Soforttyp (Typ I) bei lokaler Anwendung von Tropfanästhetika
Insbesondere Patienten, denen im Rahmen von Augeninnendruck-

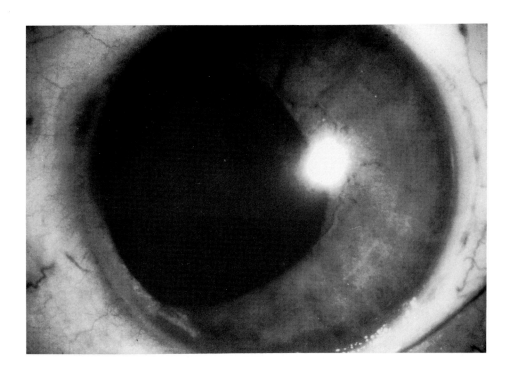

Abb. 7. Linkes Auge: Sektorenförmige Irisatrophie nach segmentalem ischämischem Aderhautinfarkt durch kristalline Kortikosteroid-Emboli nach subkutaner Injektion im Gesicht (Aus 39)

messungen wiederholt Lokalanästhetika appliziert worden sind, können eine Allergie vom Soforttyp mit schwerer allergischer Konjunktivitis und Dermatitis entwickeln. Hier muß sofort das Lokalanästhetikum abgesetzt werden, um weiteren Schaden zu verhindern, und gegebenenfalls nach Austestung ein anderes Präparat verwendet werden. Hinzuweisen bleibt, daß Augentropfen - vom Gesetzgeber vorgeschrieben - Konservierungsstoffe beigesetzt werden müssen, aufgrund derer sich ebenfalls eine Allergie vom Soforttyp bei ca. 10 % der Patienten entwickeln kann (71). Hier muß bei Verwendung eines anderen Lokalanästhetikums geprüft werden, ob in diesem der gleiche oder ein anderer Konservierungsstoff als bei dem ersteren zugesetzt wurde.

b) Allergische Reaktionen bei Infiltrations- und regionaler Nervenblockade
Einige Patienten berichten, daß nach zahnärztlichen Lokalanästhesien allgemeine Reaktionen aufgetreten sind. Hier ist zu prüfen, welches Präparat verwandt wurde und ob gegebenenfalls Adrenalin als Vasokonstriktor zugesetzt war. An unserer Klinik sind Adrenalin und Vasopressin (POR 8) nicht erlaubt, weil schwere ischämische Gefäßverschlüsse bei adrenalin- und vasopressinhaltigen Injektionen im parabulbären Bereich beobachtet wurden.
Für POR 8 besteht deshalb in unserem Fachgebiet keine Indikation.

## 6. Toxische Reaktionen durch Lokalanästhesie

Lokalanästhetika blockieren die Impulsausbreitung in Nervenfasern, indem der für eine Depolarisation notwendige Einstrom von Natriumionen verhindert wird. Die Nervenmembran wird somit "stabilisiert". Bei richtiger Injektion nahe am Nerven liegt die lokale Konzentration des Arzneimittels um mehrere Größenordnungen höher als die systemische Konzentration nach anschließender Resorption. Die Wirkungen sind auf die Applikationsstelle beschränkt. Falls sich eine hohe systemische Konzentration entwickelt, werden erregbare Membranen auch in anderen Geweben betroffen, und es kommt deshalb zu systemischen Manifestationen (3, 30): 1. Zeichen einer Intoxikation des zentralen Nervensystems, 2. Zeichen einer Myokarddysfunktion. Es können unter anderem Konvulsionen, ein Koma und eine Apnoe auftreten. Bei der Anwendung von Lokalanästhetika in der Augenheilkunde im Lid- und retrobulbären Bereich ist deshalb stets die empfohlene Höchstdosis zu beachten, die für Mepivacain (Scandicain/Meaverin) bei 300 mg liegt. D. h. von einer 1%igen Lösung dürfen nicht mehr als 30 ml und von einer 2%igen Lösung nicht mehr als 15 ml appliziert werden.

Außer den oben genannten primären toxischen Nebenwirkungen von Lokalanästhetika können sekundäre toxische Nebenwirkungen auftreten, wie allergische Reaktionen, Methämoglobinbildung sowie vasopressorische Begleitwirkungen. Diese sind zwar selten, können aber generell nicht ausgeschlossen werden. Überempfindlichkeitsreaktionen werden in der Regel nur auf den als Kontaminationsschutz zugesetzten Stoff Methylparaben beobachtet (55).

## IX Verhütung der Komplikationen der Lokalanästhesie

### 1. Komplikationen der örtlichen Tropfanästhesie

Eine wahllose Behandlung von Augenschmerzen durch lindernde Tropfanästhetika ist kontraindiziert, da das Symptom Augenschmerz hierdurch vorübergehend kupiert wird, jedoch nicht die eigentliche Ursache, z. B. ein Hornhautfremdkörper oder ein beginnendes Hornhautulkus, beseitigt wird (56). Eine bekannte Allergie auf Lokalanästhetika sollte auf der Akte bereits erkennbar festgehalten werden und statt dessen ein anderes Tropfanästhetikum verwandt werden.

### 2. Infiltrationsanästhesie und regionale Nervenblockade

Die Gabe von adrenalinhaltigen Vasokonstriktoren im Augenbereich ist kontraindiziert, ebenso wie die Gabe von kristallinen Kortikosteroiden (z. B. bei der Behandlung einer Iritis oder zur Behandlung eines Narbenkeloids der Lidhaut) (39, 47).

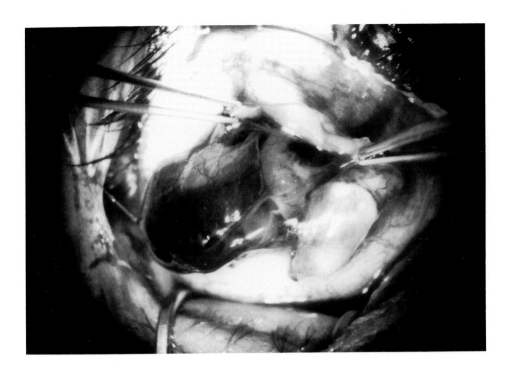

Abb. 8. Perforierende Hornhaut-Sklera-Verletzung mit expulsiver Blutung intraoperativ mit Vorfall von Linse (L), Glaskörper und Netzhaut (R)

3. Retrobulbäre Blockade

Bei Verwendung einer 35 mm langen, speziell für die Retrobulbärblockade vorgesehenen, vorne abgestumpfen Nadel (nach Schreck) wird das Gewebe mechanisch zur Seite gedrängt, ohne daß Gefäße in der Tiefe der Orbita angestochen werden. Langsames Vorschieben der Nadel in den retrobulbären Raum unter ständigem Einspritzen des Lokalanästhetikums führt zum mechanischen Auseinanderweichen der Gewebe und damit Vermeidung einer Gefäßpunktion. Vor jeder retrobulbären Blockade sollte sich jedoch der Operateur über die Achsenlänge des Auges klar werden. Bei Augenachsenlängen von mehr als 27 mm (vergleiche Befund der Okulometrie) ist die Operation möglichst in Intubationsnarkose durchzuführen.

4. Lokalanästhesie mit Blutdruck- und Pulsfrequenzüberwachung

Die expulsive Blutung - extreme Folge der akuten Bulbushypotonie - gehört auch heute noch zu den gefürchtetsten Komplikationen der Kataraktextraktion (10, 24, 29, 32, 64, 65, 73, 74) (Abb 8). Allein auf die intrakapsuläre Kataraktextraktion bezogen, muß in 0,19 % mit diesem Ereignis gerechnet werden (65). Durch kontinuierliche prä- und intraoperative Blutdruck- und Pulsfrequenzüberwachung wird einer nicht erwünschten Aderhaut-

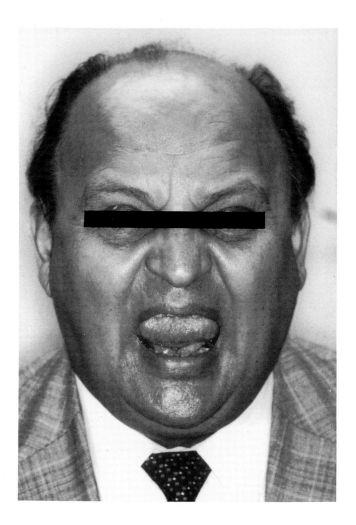

Abb. 9. Pat. H. M., geb. 18.07.1929. Postentzündliche partielle Kiefersperre, erhebliche Schwierigkeiten bei der Intubationsnarkose, passagere arterielle Hypotension, ischämischer Papilleninfarkt nach Kataraktextraktion links, einfache Optikusatrophie

schwellung nach Eröffnung des Auges vorgebeugt. Unsere ersten diesbezüglichen Erfahrungen (48, 57) sprechen dafür, daß die Frequenz intraoperativer Komplikationen, wie Irisvorfall, Defekt der Linsenhinterkapsel, Glaskörpervorfall, und die Frequenz der expulsiven Blutung durch diese Maßnahme gesenkt werden kann.

5. Verhütung von Komplikationen bei der Kombination retrobulbäre Blockade und Intubationsnarkose

Die Beurteilung der Risikofaktoren der Intubationsnarkose gelten auch hier (partielle Kiefersperre (Abb. 9), primärer und

sekundärer Cholinesterasemangel etc.). Vorschläge zur Verhütung
von Komplikationen bei der retrobulbären Blockade: siehe oben.


Literatur

1. AHN, J. C., STANLEY, J. A.: Subarachnoid injection as a complication of retrobulbar anesthesia. Amer. J. Ophthal. 110, 225 (1987)

2. ALBRIGHT, G. A.: Cardiac arrest following regional anesthesia with etidocaine or bupivacaine. Anesthesiology 51, 285 (1979)

3. ALPER, M. H.: Toxicity of local anesthetics. New Engl. J. Med. 295, 1432 (176)

4. ASCHNER, B.: Über einen bisher noch nicht beschriebenen Reflex vom Auge auf Kreislauf und Atmung. Verschwinden des Radialispulses bei Druck auf das Auge. Wien. klin. Wschr. 21, 1529 (1908)

5. BERG, P., KROLL, P., KÜCHLE, H. J.: Iatrogene Bulbusperforation bei para- und retrobulbären Injektionen. Klin. Mbl. Augenheilk. 189, 170 (1986)

6. BLAXTER, P. L., BRITTEN, M. J. A.: Transient amaurosis after mandibular nerve block. Brit. med. J. 1967 2, 681

7. BRINKLEY, J. R., HENRICK, A. H.: Vascular hypotension and bradycardia following intraocular injection of acetylcholine during cataract surgery. Amer. J. Ophthal. 97, 40 (1984)

8. BROOKSHIRE, G. L., GLEITSMANN, K. Y., SCHENK, E. C.: Life-threatening complication of retrobulbar block. Ophthalmology 93, 1476 (1986)

9. BRUCE, R. A. jr., McGOLDRICK, K. E., OPPENHEIMER, P.: Anesthesia for ophthalmology. Birmingham: Aesculapius 1982

10. BUKELMAN, A., HOFFMANN, P., OLIVER, M.: Limited choroidal hemorrhage associated with extracapsular cataract extraction. Arch. Ophthal. 105, 338 (1987)

11. CLARKE, W. N., HODGES, E., NOEL, L. P., ROBERTS, D., CONEYS, M.: The oculocardiac reflex during ophthalmoscopy in premature infants. Amer. J. Ophthal. 99, 649 (1985)

12. COOPER, J. C.: Deviation of eye and transient blurring of vision after mandibular nerve anesthesia. J. oral Surg. 20, 151 (1962)

13. DAGNINI, G.: Bull. sc. Med. 8, 380 (1908). Zit. nach K. EYRICH, W. DODEN, W. SCHENK, 1964

14. DODEN, W.: Komplikationen retrobulbärer Injektionen. Klin. Mbl. Augenheilk. 154, 126 (1969)

15. DODEN, W.: Sensorische Funktionsminderung. Eine erwünschte Nebenwirkung der retrobulbären Anästhesie. Klin. Mbl. Augenheilk. 161, 641 (1972)

16. DODEN, W.: Optikusblockade durch retrobulbäre Anästhesie. Klin. Mbl. Augenheilk. 184, 311 (1984)

17. DUDZIAK, R., KLEIN, G.: Indikationen zur Regionalanästhesie. Dtsch. Ärztebl. 80, 39 (1983)

18. EDDE, R. R., DEUTSCH, S.: Cardiac arrest after interscalene brachial-plexus block. Anesth. Analg. 56, 446 (1977)

19. ELLIS, P. P.: Occlusions of the central retinal artery after retrobulbar corticosteroid injection. Amer. J. Ophthal. 85, 352 (1978)

20. ERIKSSON, E.: Atlas der Lokalanästhesie, 2. Aufl. Stuttgart: Thieme 1980

21. EYRICH, K., DODEN, W., SCHENK, W.: Okulokardialer Reflex und Narkoseproblematik bei Schieloperationen im Kindesalter. Klin. Mbl. Augenheilk. 145, 66 (1964)

22. FRANKE, N.: Einfluß der kontrollierten Hypotension auf die Mikrozirkulation. Fortschr. Med. 100, 1402 (1982)

23. FRAYER, W. C., JACOBY, J.: Local anesthesia. In: Clinical ophthalmology (eds. Th. D. DUANE, E. A. JAEGER), vol. 5, Chapter 2, p. 1. Philadelphia: Harper & Row 1986

24. FRENKEL, R. E. P., SHIN, D. H.: Prevention and management of delayed suprachoroidal hemorrhage after filtration surgery. Arch. Ophthal. 104, 1459 (1986)

25. FRIEDBERG, H. L., KLINE, O. R.: Contralateral amaurosis after retrobulbar injection. Amer. J. Ophthal. 101, 688 (1986)

26. FRY, E. N. S., HALL-PARKER, J. B.: Eye hue and the oculocardiac reflex. Brit. J. Ophthal. 62, 116 (1978)

27. GIELER, J., HEUSER, D.: Verschiebungen des Iris-Linsen-Diaphragmas unter Einfluß vasoaktiver Pharmaka. Vorläufige Mitteilung tierexperimenteller Befunde. In: Wundheilung des Auges und ihre Komplikationen (eds. G. O. H. NAUMANN, B. GLOOR), p. 73. München: Bergmann 1980

28. GIELER, J., BAUR, K. F., EISERT, St.: Kontrollierte Hypotension bei schwierigen intraokularen Eingriffen. Prakt. Anästh. 12, 390 (1977)

29. GIRARD, L. J., SPAK, K. E., HAWKINS, R. S.: Expulsive hemorrhage during intraocular surgery. Ophthalmology 77, 119 (1973)

30. HEMPEL, V., LENZ, G.: Lokalanästhetika - Wirkungsweise, Eigenschaften, Pharmakokinetik und Toxizität. Anästh. Intensivmed. 23, 337 (1982)

31. HEUSER, D., GIELER, J., JEHNICHEN, R.: Ein Verfahren zur kontinuierlichen Registrierung sagittaler Verschiebungen des Iris-Linsen-Diaphragmas im tierexperimentellen Modell. In: Wundheilung des Auges und ihre Komplikationen (eds. G. O. H. NAUMANN, B. GLOOR), p. 71. München: Bergmann 1980

32. HOLLAND, G.: Zur Klinik der expulsiven Blutung nach Kataraktoperation. Klin. Mbl. Augenheilk. 149, 859 (1966)

33. HONEGGER, H., HESSLER, H.: Die Entwicklung der Lokalanästhesie durch Karl Koller. Klin. Mbl. Augenheilk. 157, 428, 569, 714 (1970)

34. HYAMS, S. W.: Oculomotor palsy following dental anaesthesia. Arch. Ophthal. 94, 1281 (1976)

35. JAMPOL, L. M., GOLDBAUM, M., ROSENBERG, M., BAHR, R.: Ischemia of ciliary arterial circulation from ocular compression. Arch. Ophthal. 93, 1311 (1975)

36. KERR, W. J., VANCE, J. P.: Oculocardiac reflex from the empty orbit. Anaesthesia 38, 883 (1983)

37. KLEIN, M. L., JAMPOL, L. M., CONDON, P. I.: Central retinal artery occlusion without retrobulbar hemorrhage after retrobulbar anesthesia. Amer. J. Ophthal. 93, 573 (1982)

38. KOLLER, K.: Ber. dtsch. Ophthalm. Ges. 16, 60 (1884)

39. KRÖNER, B.: Multiple ischämische Infarkte in Retina und Uvea durch kristalline Kortiko-Steroid-Emboli nach subkutaner Injektion im Gesicht. Klin. Mbl. Augenheilk. 178, 121 (1981)

40. KRONSCHWITZ, H., MACKENSEN, G.: Erfahrungen mit der Vollnarkose in der Ophthalmochirurgie. Klin. Mbl. Augenheilk. 142, 681 (1963)

41. KUTSCHERA, E., SAUERMANN-RUGE, I.: Spätergebnise der Kataraktoperation nach Okulopression. Klin. Mbl. Augenheilk. 167, 550 (1975)

42. LEOPOLD, P. J.: Diplopia following injection of a local anesthetic. Dent. Prac. Dent. Rec. 22, 92 (1971)

43. LINCOFF, H., KREISSIG, I.: Lokalanästhesie mit akzidenteller Bulbusperforation - ein akuter Notfall? Klin. Mbl. Augenheilk. 188, 128 (1986)

44. LINCOFF, H., ZWEIFACH, P., BRODIE, S., FUCHS, W., GROSS, S., KORNMEHL, E., KRAUSS, M., IWAMOTO, T., JAKOBIEC, F.: Intraocular injection of lidocain. Ophthalmology 92, 1587 (1985)

45. MABRY, R. L.: Visual loss after intranasal corticosteroid injection. Arch. Otolaryng. 107, 484 (1981)

46. MARX, P., LAGLOIS, J., BRASSEUR, G.: Transitory blindness after retrobulbar anaesthesia. Bull. soc. Ophthal. Fr. 79, 925 (1979)

47. MEYTHALER, F. H., NAUMANN, G. O. H.: Direkte Optikus- und Retinaverletzung durch retrobulbäre Injektion. Klin. Mbl. Augenheilk. 190, 201 (1987)

48. MICHELSON, G., LANG, G. K., RUPRECHT, K. W., NAUMANN, G. O. H.: Monitoring des arteriellen Blutdruckes bei der intraocularen Chirurgie. Kongressbericht d. Dtsch. Ges. f. Intraocularlinsen Implantation (Im Druck)

49. MINDEL, J. S.: Value of hyaluronidase in ocular surgical akinesia. Amer. J. Ophthal. 85, 643 (1978)

50. MYERS, I. F., RAMIREZ, R. C., BONIUK, I.: Grand mal seizures after retrobulbar block. Arch. Ophthal. 96, 847 (1978)

51. NAUMANN, G. O. H., EISERT, S., GIELER, J., BAUR, K. F.: Kontrollierte Hypotension durch Natrium-Nitroprussid bei der Allgemeinnarkose für schwierige intraokulare Eingriffe. Klin. Mbl. Augenheilk. 170, 922 (1977)

52. PFANDL, E.: Hypotonie durch Okulopression. Vermeidung von Glaskörperverlust bei der Kataraktoperation. Klin. Mbl. Augenheilk. 163, 596 (1973)

53. PFANDL, E.: Kataraktoperation in Hypotonie nach Okulopression. Klin. Mbl. Augenheilk. 152, 550 (1968)

54. ROOD, J. P.: Ocular complication of inferior dental nerve block. Brit. dent. J. 132, 23 (1972)

55. RUPIERER, N.: Lokalanästhesie nach 100 Jahren. Wirkungsmechanismen, Wirkungsdauer und Wirkungsgrenzen. Dtsch. Ärztebl. 80, 49 (1983)

56. RUPRECHT, K. W.: Notfall-Situationen in der Ophthalmologie. Erstmaßnahmen in der Praxis und Klinik. Folge 1: Leitsymptom "Akute Sehstörung"; Folge 2: Leitsymptome "Augenschmerz" - "Orbitaphlegmone" - "Rotes Auge"; Folge 3: Leitsymptome "Verletzungsfolgen" - "Bewußtlosigkeit" - "Diplopie". Fortschr. Med. 101, 1136, 1278, 1378 (1983)

57. RUPRECHT, K. W., NAUJOKS, B.: Verminderung der "Vis a tergo" durch "Monitoring" anaesthesiologischer Parameter. Unveröffentlicht, 1987

58. SCARPATETTI, A.: Okulopression mit dem Okulopressor simplex. Klin. Mbl. Augenheilk. 184, 468 (1984)

59. SCHLEGEL, H. J.: Lokale Langzeitanästhesie - eine Bereicherung für die Ophthalmochirurgie? Klin. Mbl. Augenheilk. 171, 359 (1977)

60. SCHNAUDIGEL, O.-E., DODEN, W.: Pralle Orbitablutungen. Fortschr. Ophthal. 79, 298 (1982)

61. SCHRECK, E.: Persönliche Mitteilung 1987

62. SULLIVAN, K. L., BROWN, G. C., FORMAN, A. R., SERGOTT, R. C., FLANAGAN, J. C.: Retrobulbar anesthesia and retinal vascular obstruction. Ophthalmology 90, 373 (1983)

63. TAYLOR, D. M.: Expulsive hemorrhage. Amer. J. Ophthal. 78, 961 (1974)

64. VÖLCKER, H. E., GIELER, J.: Morphologie von Uvea und Retina bei akuter und chronischer Hypotonie. In: Wundheilung des Auges und ihre Komplikationen (eds. G. O. H. NAUMANN, B. GLOOR), p. 121. München: Bergmann 1980

65. VÖLCKER, H. E.: "Expulsive Blutung" - extreme Folge der akuten Bulbus-Hypotonie. Fortschr. Ophthal. 79, 417 (1983)

66. VÖRÖSMARTHY, D.: Oculopression. Habilitationsschrift. Akad. f. Ärztl. Fortbildung, Berlin 1964

67. VÖRÖSMARTHY, D.: Okulopressor, ein Instrument zur Erzeugung intraokularer Hypotonie. Klin. Mbl. Augenheilk. 151, 376 (1967)

68. WÅHLIN, Å.: Blockade des N. ophthalmicus. In: Atlas der Lokalanästhesie (ed. E. ERIKSSON), p. 64. Stuttgart: Thieme 1980

69. WATERMAN, P. M.: Malignant hyperthermia syndrome. Amer. J. Ophthal. 92, 461 (1981)

70. WERNER, W.: Allgemeinerkrankungen bei Katarakt-operierten Patienten. Klin. Mbl. Augenheilk. 173, 850 (1978)

71. WILSON, L. A., McNATT, J., REITSCHEL, R.: Delayed hypersensitivity to thimerosal in soft contact lens wearers. Ophthalmology 88, 804 (1981)

72. WITTPENN, J. R., RAPTOZA, P., STERNBERG, P. jr., KUWASHIMA, L., SAKLAD, J., PATZ, A.: Respiratory arrest following retrobulbar anesthesia. Ophthalmology 93, 867 (1986)

73. WOLLENSAK, J.: Klinische Beobachtungen von Aderhauthämorrhagie und chorioidaler Effusion. Ein Beitrag zur expulsiven Blutung. Klin. Mbl. Augenheilk. 182, 272 (1983)

74. WOLTER, J. R.: Expulsive hemorrhage: a study of histopathological details. Graefe's Arch. clin. exp. Ophthal. 219, 155 (1982)

75. WULFING, B.: Die Oberflächen-Anästhesie der Kornea und Konjunktiva, die Infiltrationsanästhesie in der Ophthalmologie. In: Atlas der Lokalanästhesie (ed. E. ERIKSSON), p. 26. Stuttgart: Thieme 1980

# Die Wirkung von Anästhetika und Muskelrelaxanzien auf den intraokulären Druck

Von J.-P. Jantzen

Die Allgemeinnarkose fand bereits 1847 Anwendung in der Ophthalmochirurgie - also über 35 Jahre vor Einführung der Lokalanästhesie durch Karl KOLLER (15). Die damaligen Allgemeinnarkosen erwiesen sich für operative Eingriffe am Auge jedoch als so problematisch, daß ein Jahrhundert lang ausschließlich die Lokalanästhesie zur Anwendung kam. Eine allmähliche Hinwendung zur Allgemeinanästhesie begann in den 50er Jahren, zeitlich einhergehend mit der Verfeinerung ophthalmologischer Operationstechniken, ermöglicht durch die Einführung feineren Nahtmaterials und des Operationsmikroskops (6). Die Entwicklung schonender Narkoseverfahren erlaubte es, die häufig polymorbiden ophthalmologischen Patienten auch technisch schwierigen und längerdauernden operativen Eingriffen zuzuführen. Daß diese Entwicklung auch dem Wunsch der Patienten entsprach, belegt eine Untersuchung von CRIDLAND aus dem Jahre 1958 (3). Er fand heraus, daß 90 % der Patienten, die sich einem ophthalmochirurgischen Eingriff je in Lokalanästhesie und Allgemeinnarkose unterzogen hatten, für einen dritten Eingriff die Narkose bevorzugen würden.

Einer der anerkannten Vorteile der Allgemeinnarkose ist die gute Steuerbarkeit des intraokulären Drucks (IOD). Dieser ist definiert als der Druck, den der Inhalt des Bulbus auf die korneosklerale Hülle ausübt, und somit eine Funktion von innerem Druck und äußerem Gegendruck. Dabei setzt sich der Innendruck aus den Komponenten Kammerwasser- und Perfusionsbilanz als dynamische Größen sowie dem Glaskörpervolumen und dem osmotischen Druckgradienten als vorwiegend statischen Größen zusammen (Abb. 1).

Neben der Wirkung von präoperativer Medikation und Hydratation ist die intraoperative Lagerung des Patienten für den IOD von Bedeutung. Die mechanischen und chemischen Wirkungen der kontrollierten Beatmung sowie die der verabreichten Anästhetika sind weitere Steuermechanismen. Ihr gezielter Einsatz setzt die Kenntnis der Physiologie des Augeninnendrucks voraus.

## Arterieller Blutdruck

Wie andere Organe ist auch das Auge durch einen Autoregulationsmechanismus vor extremen Schwankungen des Systemkreislaufs geschützt. Dieser Mechanismus bewahrt den Hypertoniker vor einem chronischen Glaukom. Untersuchungen von MACRI und HAUCK haben ergeben, daß der Druck in der Arteria ophthalmica dem in der Arteria brachialis/Arteria femoralis entspricht und mit dem IOD nur schwach korreliert (10, 20). Eine gute Korrelation findet sich dagegen zwischen IOD und dem Druck in der Arteria iridis, so daß der Ort der Autoregulation zwischen Arteria ophthalmica und Circulus arteriosus iridis angenommen werden muß. Diese

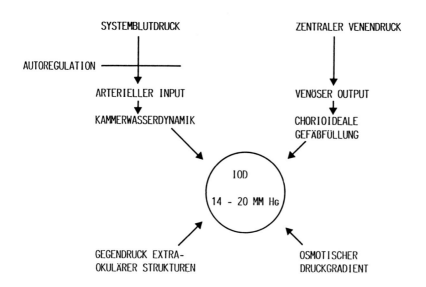

Abb. 1. Determinanten des intraokulären Drucks

Autoregulation erstreckt sich über einen mittleren arteriellen Druckbereich von ca. 90 - 130 mm Hg. Ein Systemdruck außerhalb dieses Bereiches führt zu gleichgerichteten Änderungen des IOD. Wenn der arterielle Mitteldruck auf 60 mm Hg gesenkt wird, nähert sich der IOD dem Residualdruck des Auges an. Folglich gilt die kontrollierte Hypotension als die effektivste Maßnahme zur intraoperativen IOD-Senkung.

Zentraler Venendruck

Der ZVD beeinflußt den intraokulären Druck über eine Hemmung oder Begünstigung des Abflusses von Venenblut und Kammerwasser (Abb. 2). Nach MACRI besteht zwischen IOD und dem Venendruck eine mathematisch erfaßbare lineare Beziehung ([19]). Eine Vergrößerung des Druckgradienten zwischen Bulbus und Thorax führt zu einer einer verbesserten Drainage der Orbita und somit zu einem IOD-Abfall. Dies ist der Mechanismus IOD-senkender Maßnahmen, wie der umgekehrten Trendelenburg-Lagerung und der Wechseldruckbeatmung. Noch wesentlicher als der orbitale Blutfluß ist das Blutvolumen, das eine Funktion der Wandspannung der uvealen Kapazitätsgefäße ist. Deren Myotonus reagiert sensibel auf Veränderungen der Blutgase, vor allem auf den $CO_2$-Partialdruck. Diese ausgeprägte Chemoreaktivität der Uveagefäße ermöglicht eine IOD-Senkung durch kontrollierte Hyperventilation.

Humor aquosus

Das Kammerwasser ist eine klare, leicht hyperosmolare und schwach azidotische Flüssigkeit, die in einer Größenordnung von 2,5 μl/min vom Ziliarkörper in die Augenhinterkammer sezerniert wird. Die Gesamtmenge in vorderer und hinterer Augenkam-

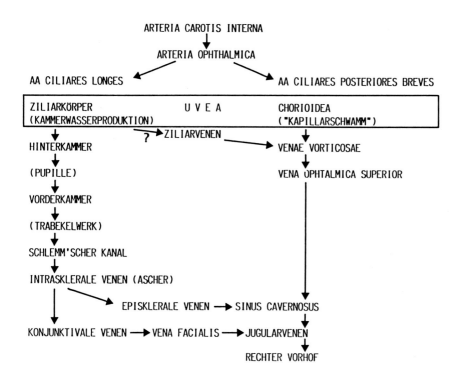

Abb. 2. Gefäßversorgung des Auges

mer beträgt ca. 0,3 ml. Die Bilanzierung von Produktion und Drainage des Kammerwassers ist der Mechanismus, mit dem das Auge mechanisch und zirkulatorisch bedingte Druckänderungen in kürzester Zeit ausgleicht. Die Produktion ist abhängig vom Enzym Karboanhydrase, von der Plasmaosmolarität und vom Perfusionsdruck im Ziliarkörper. Alle drei Momente bieten Ansatzpunkte zur Beeinflussung der Kammerwasserbilanz (Abb. 3). Der Abfluß über den Schlemmschen Kanal in das zentrale Venensystem ist - ähnlich wie die venöse Drainage - abhängig vom intrathorakalen Druck.

Gegendruck extraokulärer Strukturen

Die Orbita enthält sowohl gestreifte als auch glatte Muskulatur, wobei letztere beim Menschen nur schwach entwickelt ist. Die quergestreiften Muskeln setzen sich aus Fasern mit "Felderstruktur" und solchen mit "Fibrillenstruktur" zusammen. Diese Begriffe wurden von Paul KRÜGER geprägt und sind als deutsche Lehnworte in die internationale Literatur eingegangen. Die gestreifte Muskulatur der Orbita unterscheidet sich von der übrigen Skelettmuskulatur unter anderem durch ständige elektrische Aktivität, ein anderes Innervationsverhältnis und eine den Aufgaben angepaßte schnellere Motorik. Die Fasern mit Fibrillenstruktur sind mit Endplatten innerviert, reagieren schnell und phasisch und sind für die Blickbewegungen zuständig. Die Fasern

Kammerwasserdynamik

⊕ Blutdruckanstieg
  IOD-Abfall
  Kammerwasserverlust

  ZVD-Abfall
  Plasmahyperosmolarität
  Druckanstieg im Trabekelwerk  ⊕
  IOD-Anstieg

Produktion ─────────────→ Drainage

⊖ Hohes Alter
  Blutdruckabfall
  IOD-Anstieg
  Uveitis
  Hypothermie
  Retinaablösung
  Digitalis
  Karboanhydrasehemmstoffe

  Strukturelle Einengung des
  Schlemmschen Kanals
  Funktionelle Einengung des     ⊖
  Schlemmschen Kanals
  (Myofibrillentonus)
  ZVD-Anstieg

Abb. 3. Faktoren der Kammerwasserbilanz

Tabelle 1. Spezifika der gestreiften äußeren Augenmuskeln

Latenz zwischen elektrischer Reizantwort und maximaler
mechanischer Antwort:
Augenmuskel/M. soleus = 1/10

Innervationsverhältnis (Nervenfasern pro Muskelfaser):
Auge:   1/ 10
Finger: 1/100

| Fasertyp: | Innervation: | Funktion: | Aufgabe: |
|---|---|---|---|
| Felderstruktur | Endtrauben | Langsam/tonisch | Fusionsbewegungen |
| Fibrillenstruktur | Endplatten | Schnell/phasisch | Blickbewegungen |

mit Felderstruktur weisen traubenförmige Nervenendigungen auf
und sind für die langsamen, tonischen Fusionsbewegungen zuständig (Tabelle 1). Ihre Reizung mit Azetylcholin oder Succinylcholin führt zu einer tonischen, aktionspotentialfreien Kontraktur. Die Orbitamuskulatur ist von Bedeutung für die IOD-Effekte
der Relaxanzien, insbesondere für die des Succinylcholins. Weitere Steuergrößen des IOD sind das Glaskörpervolumen sowie der
osmotische Druckgradient zwischen Plasma und Kammerwasser. Sie
sind die Ansatzpunkte für effektive IOD-senkende Maßnahmen des
Ophthalmologen.

Zentrale Steuerung

Den genannten Regelgrößen übergeordnet wird ein zentrales IOD-Steuerzentrum angenommen (Tabelle 2). Die Arbeitsgruppe um von
SALLMANN hat im Dienzephalon der Katze mit aufwendigen stereotaktischen Experimenten mehrere Punkte isoliert, deren elektrische Stimulation zu IOD-Änderungen führt (23). SCHMERL und
STEINBERG übertrugen Liquor cerebrospinalis von helligkeits-

Tabelle 2. Hypothesen zur zentralen Steuerung des IOD (dienzephale Regelzentren)

| | |
|---|---|
| Langsame Regelung | – über den Systemblutdruck |
| Schnelle Regelung | – über Pupillenmotorik und glatte Muskulatur |
| Sehr schnelle Regelung | – über die gestreiften Augenmuskeln |

adaptierten Kaninchen auf nichtadaptierte, was bei diesen zu einem IOD-Anstieg führte (24). Das ließe den Schluß auf neurosekretorisch-humorale Mechanismen der zentralen IOD-Steuerung zu. Obwohl die Existenz derartiger Zentren nicht unumstritten ist, gilt deren Dämpfung als Ursache der IOD-Senkung durch die meisten Anästhetika.

Im folgenden soll ein kurzer Überblick über die Wirkungen der wichtigsten in der Anästhesie zur Anwendung kommenden Medikamentengruppen auf den IOD gegeben werden.

### Prämedikationsmedikamente – intravenöse Anästhetika

Alle klinisch üblichen Sedativa und Tranquilizer senken den IOD. Als Ursache wird eine Dämpfung von Regelzentren im Mittelhirn angenommen. Die Barbiturate sollen zusätzlich den Kammerwasserabfluß auf Trabekelwerkebene begünstigen. Die Benzodiazepine senken den IOD nur bei parenteraler Verabreichung (25). Midazolam und Diazepam sind diesbezüglich gleichwertig (7). Etomidat soll die stärkste IOD-Senkung bewirken. Über die Wirkung der Opiate gibt es keine ausreichenden Angaben. Ein IOD-Abfall wurde nach intramuskulärer Morphingabe beschrieben; Fentanyl soll den IOD nicht beeinflussen. In Kombination mit Neuroleptika führt es regelmäßig zum IOD-Abfall.

Die Wirkung von Ketamin auf den IOD wird kontrovers beurteilt. Frühere Darstellungen beschrieben IOD-Anstiege nach intramuskulärer oder intravenöser Ketamingabe bei spontanatmenden Kindern. Es folgten Untersuchungen anderer Arbeitsgruppen, die IOD-Stabilität und auch IOD-Abfälle nach Ketamin fanden. Auch für Patienten mit Glaukom wurde beides beobachtet. Als Ursache für eine IOD-Steigerung durch Ketamin werden verschiedene Mechanismen diskutiert:

1. Die Kreislaufstimulation mit der Folge einer orbitalen Perfusionszunahme,
2. die Aktivierung der Augenmuskeln mit der Folge des charakteristischen Nystagmus,
3. eine direkte Stimulation zentraler IOD-Regelmechanismen und
4. eine chorioideale Volumenzunahme durch eine begleitende respiratorische Azidose.

Die Mehrzahl dieser Faktoren wird durch eine Allgemeinanästhesie mit kontrollierter Beatmung ausgeschaltet. Bei Durchsicht der Literatur läßt sich feststellen, daß die Untersuchungen, die einen IOD-Anstieg ergaben, in der Regel unter Spontanatmung und diejenigen, die einen IOD-Abfall ergaben, unter kontrollierter Beatmung durchgeführt wurden. Damit gewinnt eine die Ataranalgesie häufig begleitende Hypoventilation als mögliche Ursache des Druckanstiegs an Bedeutung. PFENNINGER et al. untersuchten die Ketaminwirkung auf den intrakraniellen Druck und stellten fest, daß ein ICP-Anstieg nur unter Spontanatmung, nicht aber unter kontrollierter Beatmung auftrat (22). Sie folgerten, daß nicht das Ketamin, sondern eine begleitende Hyperkapnie für den ICP-Anstieg ursächlich sei. In Anbetracht der vielfältigen Analogien zwischen Gehirn und Auge ließen sich diese Ergebnisse möglicherweise auch auf den intraokulären Druck übertragen. In eigenen Untersuchungen hat Ketamin in Dosierungen von 1 - 5 mg/kg KG i.v. unter kontrollierter Beatmung weder beim Menschen noch bei Hunden IOD-Anstiege hervorgerufen.

## Respiratorische Gase - volatile Anästhetika

Sowohl $CO_2$ als auch $O_2$ haben ausgeprägte Effekte auf den intraokulären Druck. Bei Änderungen der inspiratorischen $CO_2$-Konzentration von 2 - 10 Vol.% verhält sich der Anstieg des IOD linear. Entsprechend ist die kontrollierte Hyperventilation eine effektive Maßnahme zur Senkung des Augendrucks. Eine Erhöhung der $O_2$-Konzentration senkt den IOD über eine Konstriktion des uvealen Gefäßbettes. Dieser Effekt ist allerdings nur bei hyperbarer Oxygenierung signifikant und daher klinisch nicht nutzbar. Zur Wirkung von Lachgas auf den IOD liegen nur wenige Untersuchungen vor, obwohl es fester Bestandteil der meisten Narkoseformen ist. HOFMANN und HOLZER berichteten über IOD-Anstiege bei Lachgasgabe (12), während alle späteren Mitteilungen einen Einfluß negierten. Möglicherweise hatten HOFMANN und HOLZER während der lachgasinduzierten Exitation gemessen. Von Bedeutung für den IOD ist das Lachgas, wenn im Rahmen der Glaskörperchirurgie Schwefelhexafluorid verwendet wird. Aufgrund seiner 117mal besseren Löslichkeit führt $N_2O$ mit rascher Diffusion zu einer bis zu dreifachen Größenzunahme der Schwefelhexafluoridblase. Daraus resultiert primär ein unerwünschter Anstieg des IOD. Nach Beendigung der Narkose schrumpft die Gasblase und stellt dadurch den Erfolg der Operation in Frage.

Die IOD-Effekte der Inhalationsanästhetika wurden 1959 von KORNBLUETH untersucht (16). Für Äther und Zyklopropan fanden sich IOD-Abfälle, deren Ausmaß der Narkosetiefe entsprach. Als ursächlich wurde eine Verbesserung des Kammerwasserabflusses angesehen. Lediglich für Trichloräthylen wurden IOD-Anstiege beschrieben, die mit gleichgerichteten ZVD-Veränderungen einhergingen. Die drei heute gebräuchlichen volatilen Anästhetika Halothan, Enfluran und Isofluran senken den IOD dosisabhängig. Über deren diesbezügliche Potenzreihenfolge gibt es unterschiedliche Angaben. Als Ursache des IOD-Abfalls wird eine Dämpfung zentraler Steuermechanismen, eine Relaxierung der Orbitamuskulatur und eine Perfusionsminderung durch Sinken des systemischen Blutdrucks angesehen.

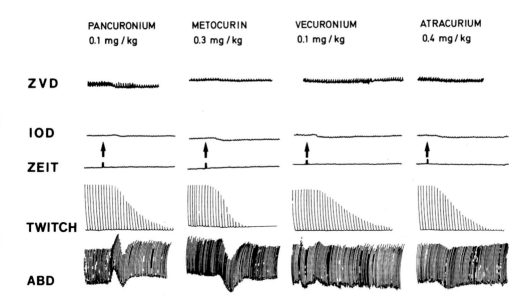

Abb. 4. Effekte kompetitiver Muskelrelaxanzien
(ZVD = zentraler Venendruck, IOD = intraokulärer Druck,
ABD = arterielle Blutdruckkurve)

EISELE et al. untersuchten die Effekte von Enfluran auf Kreislauf und IOD (5). Eine mathematische Analyse der Ergebnisse ergab eine IOD-Senkung, die von den Kreislaufeffekten des Enflurans unabhängig war. Die Enfluranwirkung auf den IOD wurde in eigenen Untersuchungen mit denen von Isofluran verglichen. Dabei fanden sich keine signifikanten Unterschiede zwischen beiden Anästhetika (4).

Muskelrelaxanzien

Der Einfluß von Muskelrelaxanzien auf den intraokulären Druck ist seit langem bekannt und wird bis zum heutigen Tag kontrovers diskutiert. Ein IOD-Abfall nach Kurare wurde bereits 1868 durch von HIPPEL und GRÜNHAGEN beschrieben (11) und ein derartiger Effekt wird auch heute den meisten kompetitiven Relaxanzien zugeschrieben. In einer eigenen Studie wurden die Wirkungen von Pancuronium, Metocurin, Atracurium und Vecuronium auf den IOD mittels Direktmessung in der Augenvorderkammer am Hund untersucht. Dabei fand sich für alle Relaxanzien ein tendenzieller IOD-Abfall (Abb. 4). Eine klinische Untersuchung der IOD-Effekte von Vecuronium ergab eine signifikante Senkung, die mit einem Abfall des ZVD einherging (Abb. 5). Die neuromuskuläre Blockade reduziert den Tonus der äußeren Augenmuskeln. Ferner wird durch Relaxierung bei volumenkonstanter Ventilation der Beatmungsdruck und somit der intrathorakale Mitteldruck gesenkt, wodurch der Abfluß von venösem Blut aus dem Chorioidealplexus und von Kammerwasser begünstigt wird. Diese Mechanismen könnten den für nichtdepolarisierende Relaxanzien beschriebenen Augeninnendruckabfall erklären.

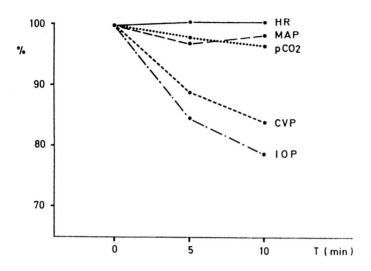

Abb. 5. Prozentuale Änderungen von intraokulärem Druck (IOP), zentralem Venendruck (CVP), $CO_2$-Partialdruck ($PCO_2$), arteriellem Mitteldruck (MAP) und Herzfrequenz (HR) 5 und 10 min nach Gabe von Vecuronium 0,1 mg/kg i.v. (Nach 13)

Die Wirkung des Succinylcholins wurde 1953 von HOFMANN und HOLZER ausführlich untersucht (12). Die Mehrzahl der seitdem publizierten Daten bestätigt IOD-erhöhende Eigenschaften von Succinylcholin (Abb. 6). Als Ursache werden verschiedene Mechanismen diskutiert, die im klinischen Effekt wahrscheinlich zusammenwirken. Eine Durchtrennung der quergestreiften Augenmuskeln vermindert den durch Succinylcholin hervorgerufenen IOD-Anstieg, verhindert ihn aber nicht (18). Das belegt sowohl die Beteiligung als auch die Nichtausschließlichkeit eines muskulären Effektes. Komplizierend kommt hinzu, daß bei kompletter Muskeldurchtrennung auch die Gefäßversorgung und somit die Perfusionskomponente des IOD beeinträchtigt wird. Den muskulären Mechanismen liegt eine Succinylcholin-bedingte Stimulation der Muskelfasern mit Felderstruktur zugrunde, die in eine tonische Kontraktur übergehen. Weiterhin konnte durch BJÖRK et al. demonstriert werden, daß Succinylcholin am Menschen wie am Tier einen Enophthalmus hervorruft (1). Die Untersucher führten das auf eine Tonuserhöhung der glatten äußeren Augenmuskulatur zurück. Die Arbeitsgruppe um HALLDIN konnte nach Gabe von Succinylcholin eine Dilatation von konjunktivalen Gefäßen photographisch nachweisen. Wenn man daraus auf eine Blutvolumenzunahme auch im uvealen Gefäßbett schließt, könnte das ein wesentlicher Faktor des IOD-Anstiegs nach Succinylcholin sein.

Die Entspannung präkapillärer Sphinkter ist ein lang anhaltender pharmakodynamischer Effekt des Succinylcholins. Die Normalisierung des IOD nach 5 - 10 min ist möglicherweise eher auf eine kammerwasserseitige Gegenregulation als auf ein Abklingen des Succinyleffektes zurückzuführen.

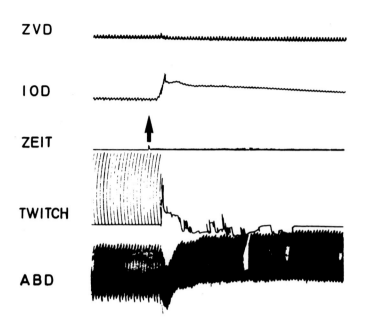

Abb. 6. Effekte von Succinylcholin 1 mg/kg (Nach 14)

Da Succinylcholin wegen seines zügigen Wirkungseintrittes als ein in der Anästhesiologie unverzichtbares Medikament gilt, wurden verschiedene Methoden erprobt, um die unerwünschten Effekte auf den IOD zu verhüten. Versucht wurden unter anderem eine Dosiserhöhung - unter der Vorstellung, die Orbitamuskeln vor Auftreten einer Kontraktur zu paralysieren -, die Vorgabe einer "Priming dose" als sogenanntes "Self-taming", die Kombination mit Analgetika und Sedativa, die Vorbehandlung mit einem kompetitiven Muskelrelaxans und die systemische Verabreichung von Lokalanästhetika oder Clonidin. Für alle genannten Ansätze wurden sowohl Effektivität als auch Ineffektivität mitgeteilt (2, 8, 14, 21).

LIBONATI et al. analysierten 100 perforierende Augenverletzungen und konnten dabei keine Hinweise auf eine Augenschädigung durch Succinylcholin finden (17). Obwohl "Mitteilungen" über Verlust von Bulbusinhalt, verursacht durch Succinylcholin, wiederholt "zitiert" werden, gibt es weder in der anästhesiologischen noch in der ophthalmologischen Literatur auch nur eine Originalpublikation, die derartiges belegt.

Es ist zu befürchten, daß diese sogenannte Succinylcholinkontroverse, die mit viel Emotion ausgetragen wird, sowohl Ophthalmologen als auch Anästhesiologen noch bis auf weiteres beunruhigen wird.

## Literatur

1. BJÖRK, A., HALLDIN, M., WAHLIN, A.: Enophthalmus elicited by Succinylcholine. Acta anaesth. scand. 1, 41 (1957)

2. COOK, J. H.: The effect of suxamethonium on intraocular pressure. Anaesthesia 36, 359 (1981)

3. CRIDLAND, N.: The value of general anaesthesia in ophthalmic surgery. Trans. ophthal. Soc. U. K. 78, 723 (1958)

4. EARNSHAW, G., JANTZEN, J.-P.: Forane and intraocular pressure (abstract). 5. Int. Symp. für Anästhesie, Reanimations- und Intensivbehandlungsprobleme. Zürs/Österreich, 10. - 17.3.1984

5. EISELE, G., KNOCHE, E., MILEWSKI, P., DICK, W.: Das Verhalten des intraokulären Druckes unter dem Einfluß verschiedener Ethranekonzentrationen bei konstanten Beatmungsbedingungen. Anaesthesist 27, 322 (1978)

6. FOULDS, W. S.: The changing pattern of eye surgery. Brit. J. Anaesth. 52, 643 (1980)

7. FRAGEN, R. J., HAUCH, T.: The effect of midazolam maleate and diazepam on intraocular pressure in adults. Arzneimittel-Forsch. 31 (II), 2273 (1981)

8. GHIGNONE, M., NOE, C., CALVILLO, D., SHIHAB, Z., QUINTIN, L.: Effect of clonidine on intraocular pressure and cardiovascular response to laryngoscopy and endotracheal intubation. Anesthesiology 65, A 47 (1986)

9. HALLDIN, M., WAHLIN, A., KOCH, T.: Observations of the conjunctival vessels under the influence of succinylcholine with intravenous anaesthesia. Acta anaesth. scand. 3, 163 (1959)

10. HAUCK, W., VERZELLA, F.: Untersuchungen zur Wirkung von Ventilation und Narkose auf die Blutdruckverhältnisse in der A. ophthalmica beim alten Menschen. Anaesthesist 20, 343 (1971)

11. HIPPEL, A. v., GRÜNHAGEN, A.: Ueber den Einfluss der Nerven auf die Höhe des intraokularen Druckes. Arch. Ophthal. 14 (III), 219 (1868)

12. HOFMANN, H., HOLZER, H.: Die Wirkung von Muskelrelaxantien auf den intraokularen Druck. Klin. Mbl. Augenheilk. 123, 1 (1953)

13. JANTZEN, J.-P., HACKETT, G. H., ERDMANN, K., EARNSHAW, G.: Effect of vecuronium on intraocular pressure. Brit. J. Anaesth. 58, 433 (1986)

14. JANTZEN, J.-P., HACKETT, G. H., EARNSHAW, G.: Succinylcholine and open-eye injury. Anesthesiology 64, 524 (1986)

15. JUENGKEN, J. Ch.: Ueber die Anwendung des Chloroforms bei Augenoperationen. Ein Sendeschreiben. Berlin: Starcke 1850

16. KORNBLUETH, W., ALADJEMOFF, L., MAGORA, F., GABBAY, A.: Influence of general anesthesia on intraocular pressure in man. Arch. Ophthal. 61, 84 (1959)

17. LIBONATI, M., LEAHY, J. J., ELLISON, N.: The use of succinylcholine in open eye surgery. Anesthesiology 62, 637 (1985)

18. MACRI, F. J., GRIMES, P.: The effects of succinylcholine on the extraocular striate muscles and on the intraocular pressure. Amer. J. Ophthal. 44, 221 (1957)

19. MACRI, F. J.: Interdependence of venous and eye pressure. Arch. Ophthal. 65, 442 (1961)

20. MACRI, F. J.: Vascular pressure relationships and the intraocular pressure. Arch. Ophthal. 65, 571 (1961)

21. MURPHY, D. F.: Anesthesia and intraocular pressure. Anesth. Analg. 64, 520 (1985)

22. PFENNINGER, E., DICK, W., GRÜNERT, A., LOTZ, P.: Tierexperimentelle Untersuchung zum intrakraniellen Druckverhalten unter Ketamineapplikation. Anaesthesist 33, 82 (1984)

23. SALLMANN, L. v., MACRI, F. J., WANKO, T., GRIMES, P.: Some mechanisms of centrally induced eye pressure responses. Amer. J. Ophthal. 42, 130 (1959)

24. SCHMERL, E., STEINBERG, B.: Central control of intraocular pressure by active principles. Amer. J. Ophthal. 31, 1097 (1948)

25. TREW, C. T., MANUS, N. J., JACKSON, D. M., OBST, D.: Intraocular pressure and premedication with oral diazepam. Anaesthesia 37, 339 (1982)

# Anästhesie bei Eingriffen am Auge
Von D. Heuser und K. Decker

I Einleitung

Die Erleichterung operativer Eingriffe am Auge durch Maßnahmen der Anästhesie ist nicht erst seit 1884 bekannt, als der Wiener Arzt KOLLER die lokale Anwendung von Kokain demonstrierte, hatten doch schon 1847 BRETT und PLOMLEY (6, 15, 24) über erfolgreiche Äthernarkosen bei ophthalmochirurgischen Eingriffen berichtet.

Bei zwar unterschiedlich häufiger Anwendung in der Vergangenheit, jedoch inzwischen ähnlichem Mortalitätsrisiko von 0,6 °/oo (11, 25) stehen heute beide Verfahren - Allgemein- und Lokal- bzw. Leitungsanästhesie - gleichberechtigt nebeneinander (8, 16), wobei es nicht nur von der Art des Eingriffs, sondern auch oft vom Wunsch des Patienten und des Operateurs abhängt, welche Anästhesiemethode zur Anwendung kommt (5) (siehe auch Beitrag RUPRECHT, MICHELSON und LANG).

II Allgemeine Gesichtspunkte

Es bedarf keiner besonderen Betonung, daß die anästhesiologischen Probleme bei augenärztlichen Eingriffen in der fachspezifischen Pathophysiologie liegen. Deren Kenntnis ist für den Anästhesisten unabdingbare Voraussetzung für eine adäquate Narkoseführung, insbesondere hinsichtlich der Interaktionen von Maßnahmen der Anästhesie mit den intraokulären Druck- und Volumenverhältnissen sowie den systemischen Auswirkungen lokal applizierter Pharmaka: Solche fachspezifischen Gesichtspunkte sind in Tabelle 1 aufgeführt und sollen hier nur kurz erläutert werden:

1. Mindestens 50 % der Patienten mit Katarakt sind über 60 Jahre alt, leiden häufig an Diabetes mellitus, Hypertonie, koronarer Herzerkrankung und zerebrovaskulärer Insuffizienz. Das perioperative anästhesiologische Management erfordert hier profunde Kenntnis der Pathophysiologie der genannten Krankheitsbilder und vor allem deren spezieller intraoperativer anästhesiologischer Risiken (z. B. extreme Blutdruckschwankungen, Arrhythmien, Blutzuckerentgleisungen etc.). Die Majorität aller anästhesiologisch zu versorgenden Patienten bilden erfahrungsgemäß jedoch Kinder, bei denen eine Korrekturoperation bei Strabismus bzw. eine Untersuchung zur Diagnostik bzw. Therapiekontrolle durchgeführt werden soll (siehe Beitrag KRAUS). In diesem Zu-

Tabelle 1. Fachspezifische Gesichtspunkte zur Anästhesie bei Augenoperationen

1. Hoher Anteil von Kindern und geriatrischen Patienten
2. Absolute Ruhigstellung des Auges aus mikrochirurgischen Gründen
3. Interaktion von Lagerung und Narkoseführung mit intraokulären Druck- und Volumenverhältnissen
4. Der okulokardiale Reflex und seine Komplikationen
5. Systemische Wirkungen lokal applizierter Substanzen
6. Sicherheitsanforderungen aufgrund spezieller Lagerungs- und Abdeckungsbedingungen
7. Spezielles Patientenmonitoring empfehlenswert

sammenhang muß betont werden, daß die maligne Hyperthermie etwa zehnmal häufiger bei Strabismuskindern im Vergleich zum Normalkollektiv auftritt, im übrigen sind die in den neueren Standardwerken des Fachgebiets empfohlenen Richtlinien (8, 17, 31) zu berücksichtigen, auf die hier nicht im einzelnen eingegangen werden kann.

2. Augenoperationen sind oft mikrochirurgische Eingriffe, die eine komplette Ruhigstellung des Sehorgans erfordern. Die Protrusion von Glaskörperinhalt durch Augenbewegungen sowie durch Bewegungen des Patienten bei zu flacher Narkose ist, neben der intraokulären Blutung, die gefürchtetste Komplikation bei Eingriffen im Bereich der Vorderkammer. Zudem wirkt der OP-Tisch selbst oft als Hebel, der schon bei kleinsten unabsichtlichen Berührungen Bewegungen des OP-Gebietes in vielfach multiplizierter Größenordnung bei mikrochirurgischen Operationen verursacht. Erschlaffung der äußeren Augenmuskeln durch adäquate Applikation von Muskelrelaxanzien, ausreichende Narkosetiefe sowie die Anlage eines retrobulbären Blocks sind weitestgehend in der Lage, eine intraoperative Ruhigstellung des Auges zu gewährleisten.

3. Die Einhaltung physiologischer Druck- und Volumenverhältnisse am Auge, basierend auf dem Gleichgewicht zwischen Kammerwasserproduktion und -abfluß, wird durch mehrere Mechanismen gewährleistet. Kleinere physiologische Schwankungen um einen Mittelwert von ca. 16 mm Hg sind bedingt durch Atmung, Blutdruck, Pupillengröße, Körperlage, $PCO_2$ und kolloidosmotischen Druck. Stärkere Abweichungen zu niedrigen Werten sind wegen der Gefahr einer Ablatio retinae bzw. einer Glaskörperblutung ebenso gefährlich wie chronisch erhöhte Werte, die via Mangelversorgung der Kornea zu Hornhauttrübung, aber auch zu Netzhautschäden führen können. Bedingungen, die perioperativ zu einer Erhöhung des intraokulären Drucks (IOD) führen (Tabelle 2), müssen unbedingt in die Überlegungen zur Narkoseführung mit eingebracht werden. So ist eine der wichtigsten Determinanten für die Höhe des IOD

Tabelle 2. Mögliche Ursachen einer intraokulären Drucksteigerung

- Erhöhter Venendruck
  Kopftieflage
  Anteflexion des Kopfes bzw. Überstreckung
  Volumenüberladung
  Husten, Pressen, Würgen, Erbrechen

- Blutdruckanstieg

- Streß
  Laryngoskopie
  Intubation
  Chirurgische Stimulation

- Atemstörungen
  Hypoxie
  Hyperkapnie

- Bestimmte Anästhetika (z. B. Ketamin) und
  Muskelrelaxanzien (Succinylcholin)

- Medikamente (lokal)
  Belladonnaalkaloide

der zentrale Venendruck, der in direkter Beziehung zu den intraokulären Druck- und Volumenverhältnissen steht (16). Alle Faktoren, die einen erhöhten Venendruck bewirken, können daher zu oft fulminanten Steigerungen des intraokulären Drucks führen, wie z. B. spezielle Lagerungen in Form von Kopftieflage, Anteflexion des Kopfes bzw. dessen Überstreckung. Aber auch Volumenüberladung durch allzu großzügiges Infusionsregime sowie Husten, Pressen, Würgen und Erbrechen sind via resultierende Venendruckerhöhung Auslösemechanismen für Ansteigen des intraokulären Drucks (Abb. 1).

Plötzliche Anstiege des arteriellen Mitteldrucks führen kurzfristig ebenfalls zur Erhöhung des intraokulären Drucks, der solange persistiert, bis sich ein neues Gleichgewicht zwischen Kammerwasserproduktion und -abfluß eingestellt hat. Analog dazu führen Abfälle des arteriellen Systemdrucks zur Verminderung des IOD, ein Phänomen, das man sich intraoperativ durch Anwendung von kontrollierter Hypotension bei schwierigen intraokulären Eingriffen zunutze zu machen versucht (21, 26).

Intubation und Laryngoskopie erhöhen ebenso den Augeninnendruck wie auch chirurgische Stimulation bei zu flacher Anästhesie (Abb. 2).

Störungen der Atmung bzw. Beatmung führen über die resultierende Hypoxie bzw. Hyperkapnie ebenfalls zu intraokulären Druckanstiegen (1, 5, 23), die auch durch drucksenkende Pharmaka (z. B. Acetazolamid) nicht beeinflußbar sind (Abb. 3 und 4), ebenfalls wie bestimmte Anästhetika (z. B. Ketamin) und Muskel-

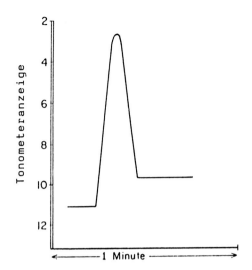

Abb. 1. Intraokuläre Drucksteigerung des normalen Auges als Reaktion auf ein Valsalva-Manöver (Nach 13)

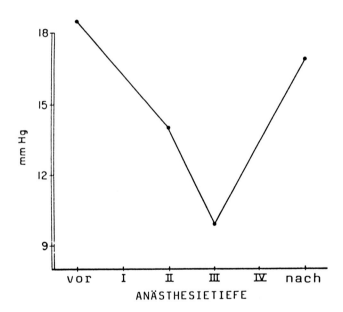

Abb. 2. Progressive Abnahme des intraokulären Drucks bei zunehmender Narkosetiefe mit Halothan (Fluothane) (Nach 20)

relaxanzien (z. B. Succinylcholin) (Abb. 5), denen drucksteigernde Eigenschaften zugeschrieben werden, wahrscheinlich über eine Zunahme im Tonus der äußeren Augenmuskeln (19, 20, 25, 28, 29). Weitere Nebenerscheinungen bei reiner Ketaminapplikation sind Blepharospasmus und Nystagmus bzw. spontane Augenbewegun-

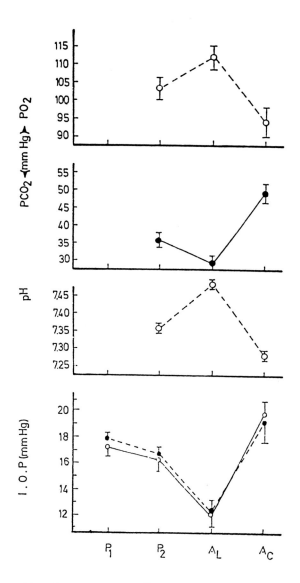

Abb. 3. Intraokuläre Druckänderungen bezüglich Blut-pH, $PCO_2$ und $PO_2$-Veränderungen aufgrund primär respiratorischer Mechanismen während Allgemeinanästhesie
$P_1$ = vor Narkoseeinleitung
$P_2$ = unmittelbar nach Narkoseeinleitung
$A_L$ = Alkalose, Hyperventilation (1/2 h nach Einleitung)
$A_C$ = Azidose, Hyperkapnie (ca. 1 h nach Einleitung; nahe der Aufwachphase) (Nach 23)

gen, die insgesamt diese Substanz als wenig geeignet für operative Eingriffe am Auge erscheinen lassen. An örtlich applizierbaren Medikamenten ist vor allem Atropin zu erwähnen, das augendrucksteigernd wirkt. Bei intramuskulärer Gabe (0,01 mg/kg) ist dieser Effekt, wenn überhaupt, jedoch nur sehr stark abgeschwächt vorhanden.

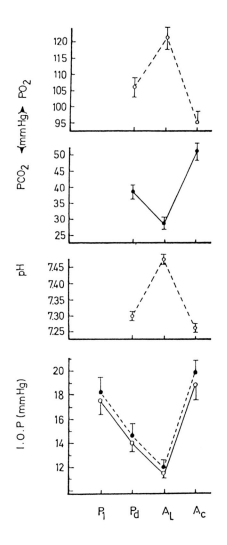

Abb. 4. Fehlender Acetazolamid-Effekt auf Hyperventilations- und Hyperkapnie-bedingte intraokuläre Druckänderung während Allgemeinanästhesie
$P_1$ = IOD-Werte vor Acetazolamid-Gabe
$P_d$ = IOD-Werte 1 h nach oraler Acetazolamid-Gabe und unmittelbar nach Narkoseeinleitung
$A_L$ = Hyperventilation, Alkalose (1/2 h nach Narkoseeinleitung)
$A_C$ = Hyperkapnie, Azidose (1 h nach Narkoseeinleitung; nahe der Aufwachphase) (Nach 23)

Diesen Bedingungen mit Erhöhung des IOD steht eine ganze Reihe von Möglichkeiten zur Senkung eines erhöhten Augeninnendrucks gegenüber (Tabelle 3): So senken alle modernen Inhalationsanästhetika dosisabhängig den intraokulären Druck ebenso wie die Substanzen zur intravenösen Anästhesie, wie z. B. Barbiturate, Benzodiazepine, Neuroleptika, Opioide (8, 13). Nichtdepolari-

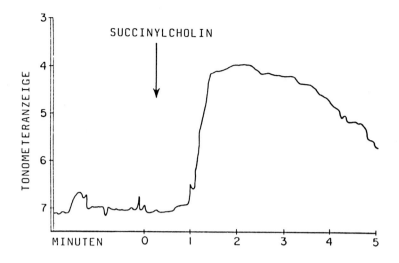

Abb. 5. Deutlicher intraokulärer Druckanstieg nach 5 mg Succinylcholin i.v. beim nicht-anästhesierten Patienten (Nach 13)

Tabelle 3. Möglichkeiten zur Senkung des intraokulären Drucks

- Anästhetika (tiefe Narkose)
  Inhalationsanästhetika
  Barbiturate
  Benzodiazepine
  Neuroleptika
  Opioide
- Nichtdepolarisierende Relaxanzien
- Hypokapnie
- Osmotherapeutika
- Acetazolamid (Diamox)
- Retrobulbäranästhesie
- Hypothermie
- Kopfhochlagerung
- Arterielle Hypotension

Tabelle 4. Auslösungsursachen für den okulokardialen Reflex

- Zug an extraokularen Muskeln
- Bulbusdruck
- Retrobulbäres Hämatom
- Verletzungen von Auge und/oder Orbita
- Retrobulbäre Injektion
- Irismanipulation beim Irisprolaps
- Manipulationen am Apex orbitae bei Exenteration und Enukleation

sierende Relaxanzien wirken unter anderem über eine Erschlaffung der äußeren Augenmuskulatur drucksenkend.

Hypokapnie ist ebenfalls ein Verfahren, das sich zur perioperativen Senkung des Augeninnendrucks bewährt hat. $PCO_2$-Werte zwischen 30 und 35 Torr können dabei angestrebt werden (23), sofern die begleitende zerebrale Vasokonstriktion keine Komplikation befürchten läßt.

Osmotherapeutika (z. B. Mannitol, 1 g/kg KG in ca. 20 min) senken den IOD über einen vermehrten Kammerwasserabstrom. Acetazolamid (Diamox) wird ebenfalls routinemäßig zur Senkung eines erhöhten Augeninnendrucks eingesetzt. Die Dosierung beträgt 500 mg (cave: ausgeprägte Diurese mit Elektrolytentgleisung und metabolischer Azidose). Weitere Möglichkeiten zur Senkung erhöhter Augeninnendruckwerte bestehen in der Anwendung einer Retrobulbäranästhesie, von Hypothermie, bestimmten Lagerungstechniken (Kopfhochlagerung) und der Durchführung von systemischer arterieller Hypotension.

4. Eine weitere Besonderheit, die für den Anästhesisten von großer Bedeutung sein kann, ist die Existenz des okulokardialen Reflexes (4, 9), der durch mannigfache Stimulation ausgelöst (Tabelle 4) und insbesondere bei Schieloperationen beobachtet wird (ca. 70 %). Faktoren, die dessen Auftreten zusätzlich begünstigen, sind Hyperkapnie, Hypoxämie, zu flache Narkose, Angst und Aufregung. Klinisch manifestiert er sich entweder als vagotone Form mit Sinusbradykardie, Nodalrhythmus, AV-Block bis hin zur Asystolie oder als sympathikotone Form mit Tachykardie, Tachyarrhythmie, Kammerflattern bzw. Kammerflimmern. Nach neuen Untersuchungen (22, 27) ist die Beantwortung der Frage, welche von beiden Formen beobachtet wird, quantitativ belastungsabhängig (Abb. 6). Die unter Umständen schweren Komplikationen verlangen sofortige Therapie, deren wichtigster Bestandteil zunächst die Unterbrechung jeglicher Stimulation durch den Operateur ist. Bei der vagotonen Form sind dann die i.v.-Gabe von Atropin oder Glycopyrroniumbromid (Robinul) die effektivsten Maßnahmen (Abb. 7); eine intramuskuläre Applikation der genannten Medikamente ist jedoch - auch im präventiven Sinn - nicht voll wirksam, da die Bradykardie lediglich abgeschwächt auftritt (8, 32). Auf weitere Reflexe (Niesreflex auf Licht, okulorespiratorischer Reflex nur bei Tieren) soll hier nicht näher eingegangen werden.

5. Zusätzliche Besonderheiten bei ophthalmochirurgischen Eingriffen resultieren aus der Tatsache, daß viele Patienten unter Therapie mit Ophthalmika stehen, die durchaus systemische Reaktionen hervorrufen können (2, 7, 34), mit den verwendeten Anästhetika interferieren und daher nicht unerwähnt bleiben sollen (Tabelle 5).

Für das pathophysiologische Verständnis ist es jedoch wichtig zu betonen, daß es bei der intraokularen Chirurgie nicht in er-

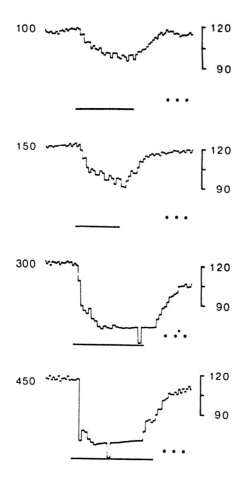

Abb. 6. Änderungen der instantanen Herzfrequenz (rechte Skala) bei Muskelzug (M. rectus medialis) mit 100 - 450 g
───── Dauer des Muskelzugs
····· ≙ je 2,5 s (Nach 22)

ster Linie darauf ankommt, welchen Einfluß bestimmte Pharmaka, Lagerungstechniken bzw. anästhesiologische Maßnahmen auf den intraokulären Druck besitzen - denn dieser wird mit der Eröffnung der Vorderkammer auf Null reduziert -, vielmehr ist für den Erfolg der Operation entscheidend, in welche Richtung sich das Iris-Linsen-Diaphragma bewegt. Motor für diese Verschiebungen ist der Füllungszustand der Chorioidea, der wiederum eng mit dem arteriellen Systemdruck korreliert. Dynamische Messungen derartiger Verschiebungen des Iris-Linsen-Diaphragmas sind von HEUSER et al. (14) erstmalig mit Hilfe eines induktiven Wegaufnehmers durchgeführt worden. Damit ist es möglich, eine quantitative Analyse der Auswirkungen verschiedener Pharmaka, Lagerungstechniken und anderer intraoperativer Maßnahmen auf der erwähnten funktionellen Ebene zu erhalten und somit einen wertvollen Beitrag zum Erfolg des operativen Eingriffs zu leisten (Abb. 8 und 9).

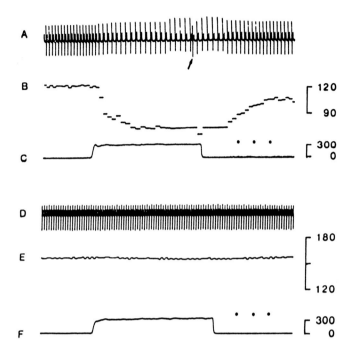

Abb. 7. Atropineffekt auf Änderungen der instantanen Herzfrequenz bei Muskelzug mit 300 g
A = EKG, B = instantane Herzfrequenz, C = Muskelzugaufzeichnung, D - F = gleiche Aufzeichnung nach Atropingabe (Nach 22)

Tabelle 5. Ophthalmika mit systemischen Nebenwirkungen

1. Adrenalin
- Tachykardie
- Blutdruckanstieg
- Arrhythmien
- Schwindel
- Blässe
- "Herzklopfen"

2. Phenylephrin
- Schwere Hypertonie mit Reflexbradykardie
- Tachykardie
- Herzrhythmusstörungen

3. Atropin
- Hautrötung
- Trockene Haut
- Durst
- Fieber
- Eventuell Erregungszustände

4. Scopolamin
- Erregung
- Desorientiertheit

5. Betablocker
- Asthmaanfälle
- Hypotonie
- Bradykardie

6. Azetylcholin
- Bradykardie
- Hypotension

7. Cholinesterasehemmer
- Abfall der Serumcholinesterase

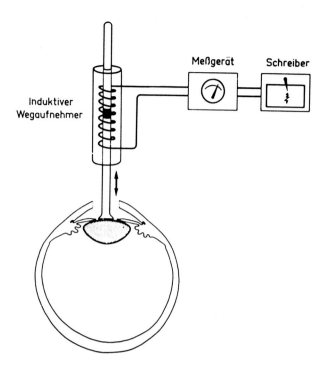

Abb. 8. Schematischer Aufbau der Meßeinrichtung (induktiver Wegaufnehmer) zur kontinuierlichen Registrierung sagittaler Verschiebungen des Iris-Linsen-Diaphragmas


III   Praktisch-anästhesiologisches Vorgehen

a) Prämedikation

Wie allgemein üblich, müssen bei der Prämedikationsvisite die Begleiterkrankungen des Patienten registriert und in das Konzept für die geplante Narkoseführung mit eingebaut werden. Ziele der Prämedikation bei ophthalmochirurgischen Eingriffen können folgendermaßen formuliert werden:
1. Minderung von Angst und Aufregung, psychische Indifferenz.
2. Verhinderung von Übelkeit und Erbrechen.
3. Stabilisierung der intraokulären Druck- und Volumenverhältnisse.
4. Minderung der Reflexaktivität (Parasympathikus).

Als Sedativa haben sich die Ataraktika und Neuroleptika einen festen Platz erobern können, wobei Phenothiazine und Butyrophenone wegen ihrer antiemetischen Wirksamkeit Vorteile gegenüber Tranquilizern besitzen (z. B. Promethazin oder Triflupromazin). Atropin wird, auch bei Glaukompatienten unter lokaler Therapie, in üblicher Dosierung (0,01 mg/kg) i.m. verabreicht. Stark wirksame Analgetika werden wegen der Gefahr einer möglichen Atemde-

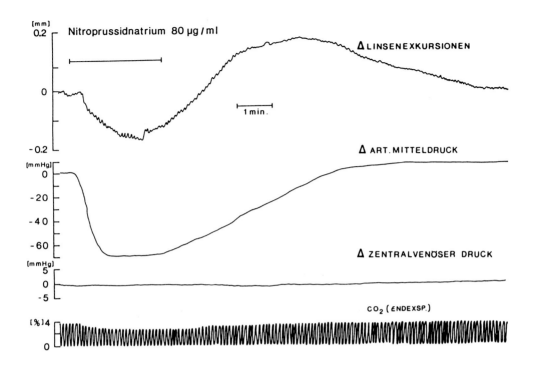

Abb. 9. Dynamische Verschiebungen des Iris-Linsen-Diaphragmas bei kurzzeitiger induzierter Hypotension mit Natriumnitroprussid im tierexperimentellen Modell (Katze). Man erkennt deutlich einen "Rebound"-Effekt in der Kurve der Linsenexkursionen, die mittels eines auf die Linse aufgesetzten Stempels eines induktiven Wegaufnehmers aufgezeichnet wurde

pression mit Anstieg des intraokulären Drucks, insbesondere beim alten Patienten, eher zurückhaltend verabreicht.

b) Narkoseverfahren

Bei der Auswahl eines für Patient und Eingriff gleichermaßen geeigneten Narkoseverfahrens ist die Notwendigkeit eines vollkommen ruhiggestellten Operationsgebiets zu berücksichtigen, was am ehesten durch eine verhältnismäßig tiefe Allgemeinanästhesie unter Anwendung von kontrollierter Beatmung und totaler Muskelrelaxation zu erreichen ist. Besonderes Augenmerk ist immer auf einen möglichen Anstieg des intraokulären Drucks bzw. eine drohende Verschiebung des Iris-Linsen-Diaphragmas zu richten; ein enger Kontakt zum Operateur im Sinne optimaler Kooperation ist dringend erforderlich. Insbesondere müssen zu flache Narkoseführung, fehlende oder ungenügende Relaxierung, was zu Husten, Pressen und Blutdruckanstieg führen kann, ebenso unbedingt vermieden werden wie zu frühzeitige Narkoseausleitung. Die Anwendung von Succinylcholin sollte bei Patienten mit erhöhtem intraokulärem Druck, bei perforierenden Augenverletzungen sowie bei Zweit- bzw. Drittoperationen vermieden bzw. eine hochdosierte Präkurarisierung mit nachfolgender drei- bis vierminütiger Wartezeit angewendet werden, falls auf Succinylcholin auf keinen Fall verzichtet werden darf. Hier scheint sich durch die Einführung von nichtdepolarisierenden Relaxanzien mit kurzer Anschlagszeit (z. B. Vecuronium) ein Weg zu eröffnen, der in absehbarer Zeit einen Verzicht auf die Anwendung von Succinylcholin ermöglichen wird. Für die endotracheale Intubation ist, neben der Verwendung eines Spiraltubus, eine möglichst tiefe Narkose sowie vollständige Relaxierung der Skelettmuskulatur erforderlich. Bei Gasinsufflationen in der Ablatiochirurgie muß auf die Verwendung von Lachgas verzichtet werden. Die Narkoseausleitung muß so schonend wie möglich durchgeführt, die Extubation sollte bei ausreichender Spontanatmung am tief schlafenden Patienten vorgenommen werden. Bei perforierenden Augenverletzungen sollte bedacht werden, daß der Patient meist nicht nüchtern ist, bei Tränenwegseingriffen und -spülungen ist die Gefahr einer Aspiration als erheblich anzusehen.

## c) Spezielle Techniken

1. __Kontrollierte Hypotension__ zur Verbesserung der operativen Bedingungen ist 1977 von NAUMANN et al. (21) vorgeschlagen worden. Das damit verfolgte Ziel, durch Senkung des IOD via arterieller Systemdruckerniedrigung der intraoperativen Protrusion von Glaskörper wirksam vorzubeugen, konnte "klinisch" oft erreicht werden (21, 26). Im tierexperimentellen Modell der Katze ist dies jedoch nicht ganz so eindeutig zu verifizieren: Bei kontrollierter Hypotension unter Anwendung von Natriumnitroprussid bewegt sich das Iris-Linsen-Diaphragma - mit einem induktiven Wegaufnehmer gemessen - zwar nach unten bzw. hinten, oft sind aber, analog zum zerebralen Gefäßbett, deutliche Zeichen eines "Rebounds" nachweisbar (Abb. 9), wahrscheinlich als Ausdruck einer vermehrten Füllung der Aderhautgefäße infolge Nitroprussid-induzierter Vasodilatation (14). Hier muß die Frage diskutiert werden, ob nicht andere Substanzen, wie z. B. Nitroglyzerin oder Kalziumantagonisten geeigneter sind, das angestrebte Ziel zu erreichen.

Die bekannten Kontraindikationen zur Anwendung von kontrollierter Blutdrucksenkung müssen berücksichtigt werden.

2. __Okulopression__ mit dem Ziel einer komplikationslosen Durchführung von Kataraktoperationen wird heute in vielen Zentren routinemäßig angewendet. Ihr Wirkungsmechanismus, mögliche Komplikationen und verschiedene Techniken sind inzwischen bekannt (10, 12) und kürzlich von UTHOFF (33) zusammenfassend dargestellt worden. Die Anästhesie ist mit dieser Methode insofern konfrontiert, als die Nebenwirkungen (z. B. Sinusbradykardie bis Asystolie) zum Ausfall vitaler Funktionen führen können.

d) Patientenüberwachung

1. Allgemeinanästhesie

Der Gesichtsbereich als Operationsgebiet birgt naturgemäß das Problem in sich, daß der Kopf des Patienten durch sterile Tücher abgedeckt und eine Prüfung des Kornealreflexes und der Pupillenreaktion nicht möglich ist. Der direkte Zugang zu den Atemwegen ist blockiert, eine optische Kontrolle der Verbindung zwischen Respiratorschläuchen und Tubus ist nicht möglich. Durch entsprechende Sicherheitsvorkehrungen, durch Fixierung der Beatmungsschläuche zur Verhinderung von Zugkräften sowie durch ein erweitertes Monitoring muß diesen Umständen Rechnung getragen werden (Punkte 6 und 7 Tabelle 1):

Ein EKG-Monitor mit Herzfrequenzanzeige sollte in keinem OP fehlen, in dem Augenoperationen durchgeführt werden. Die gravierenden Auswirkungen des okulokardialen Reflexes auf die Herzfrequenz sind bereits diskutiert. Zusätzliche Motivation bietet das oft überalterte Patientengut, bei dem Atherosklerose und ihre Organkomplikationen vielfach im Vordergrund des Krankheitsbildes stehen.

Der arterielle Blutdruck wird von Hand oder mit handelsüblichen Automaten (z. B. Dinamap) in kurzen Abständen (2 - 5 min) gemessen, um kritischen Anstiegen oder Abfällen wirksam und unverzüglich begegnen zu können. Bei Anwendung von kontrollierter Hypotension ist ein invasives Blutdruckmonitoring angezeigt. Ein präkordiales Stethoskop erlaubt die Kontrolle sowohl der Herzaktion als auch der Qualität der Lungenbelüftung während des Eingriffs und ist sicher weniger geeignet als alleiniges Instrument zur Diskonnektionskontrolle. Eine Temperatursonde sollte - insbesondere zur Früherkennung drohender Auskühlung (z. B. bei Kleinkindern) sowie einer malignen Hyperthermie (besonders häufig bei Kindern mit Strabismus) - etabliert sein.

Die Kapnometrie ist heute ein schon beinahe unverzichtbarer Bestandteil des Patientenmonitorings, kann doch nach SMALHOUT und KALENDA (30) aus der endexspiratorischen $CO_2$-Konzentration eine Fülle von Informationen über den aktuellen Zustand des Patienten eingeholt werden (18), auf die hier nicht im einzelnen eingegangen werden kann.

Für die Kontrolle der neuromuskulären Transmission, d. h. der Überwachung des Relaxationsgrades, hat sich die von ALI et al. (1976) entwickelte "Train-of-four"-Methode bewährt. Bei den eingangs erwähnten Forderungen für ophthalmochirurgische Eingriffe, nämlich tiefe Narkose in Verbindung mit maximaler Muskelrelaxation, bietet sich diese Methode zur Überwachung der Relaxierung des Patienten an, zumal sie ohne großen technischen Aufwand leicht durchführbar ist (3).

## 2. Lokalanästhesie

Eine große Anzahl von chirurgischen Eingriffen am Auge wird heute aus unterschiedlichen Gründen in Lokalanästhesie operiert, erwähnt seien z. B. Keratoplastik, Kataraktextraktionen, periphere Iridektomie, Blépharoplastik (siehe Beitrag RUPRECHT, MICHELSON und LANG). Die dafür notwendige Anästhesie wird als Retrobulbärblock oder als Infiltrationsanästhesie durch den Ophthalmologen durchgeführt. Für die anästhesiologische Betreuung dieser Patienten gelten prinzipiell die gleichen Bedingungen wie für die Allgemeinanästhesie, angefangen vom sicheren venösen Zugang, dem bereitliegenden Spiraltubus zur Intubation bis hin zum Monitoring der geschilderten Meßgrößen. Angesichts der Tatsache eines mit Tüchern abgedeckten Patienten mit hoher Risikoeinstufung, dessen Unruhezustand infolge Hypoxie und Hyperkapnie unter Umständen noch wegsediert wird, erscheint auch hier die Kapnometrie unter Verwendung von Nasensonden und zusätzlicher $O_2$-Insufflation als erstrebenswerte Maßnahme im Rahmen einer adäquaten Patientenbetreuung und -überwachung. Als nicht-invasive Methode zur kontinuierlichen Kontrolle von Perfusion und Oxygenierung empfiehlt sich die Anwendung der Pulsoxymetrie. Bei deutlichen Intoleranzzeichen seitens des Patienten sollte jedoch die Indikation zur Allgemeinanästhesie eher großzügig gestellt werden.

## 3. Postoperative Überwachung

Nach Beendigung des operativen Eingriffs und Narkoseausleitung muß der Patient im Aufwachraum weiter anästhesiologisch betreut werden. Dabei sollte der Kopf zur Verbesserung der okulären Abflußbedingungen erhöht und der Patient auf die nichtoperierte Seite gelagert werden, eventuell ist Bauchlagerung bei Gasinsufflationen in der Ablatiotherapie vonnöten. Husten, Pressen, Erbrechen sind auch hier ebenso wie exzessive Blutdruckanstiege strikt zu vermeiden. Pharmaka, welche die hier besonders notwendige psychische Betreuung wirksam unterstützen können, sollten in momentaner Bereitschaft gehalten werden.

## Literatur

1. ADAMS, A. P., FREEDMAN, A., HENVILLE, J. D.: Normocapnic anaesthesia for intraocular surgery. Brit. J. Ophthal. 63, 204 (1979)

2. ADLER, A. G., Mc ELWAIN, G. E., MERLI, G. J., MARTIN, J. H.: Systemic effects of eye drops. Arch. intern. Med. 142, 2293 (1982)

3. ALI, H. H., SAVARESE, J. J.: Monitoring of neuromuscular function. Anesthesiology 45, 216 (1976)

4. ASCHNER, B.: Ueber einen bisher noch nicht beschriebenen Reflex vom Auge auf Kreislauf und Atmung. Wien. klin. Wschr. 21, 1529 (1908)

5. BERGMANN, H., BLAUHUT, B.: Anaesthesie in Augen- und HNO-Heilkunde, Blutgerinnung, Blutgasanalyse. Berlin, Heidelberg, New York: Springer 1975

6. BRETT, F. H.: Operations on the eye. Lancet 1847 1, 80

7. BRINKLEY, J. R. jr., HENRICK, A.: Vascular hypotension and bradycardia following intraocular injection of acetylcholine during cataract surgery. Amer. J. Ophthal. 97, 40 (1984)

8. CIERPKA, G.: Anästhesiologische Aspekte in der Ophthalmologie, 1. Auflage. Leipzig: VEB Georg Thieme 1981

9. DAGNINI, G.: Analisi di alcune forme di allaritmia cardiaca. Bull. sci. med. Bologna 8, 380 (1908)

10. DODEN, W.: Okulopression vor intraokularen Eingriffen. Klin. Mbl. Augenheilk. 182, 246 (1983)

11. DUNCALF, D., GARTNER, S., CAROL, B.: Mortality in association with ophthalmic surgery. Amer. J. Ophthal. 69, 610 (1970)

12. GLOOR, B.: Gibt es schwere Komplikationen der Okulopression? Klin. Mbl. Augenheilk. 182, 431 (1983)

13. HAVENER, W. H.: Ocular pharmacology, 5th ed. St. Louis, Toronto: Mosby 1983

14. HEUSER, D., GIELER, J., JEHNICHEN, R.: Ein Verfahren zur kontinuierlichen Registrierung sagittaler Verschiebungen des Iris-Linsen-Diaphragmas im tierexperimentellen Modell. In: Wundheilung des Auges und ihre Komplikationen (eds. G. O. H. NAUMANN, B. GLOOR), p. 71. München: Bergmann 1980

15. KOLLER, K.: Über die Verwendung des Cocains zur Anaesthesierung am Auge. Wien. med. Wschr. 43 (1884)

16. KRUMEICH, J., SCHOTTKY, H.: Ist die Lokalanästhesie bei intraokularer Chirurgie noch zulässig? Klin. Mbl. Augenheilk. 175, 551 (1979)

17. LARSEN, R.: Anästhesie. München: Urban und Schwarzenberg 1985

18. LENZ, G., KLÖSS, Th., SCHORER, R.: Grundlagen und Anwendung der Kapnometrie. Anästh. Intensivmed. 26, 133 (1985)

19. MACRI, F. J., GRIMES, P. A.: The effects of succinylcholine on the extraocular striate muscles and on the intraocular pressure. Amer. J. Ophthal. 49, 1381 (1960)

20. MAGORA, F., COLLINS, V.: The influence of general anesthetic agents on intraocular pressure in man. Arch. Ophthal. 66, 806 (1961)

21. NAUMANN, G. O. H., EISERT, S., GIELER, J., BAUR, K. F.: Kontrollierte Hypotension durch Natrium-Nitroprussid bei der Allgemeinnarkose für schwierige intraokulare Eingriffe. Klin. Mbl. Augenheilk. 170, 922 (1977)

22. OHASHI, T., KASE, M., YOKOI, M.: Quantitative analysis of the oculocardiac reflex by traction on human extraocular muscle. Invest. Ophthal. 27, 1160 (1986)

23. PETOUNIS, A. D., CHONDRELI, S., VADALUKA-SEKIOTI, A.: Effect of hypercapnea and hyperventilation on human intraocular pressure during general anaesthesia following acetazolamide administration. Brit. J. Ophthal. 64, 422 (1980)

24. PLOMLEY, F.: Operations upon the eye. Lancet 1847 1, 134

25. PODLESCH, I., GÖRTZ, H., QUINT, K.: Über Indikation, Methoden und Komplikationen der Allgemeinnarkose in der Ophthalmologie. Klin. Mbl. Augenheilk. 152, 405 (1968)

26. PRYS-ROBERTS, C.: Deliberate hypotension - State of the art. Vortrag VII. Europäischer Kongreß für Anaesthesiologie. Wien, 7. - 13.9.1986

27. REINERY, G., GRÖHN-THUM, P., SCHMITT, E. J., ROCHELS, R.: Die Häufigkeit des okulokardialen Reflexes bei verschiedenen Narkoseverfahren - Untersuchungen bei Schieloperationen mit definiertem Muskelzug. Klin. Mbl. Augenheilk. 184, 582 (1984)

28. SCHEURECKER, F., THALHAMMER, F., KÜBBER-ZAMBRANA, P., SLACZKA, K.: Das Verhalten des intraokulären Drucks Augengesunder bei Eingriffen in Neuroleptanalgesie in der Abdominalchirurgie. Anaesthesist 28, 279 (1979)

29. SELF, W. G., ELLIS, P. P.: The effect of general anesthetic agents on intraocular pressure. Surv. Ophthalmol. 21, 494 (1977)

30. SMALHOUT, B., KALENDA, Z.: An atlas of capnography. Kerckebosch, Zeist/The Netherlands: 1975

31. SNOW, J. C.: Manual der Anästhesie. Stuttgart: Enke 1983

32. SOLD, M., SCHÄFER, W. D., WEIHS, T.: Can atropine be safely omitted in children? A comparative study using controlled ocular traction during operative correction of squint. In: VII. European Congress of Anaesthesiology. Abstracts I (eds. H. BERGMANN, H. KRAMAR, K. STEINBEREITHNER). Beiträge zur Anaesthesiologie und Intensivmedizin, Bd. 16, p. 422. Wien, München, Bern: Maudrich 1986

33. UTHOFF, D.: Die präoperative Vorbereitung zur Kataraktoperation bei Kunstlinsenimplantation. Klin. Mbl. Augenheilk. 188, 160 (1986)

34. ZOROWKA, G., TOST, M., HERDE, J.: Untersuchungen zur systemischen Wirkung lokal applizierter Beta-Blocker bei Glaukompatienten. Folia ophthal. 11, 304 (1986)

# Anästhesie für Augenoperationen bei Kindern
## Von G. Kraus

Den Wünschen des Operateurs zur Herstellung optimaler Operationsbedingungen in Form
- einer optimalen Ruhigstellung des Auges,
- einem niedrigen intraokulären Druck,
- bei minimaler Blutungsgefahr und
- größtmöglicher Sicherheit für den Patienten

kann die Anästhesie heute in aller Regel mit fundierten Kenntnissen der Physiologie und Pathophysiologie, der einzelnen Operationsmethoden und der differenzierten Anwendung der Narkosetechniken begegnen. Je jünger das Kind, und dies gilt besonders für die Neugeborenen- und Säuglingsperiode, desto unterschiedlicher zum Erwachsenen stellt sich die Physiologie und Pathophysiologie dar. Einige Beispiele sollen deshalb die unterschiedliche Gewichtung sowie erforderliche spezielle Anästhesiemethoden verdeutlichen:

1. Das Neugeborene und der Säugling haben infolge ihrer im Verhältnis zum Gewicht großen Körperoberfläche wesentlich mehr Schwierigkeiten, ihre Körpertemperatur konstant zu halten als Erwachsene. Dem muß perioperativ Rechnung getragen werden.

2. Der Energie- und Flüssigkeitsbedarf und damit Metabolismus, das Herzzeitvolumen und die Ventilation sind schon im Normalfall doppelt so groß wie beim Erwachsenen und lassen eine zusätzliche kompensatorische Steigerung bei Störungen nur eingeschränkt zu.

3. Die Nierenfunktion, und hier insbesondere die Konzentrationsfähigkeit, erreicht erst nach dem ersten Lebensjahr ihre maximale Leistung und beeinflußt entscheidend Flüssigkeits- und Elektrolythaushalt sowie die Ausscheidung von Pharmaka.

### Vorbereitung und Prämedikation

Ein großer Prozentsatz ophthalmologischer Eingriffe erfolgt bei Kindern im Vorschulalter, wobei Wiederholungseingriffe bzw. -narkoseuntersuchungen nicht selten sind. Um so wichtiger ist eine ausreichende psychologische Vorbereitung der kleinen Patienten. Unter Berücksichtigung altersspezifischer Ängste sollte eine dem Kind angepaßte ehrliche Aufklärung, z. B. auch über postoperative Augenverbände, unterstützt durch Mal- und Bilderbücher, Videobänder, situationsbezogenes Rollenspiel und einen präklinischen Stationsbesuch sowie die Schaffung eines möglichst kindgerechten Umfeldes im Krankenhaus erfolgen (13). Auch die umfassende Information der Eltern über den geplanten Eingriff hat mittelbar eine sehr beruhigende Wirkung auf das Kind.

Tabelle 1. Erforderliche klinische Untersuchung

| | |
|---|---|
| Allgemein | Gewicht und Größe<br>Puls und Blutdruck (möglichst an beiden oberen und eventuell einer unteren Extremität)<br>Temperatur<br>Tastbare Lymphknoten |
| Haut und Schleimhäute | Ausschläge, Zyanose, Ikterus, Exsikkose, Ödeme |
| Kopf | Waldeyerscher Rachenring (Nasenatmung?)<br>Ohr (Otitis?) |
| Thorax: Herz<br>Lunge | Herztöne, Herzgeräusche<br>Perkussions- und Auskultationsbefund, Dyspnoe (Nasenflügeln? Einziehungen?), Stridor |
| Abdomen | Meteorismus<br>Pathologische Resistenzen, Druckschmerz<br>Hepatosplenomegalie |
| Neurostatus | Motorik, Tonus<br>Reflexe<br>Meningismus |

Tabelle 2. Basislabor

| | |
|---|---|
| Blut: | Hämoglobin, Hämatokrit<br>Blutgruppe (größere Eingriffe) |
| Urin: | Eiweiß- und Zuckergehalt,<br>Erythrozyten, Leukozyten, Bakterien<br>Keimzahl (OP im Abdominal- oder Urogenitalbereich, Hinweise auf Harnwegsinfekte) |
| Blutungszeit empfohlen | |

Eine gründliche klinische Untersuchung, die sich außer den allgemeinen Daten auf die Beurteilung von tastbaren Lymphknoten, von Haut und Schleimhäuten, Kopf, Hals, Thorax, Abdomen und Neurostatus erstreckt, ist unabdingbar (Tabelle 1).

Ist das Kind gesund, so reicht als Basislabor der Hämoglobin- bzw. Hämatokritwert im Blut und ein Urinstatus, bei größeren Eingriffen die Bestimmung der Blutgruppe aus, empfohlen wird darüber hinaus die Blutungszeit (Tabelle 2). Die Befunde sollten in aller Regel nicht älter als 14 Tage sein.

Bei Infekten der oberen Luftwege mit typischem Auskultationsbefund, Fieber und Leukozytenanstieg ist eine Verschiebung der Operation angezeigt.

Tabelle 3. Ergänzende Untersuchungen

| Bei Hinweisen auf Störungen im Bereich | Zusätzliche Untersuchungen |
|---|---|
| Herz, Lunge | Röntgen: Thorax<br>EKG, Echokardiographie<br>Lungenfunktionsprüfung<br>Blutgasanalyse |
| Obere Atemwege (Chronische Beschwerden) | Röntgen: Nasennebenhöhlen<br>Ig-Konzentration |
| Magen-Darm-Trakt | Serumelektrolyte (K, Na, Cl, bei Säuglingen auch Ca)<br>Gesamteiweiß<br>Blutgasanalyse |
| Leber | Bilirubin<br>Transaminasen<br>Gerinnungswerte<br>Albumin |
| Niere | Harnstoff, Kreatinin, eventuell zur Abklärung:<br>Röntgen (Abdomenübersicht, Urogramm, Pyelogramm)<br>Szintigramm<br>Clearance-Messungen etc. |
| Muskulatur | CPK, Myoglobin im Urin, eventuell Muskelbiopsie |
| Stoffwechsel | Glukose im Serum, Harnsäure<br>Schilddrüsenhormone etc. |
| Gerinnung | Quick, PTT, Thrombinzeit<br>Fibrinogen, Thrombozyten, eventuell Faktorenanalyse |

Ergeben sich aus der klinischen Untersuchung Hinweise auf Störungen, so können weitergehende Untersuchungen indiziert sein (Tabelle 3). Die bisher angesprochenen Punkte könnten am sinnvollsten im Rahmen einer Anästhesieambulanz verwirklicht werden.

Je jünger das Kind ist, desto mehr leidet es an Hunger und Durst. Doch nicht nur aus subjektiven Erwägungen heraus sollte die Nahrungs- und Flüssigkeitskarenz zeitlich limitiert werden. Einmal können besonders Kinder unter vier Jahren aufgrund ihrer geringen Glykogenreserven rasch eine Hypoglykämie entwickeln (23), zum anderen gerät das Kind wegen des höheren täglichen Flüssigkeitsumsatzes wesentlich schneller in eine bedenkliche Hypovolämie, die durch Narkose und Operation verstärkt werden kann. Die Karenzzeiten sollten deshalb knapp gehalten und die

Tabelle 4. Präoperative Nahrungskarenzzeiten

|  | Feste Nahrung/ Milch | Gezuckerter Tee oder 10 % Glukoselösung oral |
|---|---|---|
| Säuglinge < 6 Monate | 8 h | 4 h |
| Säuglinge > 6 Monate | 8 h | 6 h |
| Kleinkinder | 8 h | 6 h |
| Schulkinder | 8 h | 6 - 8 h |

Indikation zur präoperativen Infusion

- Alle Früh und Neugeborenen
- Störungen im: Wasser- und Elektrolythaushalt
            Säuren-Basen-Haushalt
            Stoffwechsel
- Fieber
- Intestinale Erkrankungen
- Organisationsbedingte OP-Verzögerungen

Tabelle 5. Vorschläge zur Prämedikation

| < 6 - 8 kg (6 Monate): | | 0 |
|---|---|---|
| 6 - 30 kg | oral | Valiquid 0,3 mg/kg<br>Dormicum 0,2 mg/kg<br>Rohypnol 0,05 - 0,1 mg/kg,<br>maximal 2 mg<br>(nur bei langdauernden Eingriffen,<br>ärztliche Überwachung) |
| | rektal | Dormicum 0,5 mg/kg |
| > 30 kg | oral | Dormicum 0,1 mg/kg<br>Rohypnol 0,05 - 0,1 mg/kg,<br>maximal 2 mg<br>(nur bei langdauernden Eingriffen,<br>ärztliche Überwachung) |
| | i.m. | Dormicum 0,05 - 0,1 mg/kg<br>Dolantin 1 mg/kg |

kleinen Patienten als erste auf dem OP-Plan berücksichtigt werden (Tabelle 4).

Bei der Prämedikation legen die zahlreichen Präparate, Kombinationen und Applikationsformen ein beredtes Zeugnis davon ab, daß es das "ideale Prämedikationsmittel" für alle Kinder nicht gibt. Jeder Anästhesist muß für die ihm gegebenen Voraussetzungen der Klinik, des Organisationsablaufes, der Anästhesieform und für den einzelnen Patienten sein Idealmittel auswählen. Da Spritzen im Kindesalter äußerst unbeliebt sind, sollte die Prämedikation wenn irgend möglich oral oder rektal erfolgen, bei liegender Infusion bietet sich auch die intravenöse Applikation

Tabelle 6. Intravenöse Einleitung

| | | |
|---|---|---|
| 1. Barbiturate: | | |
| Thiopental: | (< 1 Jahr) | 3 - 4 mg/kg KG |
| | (> 1 Jahr) | 5 - 6 mg/kg KG |
| Methohexital: | | 1 - 2 mg/kg KG |
| 2. Etomidat: | | 0,2 - 0,3 mg/kg KG |
| 3. Ketamin: | (< 4 Jahre) | 4 mg/kg KG |
| | (> 4 Jahre) | 2 mg/kg KG |
| (Kombination mit Benzodiazepinen empfohlen!) | | |
| (4. Benzodiazepine): | | |
| Valium: | | 0,4 mg/kg KG |
| Dormicum: | | 0,1 - 0,2 mg/kg KG |

an. In letzter Zeit haben sich zunehmend die neueren Benzodiazepine Midazolam und Flunitrazepam bewährt, mit denen ein Sedierungseffekt innerhalb von 30 min erzielt werden kann (Tabelle 5).

Narkoseeinleitung

Außer für sehr kurze Eingriffe unter ausschließlicher Verwendung eines einzigen Anästhetikums ist die moderne Kombinationsnarkose mit Einsatz von Anästhetika, Muskelrelaxanzien und gegebenenfalls Analgetika auch in der pädiatrischen Anästhesie zu bevorzugen. Wenn keine Kontraindikation vorliegt, wird eine Inhalationseinleitung vom Kind noch am ehesten akzeptiert: Durch die Schwerkraft wirkt das Lachgas-Sauerstoff-Gemisch, welches über das Gesicht des Kindes geleitet wird, schon nach kurzer Zeit auch bei nicht aufgesetzter Maske, so daß nach 1 - 2 min Halothan, Enfluran oder Isofluran in steigender Konzentration zugegeben werden kann.

Die intravenöse Narkoseeinleitung ist zweifellos die sicherste Methode (Tabelle 6). Sie bietet sich an, wenn der kleine Patient bereits mit liegender Infusion zur Operation kommt. Ist das Kind kooperativ, so hat man die Möglichkeit, eine gut sichtbare Vene mit einer kleinen Kanüle zu punktieren oder einen Zugang in Lokalanästhesie zu legen. Zur Narkoseeinleitung wird am häufigsten Thiopental bzw. Methohexital eingesetzt. Etomidat ist durch seine Kreislaufstabilität sehr geeignet, störend sind jedoch der Injektionsschmerz, besonders bei den dünnen Venen der Kinder, sowie die Myoklonien bei nicht prämedizierten Patienten. Ketamin sollte in jedem Fall mit einem niedrig dosierten Benzodiazepin kombiniert werden, um die durch äußere Stimuli provozierten unangenehmen Träume und Zwangsvorstellungen in der Aufwachphase auszuschalten. Aufgrund seiner langen Nachwirkung kann es nicht routinemäßig als Einleitungsnarkotikum empfohlen werden.

Tabelle 7. Intramuskuläre Einleitung

| | |
|---|---|
| 1. Ketanest (Kombination mit Benzodiazepinen empfohlen!) | 4 - 8 mg/kg KG |
| 2. Methohexital 5%ige Lösung | 5 mg/kg KG |

Tabelle 8. Rektale Einleitung

| | |
|---|---|
| Methohexital (10%ige Lösung) | 25 mg/kg KG |
| Erfolgsquote: | 90 % |
| Einschlafzeit: | 5 - 10 min |
| Nebenwirkungen: | 20 % Stuhldrang |
| | 10 % Absetzen von Stuhl |
| Kontraindikationen: | Alter < 1 Jahr |
| | Entzündungen im Darmbereich |
| | Darmoperation |
| | Schock |
| | Anämie |
| | Nicht nüchterne Kinder |

Benzodiazepine haben sich zur Narkoseeinleitung bei Kindern nicht durchsetzen können: Die relativ hohe Einschlafdosis ist von Kind zu Kind verschieden, der Effekt nicht voraussehbar und die Wirkdauer fast doppelt so lang wie beim Erwachsenen.

In ausgewählten Fällen bietet sich eine intramuskuläre Narkoseeinleitung an, z. B. bei retardierten, unkooperativen Kindern (Tabelle 7): Hier stehen Ketamin, wieder in Kombination mit Benzodiazepinen, oder 5%iges Methohexital zur Verfügung. Die Injektion beider Medikamente ist allerdings schmerzhaft und damit wenig beliebt.

Als weitere Möglichkeit, insbesondere für ambulante Operationen bei Kindern im Vorschulalter - einer bekannt schwierigen Gruppe -, kann die rektale Gabe einer 10%igen Methohexitallösung, eventuell im Beisein der Eltern gegeben, zu einer für alle Seiten befriedigenden Narkoseeinleitung führen (Tabelle 8) (12).

Wird die Gabe anticholinergischer Substanzen bei Erwachsenen in letzter Zeit diskutiert, so sollte sie doch bei Kindern - und hier insbesondere in der Augenheilkunde - fester Bestandteil der Narkoseeinleitung bleiben.

Narkosedurchführung und Monitoring

Zur Muskelrelaxation stehen depolarisierende und nichtdepolarisierende Muskelrelaxanzien zur Verfügung (Tabelle 9). Bei der Dosierung ist einerseits das bei Kindern größere Verteilungsvolumen, andererseits der Eindruck erhöhter Empfindlichkeit auf nichtdepolarisierende Muskelrelaxanzien im Säuglingsalter, der

Tabelle 9

---

1. Depolarisierende Muskelrelaxanzien
   Succinylcholin:
   Bis 2. Lebensjahr:           2 mg/kg KG i.v.
   Ab 2. Lebensjahr:            1 mg/kg KG i.v.

   Gefahr des Dualblocks:
   a) intermittierende Dosen ab 5 - 8 mg/kg KG
   b) Succinylcholininfusion ab 3 mg/kg KG

2. Nichtdepolarisierende Muskelrelaxanzien
   Pancuronium                  0,08 mg/kg KG i.v.
   Alcuronium                   0,15 mg/kg KG i.v.
   Vecuronium                   0,08 mg/kg KG i.v.

   Antagonisierung (bei Kindern obligat!)
   Atropin                      0,01 mg/kg KG i.v.
   Neostigmin                   0,04 - 0,08 mg/kg KG i.v.
   oder
   Pyridostigmin                0,1 - 0,2 mg/kg KG i.v.

---

mit anatomisch-physiologischen Besonderheiten des frühkindlichen Organismus erklärt werden kann, zu berücksichtigen.

Die analgetische Komponente in einer Kombinationsnarkose wird intraoperativ durch das Lachgas und das verwendete Inhalationsnarkotikum abgedeckt. Will man ganz auf ein Inhalationsnarkotikum verzichten, so bietet sich die intraoperative Gabe von initial 5 - 10 µg/kg KG Fentanyl oder die entsprechende Äquivalenzdosis anderer Opioide an, wobei eine postoperative Beatmung einkalkuliert werden muß. Ist nur eine Supplementierung mit Opioiden vorgesehen, so kann die Gabe von 5 µg/kg KG Fentanyl den Bedarf an Inhalationsnarkotika um durchschnittlich 30 % reduzieren, damit zu einer Verminderung unerwünschter Nebenwirkungen beitragen und eine Analgesie bis in die postoperative Phase hinein aufrechterhalten. Des weiteren bietet sich die Durchführung einer Lokalanästhesie zur intra- und postoperativen Schmerzausschaltung an.

Die Inhalationsnarkose unter Einsatz von Lachgas, Halothan, Enfluran und Isofluran ist heute bei Kindern als Basis anzusehen. Hier bestehen jedoch zwei generelle Unterschiede zum Erwachsenen:

1. Das hohe Atemminutenvolumen, das hohe Herzzeitvolumen und der höhere Anteil gefäßreicher Gewebe führen bei Kindern zu wesentlich schnelleren An- und Abflutungszeiten für Inhalationsnarkotika. Der rasche Anstieg der alveolären, dann der Blutkonzentration kann jedoch bei Kindern zu einer raschen Überdosierung und daraus resultierenden Kreislaufdepression führen.

2. Der MAC-Wert ist altersabhängig: Bei Halothan liegt er für Erwachsene bei 0,7 Vol.%, bei Säuglingen bis sechs Monate

bei 1,2 Vol.%, für Neugeborene aber nur bei 0,87 Vol.% (14). Für Isofluran ist die Altersabhängigkeit der MAC ähnlich, das gleiche gilt für Enfluran. Um unter klinischen Bedingungen eine hinreichend tiefe Anästhesie zu erzeugen, sollte die inspiratorische Konzentration bei 1,3 MAC liegen.

Mit Ausnahme von Lachgas führen alle Inhalationsnarkotika zu einer zentralen Atemdepression, so daß in jedem Fall eine assistierte oder kontrollierte Beatmung durchgeführt werden muß, dieses gilt um so mehr, je jünger die Kinder sind.

Die Auslösung von Rhythmusstörungen bei Verwendung von adrenalinhaltigen Pharmaka ist bei Halothan ausgeprägter als bei Isofluran und Enfluran, im Kindesalter aber deutlich weniger zu beobachten als bei Erwachsenen (8).

Das Herzzeitvolumen nimmt bei Isofluran wesentlich geringer ab als bei Halothan und Enfluran, so daß sich hier Vorteile für die Narkose bei Kindern ergeben können, die auf die Erhaltung eines hohen Herzzeitvolumens angewiesen sind, andererseits senkt es den sowieso niedrigen Blutdruck relativ stark ab (9). Der größte Nachteil des insgesamt sehr vielversprechenden Isoflurans ist jedoch der unangenehm stechende Geruch, der zu einer Irritation und einem vermehrten Auftreten von Laryngospasmus bei Kindern bei der Maskeneinleitung führt, so daß besonders im Säuglingsalter die Kinderanästhesisten weiterhin Halothan bevorzugen (24). Im Gegensatz zum Erwachsenen ist bei Kindern praktisch keine Halothanhepatitis vor Eintritt der Pubertät bekannt geworden. Gründe hierfür dürften einmal die verminderte Leberdurchblutung der Kinder bei Halothannarkosen sowie der reduzierte Metabolismus des Halothans in der kindlichen Leber sein (8).

Als Basismonitoring ist ein präkordiales Stethoskop, das EKG, die möglichst automatische Messung des Blutdrucks mit leuchtender Digitalanzeige und eine Temperaturmessung zu fordern. Sehr bewährt hat sich zur unterstützenden Beurteilung ein Pulsoxymeter, welches außerdem bei der bei manchen Eingriffen erforderlichen absoluten Dunkelheit die übliche Beurteilung der Hautfarbe ersetzen kann. Wünschenswert sind darüber hinaus die endexspiratorische $PCO_2$-Messung sowie die Überwachung der neuromuskulären Blockade (Tabelle 10).

## Spezielle Erfordernisse in der Ophthalmochirurgie

### A) Extraokuläre Eingriffe

Die operative Behandlung des Strabismus ist die häufigste augenärztliche Operation im Kindesalter. 5 % der Bevölkerung haben einen angeborenen Strabismus, der meist innerhalb der ersten sechs Lebensmonate auftritt, die erworbene, traumatisch bedingte Form ist wesentlich seltener. Strabismus ist darüber hinaus häufig eine Begleiterkrankung von ZNS-Dysfunktionen, z. B. bei zerebraler Lähmung, Down's Syndrom, Meningomyelozele mit Hydrozephalus und Retinopathie bei ehemaligen Frühgeborenen, Krank-

Tabelle 10. Basismonitoring in der Kinderanästhesie

1. Präkordiales Stethoskop
2. Blutdruckmessung
3. EKG
4. Temperaturmessung
5. Pulsoxymetrie
6. Endexspiratorisches $PCO_2$-Monitoring
7. Relaxometrie

Tabelle 11. Maligne Hyperthermie

Risiko:
Kinder 1 : 15 000                           Erwachsene 1 : 100 000

Erhöht bei Kindern mit
- Muskelerkrankungen (Dystrophie, Duchenne, Myotonie, Ptosis)
- Hernien, Kryptorchismus, Strabismus
- Kyphose, Skoliose
- SIDS (Sudden infant death syndrome)

| Triggerfaktoren: | Geeignete Pharmaka: |
|---|---|
| - Inhalationsanästhetika | - Barbiturate |
| - Ketamin | - Diazepam |
| - Succinylcholin | - Pancuronium |
| - Lidocain | - Ester-Lokalanästhetika |

Frühsymptome:

| | |
|---|---|
| - Tachykardie | - Hypertonie |
| - Muskelrigidität | - Tachypnoe |
| - Azidose | - Temperaturanstieg |
| - Zyanose | |

Therapiemaßnahmen:
- Zufuhr von Triggersubstanzen beenden (Gerät wechseln)
- Atemminutenvolumen vervierfachen (100 % $O_2$)
- Dantrolen 1,0 mg/kg - als Schnellinfusion 2,5 mg/kg
  (Tagesdosis 10 mg/kg bei HWZ 5 h)
- $NaHCO_3$ 3 mmol/kg
- Kühlung
- Monitoring

MH-Prophylaxe:
- Dantrolen 2,5 mg/kg - Infusionsbeginn 45 min vor Anästhesiebeginn
- Starke Prämedikation
- Vermeidung von Triggersubstanzen

heitsbilder, die ihrerseits besondere Vorbereitungen und Narkosetechniken erfordern, auf die nicht weiter eingegangen werden kann.

Die maligne Hyperthermie, die gefährlichste Komplikation einer Anästhesie, tritt bei Patienten mit Strabismus zehnmal häufiger

Tabelle 12. Besonderheiten bei Strabismuskorrektur

- Maligne Hyperthermie zehnmal häufiger
- Phenylephrintropfen lokal
  → systemische Resorption → Vasokonstriktion, Blutdruckanstieg
- Okulokardialer Reflex
- Tonische Kontraktion der äußeren Augenmuskeln durch Succinylcholin
- Postoperativ Nausea und Erbrechen
- Verbände

auf als im Normalkollektiv (25) (Tabelle 11). Der Defekt im intrazellulären Kalziummetabolismus bzw. -transport führt über den intrazellulären Kalziumanstieg mit Muskelkontraktion zu einem Hypermetabolismus mit exzessiver Temperaturerhöhung, Azidose, Hypoxie und Hyperkapnie. Bis heute gibt es keinen Screeningtest, verdächtig ist lediglich die über einen längeren Zeitraum unspezifisch erhöhte CPK. Bei positiver Familienanamnese müssen die bekannten Triggersubstanzen vermieden werden. Eine Vorbehandlung bzw. Therapie mit Dantrolen ergibt sich bei Patienten mit gesicherter maligner Hyperthermie oder bei deren intraoperativer Entwicklung.

Bei der operativen Strabismuskorrektur haben darüber hinaus folgende Punkte Anästhesierelevanz (Tabelle 12):

1. Die lokale Applikation von Phenylephrin wird als Mydriatikum und zur Blutstillung verwendet. Die zur Zeit übliche 5%ige Lösung ist ein reines Alphasympathikomimetikum, welches bei Resorption über die periphere Vasokonstriktion zu einem Blutdruckanstieg und einer reflektorischen Pulsverlangsamung führen kann. Hierbei ist zu bedenken, und dies gilt für alle lokal applizierten Pharmaka, daß das Auge des Säuglings volumenmäßig zwar ca. halb so groß wie beim Erwachsenen ist, daß die Resorption dieser Medikamente aber in ein wesentlich kleineres Flüssigkeitsvolumen erfolgt und daraus eine massive Überdosierung resultieren kann. Die Resorption über die Konjunktiva, die Nasenschleimhaut via Tränenwege oder perkutan bei Früh- und Neugeborenen kann zu einem massiven Blutdruckanstieg mit der Gefahr von Hirnblutungen führen (22). In der Literatur ist der Fall eines drei Monate alten Säuglings beschrieben, der nach lokaler Applikation von 10%iger Phenylephrinlösung einen Blutdruck von 230 mm Hg entwickelte, der erst nach mehreren Stunden wieder auf den Ausgangsdruck abfiel. Die Applikation einer 2,5%igen statt 5%igen Lösung oder die Gabe von 0,5%igem Cyclopentholat bzw. 0,5%iges Tropicamid könnte diese gefährliche Nebenwirkung verhindern (5).

2. Die nach Succinylcholingabe länger anhaltende tonische Kontraktur der äußeren Augenmuskeln im Gegensatz zur übrigen Skelettmuskulatur wird mit der anatomischen Besonderheit der Augenmuskelzelle erklärt (2). Während die Skelettmuskelzelle meist nur eine Nervenendigung besitzt, haben die Augenmuskeln pro Zelle mehrere Nervenendigungen. Dies resultiert in

einer ca. 15minütigen, über das Relaxationsende hinaus bestehenden Kontraktur der Augenmuskeln mit einer Beeinträchtigung des Traktionstestes und des eigentlichen Eingriffs. Vermindert wird dieses Problem durch die Vorgabe einer lissiven Dosis eines nichtdepolarisierenden Muskelrelaxans, vermieden kann es werden durch die Intubation in tiefer Inhalationsnarkose ohne Succinylcholin oder durch die Relaxation mit einem nichtdepolarisierenden Muskelrelaxans, z. B. mit Vecuronium.

3. Der okulokardiale Reflex, ausgelöst durch Zug an den Augenmuskeln oder Manipulation am Augapfel, mit dem Auftreten einer Sinusbradykardie bis zum asystolischen Herzstillstand bzw. Dysrhythmien impliziert eine ausreichende Parasympathikolyse. Diese wird am sinnvollsten nicht mit der Prämedikation, sondern direkt bei Narkoseeinleitung i.v. gegeben. Aufgrund seines Wirkungsprofils ist Glycopyrrolat 5 - 10 µg/kg KG in der Augenheilkunde besonders geeignet: Neben einer erwünschten, nur mäßigen Herzfrequenzsteigerung und einer nur mäßig ausgeprägten pupillenerweiternden Wirkung besitzt es die geringsten Dysrhythmiewirkungen und aufgrund seiner quarternären Struktur keinerlei ZNS-Wirkung (17, 18). Tritt der okulokardiale Reflex intraoperativ mit Pulsabfall auf, so sollte eine Therapie einsetzen, wenn bei Säuglingen die Herzfrequenz 100/min, bei Kleinkindern 80/min und bei Schulkindern 60/min unterschreitet. Sie besteht im Vermeiden weiterer Manipulationen, bis die Gabe von 5 - 10 µg/kg Glycopyrrolat bzw. 10 - 20 µg/kg Atropin i.v. einen Effekt zeigt. Die wesentlich therapierefraktäreren ventrikulären Arrhythmien werden mit 1 - 2 mg Lidocain/kg KG i.v. behandelt. Ein EKG-Monitor für diesen Eingriff ist selbstverständlich unabdingbar.

4. Kinder, die sich einer Schieloperation unterziehen müssen, leiden postoperativ häufig an Nausea und Erbrechen. Die Vermeidung von Opiaten sowie eine niedrige Dosis von DHBP 75 µg/kg KG intraoperativ vor der ersten Manipulation am Augapfel reduziert dieses Problem entscheidend und verlängert den Klinikaufenthalt von ambulanten Patienten nicht (1, 15).

Das Retinoblastom, ein autosomal vererbbarer, maligner Tumor des kindlichen Auges, stellt für den Anästhesisten das typische Beispiel dar für häufig erforderliche Narkosen, seien es die täglichen Bestrahlungen oder die Nachuntersuchungen. Neben einer optimalen psychologischen Führung bieten sich für die Bestrahlungen Ketamin oder Methohexital an.

Die angeborene Tränenwegsstenose wird primär mit einer Sondierung in Narkose untersucht. Hierbei wird ein sehr geringes Probevolumen, welches mit Fluorescin versetzt ist, in die Bindehautfalte bzw. die Tränenkanälchen gespritzt und mit einem kleinen Katheter nasal abgesaugt. Fluorescin hat im Tierversuch keine chemische Reaktion im tracheopulmonalen System zur Folge (11). Aus diesem Grunde genügt für diesen sehr kurzen Eingriff Ketanest i.v. oder eine Inhalationsmaskennarkose. Dagegen muß bei der Operation nach Toti, der Dakryozystorhinostomie, mit einer möglichen stärkeren Blutung aus der Nasenschleimhaut gerechnet und eine Intubationsnarkose, eventuell mit Tamponade des Nasen-Rachen-Raums, durchgeführt werden. Wegen der lokalen Epinephrinapplikation bieten sich hier wegen der geringeren Arrhythmogenizität Isofluran bzw. Enfluran anstelle von Halothan an.

B) Intraokuläre Eingriffe

Bei den intraokulären Eingriffen ist der Einfluß von Anästhetika und Muskelrelaxanzien auf den intraokulären Druck zu berücksichtigen und ein Druckanstieg unbedingt zu vermeiden (11).

Auch das angeborene Glaukom tritt häufig mit anderen Augenerkrankungen oder Entwicklungsstörungen wie Aniridie, Axenfeld's Syndrom, Rieger-Syndrom, Sturge-Weber-Syndrom, Röteln und retrolentaler Fibroplasie auf, deshalb sind eine eingehende Anamnese und gegebenenfalls ausgedehntere Voruntersuchungen notwendig. Durch die Erhöhung des Augeninnendrucks, der zu Optikusatrophie, Hornhauttrübung und zu einer eingeschränkten Sehfähigkeit führt, sind oft mehrere Druckmessungen in Narkose notwendig. Um reproduzierbare Ergebnisse zu bekommen, muß das Anästhesieverfahren für die einzelnen Kontrollen identisch sein. Barbiturate, Tranquilizer, Narkotika und Inhalationsanästhetika sind hierfür geeignet, Succinylcholin und Ketamin mit ihrer IOP-steigernden Wirkung sollen vermieden werden. Da die Messung nur kurz dauert, ist eine Maskennarkose im allgemeinen ausreichend, in jedem Fall sollte aber die Messung vor einer eventuell durchzuführenden Intubation erfolgen.

Die konservative Glaukomtherapie ist für die Narkose von Bedeutung (Tabelle 13):

Epinephrin lokal angewendet kann zu systemischen Reaktionen führen. Timololmaleat, ein nicht-selektiver Betablocker, kann zu Bradykardie und Bronchospasmus, zu Exazerbation einer obstruktiven Atemwegserkrankung und bei Frühgeborenen zur postoperativen Apnoe führen. Die systemische Wirkung dieses lokal angewendeten Pharmakons dauert bis zu 48 h (3, 10, 21). Bei der Behandlung mit Ecothiopat, einer langwirkenden Anticholinesterase, ist mit einer Beeinträchtigung der Pseudocholinesterase von vier bis sechs Wochen Dauer nach Therapieende zu rechnen: Succinylcholin und Lokalanästhetika vom Estertyp haben deshalb eine stark prolongierte Wirkung (19). Als Antidot kommen hochkonzentrierte Cholinesterase oder FFP in Betracht. Eine Acetazolamidtherapie kann neben gastrointestinalen Erscheinungen zu Dehydratation, Hypokalämie und metabolischer Azidose führen, während Osmotherapeutika wie Mannit meist nur beim akuten Glaukomanfall eingesetzt werden. Die operative Glaukombehandlung findet meist in Form einer Goniotomie oder Cyclocryotherapie zur partiellen Destruktion des Kammerwasser-produzierenden Ziliarkörpers statt: Durch die begleitende intra- und extraokuläre Entzündungsreaktion ist eine Analgetikagabe empfehlenswert. Wie bei allen intraokulären Eingriffen ist auf eine besonders schonende Narkoseausleitung und Extubation ohne Husten, Pressen und Schreien zu achten. Sie erfolgt entweder in tiefer Narkose oder wird

Tabelle 13. Medikamentöse Glaukomtherapie

| Medikament | Anästhesierelevante Besonderheiten |
|---|---|
| Epinephrin 0,25 - 2 % lokal | Systemische Reaktion möglich Vasokonstriktion, Hypertension, Arrhythmie |
| Timololmaleat 0,25 - 0,5 % lokal | Bradykardie, Bronchospasmus, Exazerbation obstruktiver bronchopulmonaler Erkrankungen Postoperative Apnoegefahr bei Säuglingen |
| Ecothiopatiodid 0,03 - 0,25 % lokal | Langwirkende Anticholinesterase Verlängerte Wirkung von Succinylcholin und Lokalanästhetika (Estertyp) |
| Acetazolamid (Diamox) | Dehydratation, Hypokaliämie, gastrointestinale Erscheinungen, metabolische Azidose |
| Osmotherapeutika (Mannit) | Allergische Reaktion (selten) |

nach i.v.-Gabe von 1 - 2 mg Lidocain/kg KG zur Unterdrückung des Hustenreflexes am wachen Kind durchgeführt (4).

Auch die Katarakt ist im Kindesalter oft nur ein Symptom einer generellen Infektion wie Röteln, Toxoplasmose, Zytomegalie oder Herpes simplex oder eines Syndroms wie dem Marfan-Syndrom oder der Homozystinurie, deren Implikationen für die Narkose oft schwerwiegender sind als die operative Linsenentfernung selbst. Wie bei allen Operationen am offenen Auge ist eine genügend tiefe Narkose mit ausreichender Muskelrelaxation zum Schutz vor Husten und Pressen, die mit der Gefahr eines Glaskörperverlustes verbunden sein können, zu fordern.

Die perforierende Augenverletzung ist sicherlich für den Anästhesisten die größte Herausforderung und das beste Beispiel, wie nur durch eine enge Kommunikation zwischen Augenarzt und Anästhesist eine alle Sicherheitsaspekte des Patienten berücksichtigende und trotzdem das verletzte Auge schonende Narkosemethode für den individuellen Fall ausgewählt werden kann (Tabelle 14).

Am günstigsten ist es, eine sechsstündige Nahrungskarenz abzuwarten. Hier ist es von großer Bedeutung zu wissen, ob durch den Eingriff mit einer Rettung der Sehkraft des Auges zu rechnen ist, oder ob für das verletzte Auge keine Chance besteht. Wenn auch nach 6 h nicht mit einem leeren Magen gerechnet werden kann, so bleibt doch genügend Zeit, um eine Cimetidinprophylaxe durchführen zu können. Eine orale Dosis von 7,5 mg/kg KG Cimetidin 1 1/2 Stunden vor Narkosebeginn appliziert, reduziert zuverlässig die Magensaftmenge und erhöht den pH auf über 2,5 und damit über den besonders kritischen Schwellenwert, da Magensaft

Tabelle 14. Perforierende Augenverletzung

Nahrungskarenz kann abgewartet werden:
- 7,5 mg/kg KG Cimetidin oral, 1,5 h vor OP-Beginn
- i.v. - eventuell Maskeneinleitung

Nahrungskarenz kann nicht abgewartet werden:
- präoperativer i.v.-Zugang obligat
- Präoxygenation
- Parasympathikolytika i.v.
- Barbiturat i.v.          ⎫           in schneller
- Succinylcholin i.v.      ⎭           Folge
- Blitzintubation mit Krikoiddruck
oder
- präoperativer i.v.-Zugang obligat
- Präoxygenation
- Parasympathikolytika i.v.
- Vecuronium 0,01 mg/kg KG i.v., nach Auftreten subjektiver
  Symptome, spätestens nach 2 min
- Vecuronium 0,09 mg/kg KG i.v. ⎫      in schneller
- Thiopental 5 mg/kg KG i.v.    ⎭      Folge
- Blitzintubation mit Krikoiddruck

Narkoseende:
- Magensonde abziehen
- Lidocain 1 - 2 mg/kg KG i.v.
- Extubation des wachen Kindes

mit einem pH von unter 2,5 und mehr als 0,4 ml/kg KG aspiriert zum Mendelson-Syndrom, d. h. zu einem lebensgefährlichen Lungenversagen führen kann (7). Ist es nicht möglich die Karenzzeit abzuwarten, dann muß eine Ileuseinleitung mit Blitzintubation und Krikoiddruck durchgeführt werden. Eine Oberkörperhochlagerung bringt im Kindesalter wegen der geringen Höhendifferenz keine zusätzliche Aspirationsprophylaxe (20). Bei diesem Verfahren muß ein i.v.-Zugang liegen. Nach ausreichender Präoxygenierung und Parasympatholyse erfolgt eine eher reichlich bemessene Einschlafdosis mit einem Barbiturat, unmittelbar gefolgt von der relaxierenden Dosis Succinylcholin. Unter ständigem Krikoiddruck einer kompetenten Hilfsperson wird ohne unterstützende Beatmung die Apnoe abgewartet und intubiert (16). Alternativ kann die zeitgerechte Relaxation mit Vecuronium in geteilter Dosis eingesetzt werden: Nach 0,01 mg/kg KG Vecuronium als Priming dose wird nach Auftreten von Schweregefühl der Augenlider, spätestens jedoch nach 2 min die Blitzeinleitung mit 0,09 mg/kg KG Vecuronium, gefolgt von 5 mg/kg KG Thiopental begonnen. Dieses Verfahren gestattet eine dem Succinylcholin ähnlich schnelle Intubation innerhalb von 60 s unter exzellenten Intubationsbedingungen (6). Diese Einleitung erfordert allerdings Erfahrung und sollte vor Anwendung in diesem Zusammenhang beherrscht werden. Die Extubation erfolgt nach Entleerung des Magens über die Sonde erst am wachen Patienten, auch hier ist die i.v.-Gabe von 1 - 2 mg/kg KG Lidocain hilfreich, um ein exzessives Husten zu vermeiden.

Gerade dieses Beispiel macht deutlich, wie durch Absprache und durch das komplementäre Wissen des Anästhesisten für den Patienten sichere und für den Operateur befriedigende Operationsbedingungen hergestellt werden können.

Literatur

1. ABRAMOWITZ, M. D., ELDER, P. T., FRIENDLY, D. S., BROUGHTON, W. L., EPSTEIN, B. S.: Antiemetic effectiveness of intraoperatively administered droperidol in pediatric strabismic outpatient surgery. Anesthesiology 53 (Suppl), 323 (1980)

2. ADAMS, A. K., SALT, P. J.: The use of neuromuscular blocking agents in ophthalmic surgery. In: Clinics in Anesthesiology, vol. 3, no. 2 (ed. J. NORMAN), p. 435. Philadelphia: Saunders 1985

3. BAILEY, P. L.: Timolol and postoperative apnea in neonates and young infants. Anesthesiology 61, 622 (1984)

4. BARAKA, A.: Intravenous lidocaine controls extubation laryngospasm in children. Anesth. Analg. 57, 506 (1978)

5. BORREMEO-McGRAIL, V., BORDIUK, J. M., KEITEL, H.: Systemic hypertension following ocular administration of 10 % phenylephrine in the neonate. Pediatrics 51, 1032 (1973)

6. ENGBAEK, J., HOWARDY-HANSEN, P., ORDING, H., VIBY-MOGENSEN, J.: Precurarization with vecuronium and pancuronium in awake, healthy volunteers: The influence on neuromuscular transmission and pulmonary function. Acta anaesth. scand. 29, 117 (1985)

7. GOUDSOUZIAN, N., COTE, C. J., LIU, L. M. P., DEDRICK, D. F.: The dose-response effects of oral cimetidine on gastric pH and volumen in children. Anesthesiology 55, 533 (1981)

8. GREGORY, G. A.: Pharmacology. In: Pediatric anesthesia, vol. 1, p. 315. New York, Edinburgh, London, Melbourne: Churchill Livingstone 1983

9. HEINRICH, H., FONTAINE, L., SPILKER, D., WINTER, H.: Untersuchungen zur negativen Inotropie von Halothan, Enfluran und Isofluran mittels transösophagealer Echokardiographie. In: VII. European Congress of Anaesthesiology. Abstracts III (eds. H. BERGMANN, H. KRAMAR, K. STEINBEREITHNER). Beiträge zur Anaesthesiologie und Intensivmedizin, Bd. 18, p. 164. Wien, München, Bern: Maudrich 1986

10. JONES, F. L., ECKBERG, N. L.: Exacerbation of obstructive airway disease by timolol. JAMA 244, 2730 (1980)

11. KNUTSEN-FRANCE, N.: Anesthesia for pediatric ophthalmologic surgery. In: Pediatric anesthesia, vol. 1, p. 773. New York, Edinburgh, London, Melbourne: Churchill Livingstone 1983

12. KRAUS, G., TAEGER, K.: Methohexital zur rektalen Narkoseeinleitung bei Kindern. Anästh. Intensivther. Notfallmed. 17, 285 (1982)

13. KRAUS, G.: Besonderheiten der Vorbereitung und der Prämedikation bei Kindern. In: Vorbereitung des Patienten zu Anästhesie und Operation (ed. E. RÜGHEIMER). Berlin, Heidelberg, New York: Springer (im Druck)

14. LERMAN, J., ROBINSON, S., WILLIS, M. M., GREGORY, G. A.: Anesthetic requirements for halothane in young children 0 - 1 month and 1 - 6 months of age. Anesthesiology 59 (Suppl.), A 446 (1983)

15. LERMAN, J., EUSTIS, S., SMITH, D. R.: Effect of droperidol pretreatment on postanesthetic vomiting in children undergoing strabismus surgery. Anesthesiology 65, 322 (1986)

16. LIBONATI, M. M., LEAHY, J. J., ELLISON, N.: The use of succinylcholine in open eye surgery. Anesthesiology 62, 637 (1985)

17. MEYERS, E. F., TOMELDAN, S. A.: Glycopyrrolate compared with atropine in prevention of the oculocardiac reflex during eye-muscle surgery. Anesthesiology 51, 350 (1979)

18. MIRAKHUR, R. K., DUNDEE, J. W.: Glycopyrrolate: Pharmacology and clinical use. Anaesthesia 38, 1195 (1983)

19. PANTUCK, E. J.: Ecothiopate iodide eye drops and prolonged response to suxamethonium. Brit. J. Anaesth. 38, 406 (1966)

20. SALEM, M. R., WONG, A. Y., COLLINS, V. J.: The pediatric patient with a full stomach. Anesthesiology 39, 435 (1973)

21. SCHOENE, R. B., MARTIN, T. R., CHARAN, N. B., FRANCH, C. L.: Timolol-induced bronchospasm in asthmatic bronchitis. JAMA 245, 1460 (1981)

22. SOLOSKO, D., SMITH, R. B.: Hypertension following 10 per cent phenylephrine opthalmic. Anesthesiology 36, 187 (1972)

23. THOMAS, D. K. M.: Hypoglycaemia in children before operation: its incidence and prevention. Brit. J. Anaesth. 46, 66 (1974)

24. VIGFUSSON, G., REINHOLD, P., WENDT, M.: Inhalationsnarkose mit Isofluran im Säuglingsalter. In: VII. European Congress of Anaesthesiology. Abstracts III (eds. H. BERGMANN, H. KRAMAR, K. STEINBEREITHNER). Beiträge zur Anaesthesiologie und Intensivmedizin, Bd. 18, p. 152. Wien, München, Bern: Maudrich 1986

25. WILSON, M. E., ELLIS, F. R.: Predicting malignant hyperpyrexia. Brit. J. Anaesth. 51, 66 (1979)

# Anästhesiologische Probleme bei Hals-Nasen-Ohren-Operationen aus der Sicht des HNO-Chirurgen

Von J. Helms

Eine zeitgemäße Patientenversorgung ist nur denkbar, wenn Ärzte unterschiedlicher Spezialdisziplinen sich in Form einer "Arbeitsteilung" um einen Kranken bemühen. Die Aufgliederung der Medizin in "Fächer" war eine Voraussetzung für den bis heute erreichten Fortschritt. Aus der Sicht eines kleinen Faches, wie der Hals-Nasen-Ohren-Heilkunde, ergeben sich dabei Spezialaspekte, die nicht zwangsläufig zu verallgemeinern sind.

Neuere Entwicklungen und Erkenntnisse in der Inneren Medizin, Allgemeinchirurgie, Neurologie und in anderen Fächern sind nicht immer leicht zu verfolgen. Aus der Sicht des Operateurs verengt sich die Medizin gelegentlich auf zwei Disziplinen, seine eigene und die Anästhesie. Es resultieren Möglichkeiten idealer Kooperation, wie in Mainz, aber auch Risiken, da naturgemäß auch der Anästhesist weder Fachinternist noch Fachneurologe sein kann. Er wird sicherlich gut daran tun, bei unzumutbarer Verantwortungszuweisung im Umfeld einer Operation durch den HNO-Arzt das Hinzuziehen von Spezialisten anderer Fachdisziplinen zu fordern. Der HNO-Arzt andererseits sollte eine scheinbare Omnipotenz eines Anästhesisten auf nicht-HNO-ärztlichem Fachgebiet nur kritisch zur Kenntnis nehmen.

Die HNO-Heilkunde weist an ihren Grenzen zwangsläufig und parallel zur Situation in anderen Fachdisziplinen deutliche Überschneidungen mit Nachbarfächern auf.

Das operative Spektrum, das in größeren HNO-Abteilungen und -Kliniken im täglichen Operationsplan deutlich wird, führt zu sehr unterschiedlichen Anforderungen an den Anästhesisten. Während die allgemeinanästhesiologischen Risiken bei einer Mittelohroperation wie der Tympanoplastik geringer erscheinen als z. B. bei einer Adenotomie, können scheinbar ähnliche Eingriffe am Boden der mittleren oder an der Vorderwand der hinteren Schädelgrube die Situation für den Anästhesisten schnell ändern (Tabelle 1).

Ein unerfahrener Ohrchirurg wird z. B. bei der zufälligen Eröffnung des Sinus sigmoideus einen größeren Blutverlust kaum vermeiden können. Ähnliches gilt für die Eingriffe an der Nase und an den Nasennebenhöhlen, wenn hier z. B. bei einer versehentlichen Eröffnung der vorderen Schädelgrube eine intrakranielle Blutung entsteht.

Die zum HNO-Fach gehörenden Eingriffe des Mundes und Rachens bieten diesen gelegentlich eintretenden Überraschungseffekt für den Anästhesisten kaum, da er von vornherein mit ungewöhnlichen Reaktionen, z. B. durch Irritation des N. vagus, rechnet.

Tabelle 1. Operationsspektrum einer HNO-Klinik

- Äußeres und Mittelohr
- Innenohr
- Innerer Gehörgang

- Nase, pneumatisches und stützendes System
- Nebenhöhlen und Jochbein
- Gesichtsweichteile
- Schädelbasis
- Parotis
- N. facialis innerhalb und außerhalb der Schädelbasis

- Pharynx, Tonsillen
- Zunge, Mundboden, Submandibularis
- Lippen, Hals, Hypopharynx, Larynx

- Halsabschnitte von Trachea und Ösophagus
- Lymphabflußgebiet Kopf und Hals
- Hirnnerven am Hals und Kopf außerhalb der Schädelbasis
- Plastische Operationen im HNO-Bereich
- Endoskopie und endoskopische Therapie der tiefen Luft- und Speisewege
- Mediastinoskopie

Bei Halsoperationen, wie der Neck-dissection, ergeben sich bei grundsätzlich gleicher Ausgangslage jedoch wesentlich häufiger unvorhergesehene Variationen in der Narkoseführung, offensichtlich durch weitaus stärkere Belastungen des vegetativen Nervensystems.

Insgesamt resultieren bei Operationen an Hals, Nase und Ohr pathophysiologische Besonderheiten, denen Rechnung getragen werden muß. Die versehentliche Eröffnung eines Tubuscuffs wird nicht zwangsläufig sofort von jedem Anästhesisten bemerkt, insbesondere dann nicht, wenn eine weitlumige Trachea schon vorher nicht vollständig abgedichtet werden konnte. Die sonst übliche Kontrolle der Tubusposition ist bei HNO-ärztlichen Operationen in der Regel nicht kontinuierlich möglich. Dislokationen des Tubus aus dem Larynx heraus oder über die Bifurkation der Bronchien zu weit in die Lunge hinein ergeben sich gelegentlich. Der Anästhesist muß besonders dann damit rechnen, wenn mit Zungenretraktoren manipuliert oder wenn der Kopf während der Operation umgelagert werden muß.

Die Beherrschung vegetativer Reflexe stellt offensichtlich ein besonderes Problem dar, da Patienten sehr unterschiedlich auf die routinemäßig gegebene Prämedikation reagieren und da das Zartgefühl der Operateure bei der Präparation deutlichen intra- und interindividuellen Schwankungen unterliegt.

Die operationstechnischen Besonderheiten bei HNO-ärztlichen Operationen liegen für den unerfahrenen Anästhesisten wohl vordergründig in den eingeschränkten Kontrollmöglichkeiten der Narkose. Die Augen werden befeuchtet, verklebt und abgedeckt. Die Pu-

pillen sind zu Kontrollzwecken unerreichbar. Die exakte Lage
des Tubus läßt sich ohne Störung des Operateurs nicht ohne weiteres überprüfen. Eine Korrektur der Tubuslage ist auch aus psychologischen Gründen nicht selten erschwert.

Bei Eingriffen in Nase, Mund und Rachen kommt es regelmäßig zu
einer gewissen Blut- und Speichelaufnahme in den Magen. Wird
Atropin in der Prämedikation nicht mehr gegeben, was von HNO-
ärztlicher Seite zu bedauern ist, so ist mit einer erheblichen
Salivation zu rechnen. Dies stört nicht nur bei endoskopischen
Eingriffen den HNO-Operateur, sondern führt manchmal auch zu
postoperativem Erbrechen. Dies sollte durch das präoperative
Nüchternlassen eigentlich vermieden worden sein.

Die enge Nachbarschaft zwischen Operationsfeld und anästhesiologischem Arbeitsbereich mit Tuben, Schläuchen, Kathetern, Elektroden und elektrischen Leitungen bedingt eine Gefährdung der
Sterilität im Operationsfeld. Hier sind kooperative Absprachen
unerläßlich.

Ein besonderes Problem ist für viele Anästhesisten die adäquate
Reaktion auf den Wunsch des Operateurs, die Blutungsneigung des
Gewebes zu minimieren. Hier ist offensichtlich ein hohes Maß
von Verständnis für pathophysiologische, kreislaufdynamische sowie pharmakologische Zusammenhänge erforderlich, um befriedigende Resultate zu erzielen.

Aus den genannten Gegebenheiten resultieren zahlreiche Wünsche
des Operateurs im Zusammenhang mit einer HNO-ärztlichen Operation. Sie lassen sich gliedern in Anliegen zur Operationsplanung, solche zur Operationsvorbereitung und Wünsche zur per-
und postoperativen Phase des Eingriffs.

Für die gelegentlich ambulante Durchführung einer Operation in
Narkose ist eine präoperative Konsultation des Anästhesisten unabdingbar, um die Operation zuverlässig durchführen zu können.
Die Einrichtung einer Anästhesiesprechstunde ist für diesen
Zweck ein gutes organisatorisches Konzept (Tabelle 2).

Schwierig ist das Angleichen der offiziellen Dienstzeiten zwischen Anästhesie und HNO-Klinik mit dem Ziel der vollen Auslastung ärztlicher Mitarbeiter beider Fachdisziplinen innerhalb
der zeitlichen Normen. Die Mischung aus unterschiedlich langen
Eingriffen jeweils in Narkose oder Lokalanästhesie und das zusätzliche Bedürfnis, die Operationssaalkapazität voll zu
nutzen, führen gelegentlich zu wechselseitiger, wenn auch ungewollter Frustration.

In der Abfolge zahlreicher Operationen wird von HNO-ärztlicher
Seite ein Anästhesiekonzept erwartet, das ein Aufwachen des Patienten unmittelbar nach Abschluß des chirurgischen Eingriffs
und Anbringen des Verbandes gewährleistet, und zwar ohne Würgen
und Husten des Patienten.

Bei manchen Eingriffen, wie speziellen Formen der Mikrolaryngoskopie, wird die Bereitstellung spezieller Narkosetechniken,

Tabelle 2. Wünsche des HNO-Chirurgen in bezug auf Operationsorganisation

- Einrichtung einer Anästhesiesprechstunde
  Voruntersuchung und anderes, insbesondere bei ambulanten Patienten
- Früherer Narkosebeginn,
  eventuell Vorverlegen des Anästhesiedienstbeginns
- Gewährleistung eines frühen Narkoseendes ohne Würgen und Husten des Patienten
- Bereitstellung spezieller Techniken, z. B. Jetventilation

Tabelle 3. Wünsche des HNO-Chirurgen präoperativ

- Aufklärung über Narkose nur bei Patienten, die für eine Vollnarkose vorgesehen sind
- Nur qualifizierte Äußerungen zur Operationstechnik
- Beratung zur Prämedikation bei Lokalanästhesie und bei Problemen, z. B. für eventuellen Übergang auf Narkose
- Vor nasaler Intubation Naseninspektion
- Lage des zentralen Venenkatheters mit Operateur besprechen

wie z. B. der Jetbeatmung ohne Tubus oder über einen nur sehr dünnen Katheter, erwartet.

Die präoperative Aufklärung des Patienten ist auch für die Narkose erforderlich (Tabelle 3). Eine gewisse Problematik liegt darin, daß gelegentlich Patienten, bei denen eine Lokalanästhesie vorgesehen ist, ausführlich auch über eine mögliche Narkose unterrichtet werden. Sie werden dadurch in bezug auf die Entscheidungsfindung einer Klinik verunsichert, da sie nicht mehr zuverlässig wissen, ob sie nun in örtlicher Betäubung oder in Narkose operiert werden. Die Aufklärung über eine Narkose sollte also ausschließlich bei Patienten erfolgen, die für eine Narkose vorgesehen sind.

Patienten fragen nicht selten neben dem Operateur oder dem Stationsarzt auch noch den Anästhesisten nach Details der Operation. Es wird der Eindruck erweckt, als sei eine Besprechung mit dem Operateur noch gar nicht erfolgt oder auch nicht vorgesehen. Diese Situation ergibt sich durchaus nicht selten auch nach bereits mehrfach erfolgter Erklärung des operativen Eingriffs. Verständlicherweise bemüht sich dann auch der Anästhesist, den operativen Eingriff oder Detailaspekte desselben dem Patienten darzulegen. Hier bestehen jedoch Gefahren, so daß der Wunsch berechtigt erscheint, daß dem Patienten gegenüber nur wirklich qualifizierte Äußerungen zu der durchzuführenden Operation formuliert werden sollten.

Bei einer relativ kleinen Zahl von Patienten, z. B. solchen, bei denen eine Narkose als zu risikoreich angesehen wird und bei denen eine Operation grundsätzlich in Lokalanästhesie möglich ist, wird präoperativ unsicher bleiben, ob die Lokalanästhesie wirklich ausreichen wird oder ob während des Eingriffs

doch auf eine Narkose übergewechselt werden muß. Für solche
Fälle sollte nach gegenseitiger Absprache auch eine entsprechende Aufklärung durch den Anästhesisten erfolgen. Es sollte
gleichzeitig auch festgelegt werden, wie die Prämedikation für
beide Alternativen der Anästhesie, lokal oder Narkose, auszurichten ist. Hier bedarf es der Rücksprache zwischen Anästhesisten und zuständigem Operateur bzw. Stationsarzt.

Zahlreiche HNO-ärztliche Operationen lassen sich erleichtern,
wenn die Intubation transnasal erfolgt. Insbesondere in einem
HNO-ärztlichen Operationssaal sollte dazu vorher eine kurze Naseninspektion, gegebenenfalls von einem HNO-Kollegen, durchgeführt werden. Die Zahl der intranasalen Läsionen läßt sich reduzieren.

Der zentrale Venenkatheter ist ein bewährter, von anästhesiologischer Seite zu legender Zugang zum Kreislaufsystem. Er hat
auch für HNO-Ärzte seine Zuverlässigkeit bewiesen. Gelegentlich
kommt es jedoch dazu, daß dieser zentrale Venenkatheter sich in
der V. jugularis findet, die bei einer radikalen Neck-dissection resezieret werden soll. Bei unsicherer Katheterlage sollte
der Anästhesist präoperativ auf diese Möglichkeit hinweisen.
Der Operateur ist in gleicher Weise gehalten, den Anästhesisten
zu warnen, bevor der Katheter mit der Jugularis ligiert und abgetrennt wird.

Während der Operation ergeben sich aus operationstechnischer
Sicht weitere Bedürfnisse und Wünsche, die das Operationsfeld
selber betreffen und die vom kooperierenden Anästhesisten sehr
günstig beeinflußt werden können (Tabelle 4). So sind überraschende Bewegungen des Patienten bei mikrochirurgischen Eingriffen am Ohr, an der Schädelbasis oder bei intrakraniellen Operationen nicht nur störend, sondern außerordentlich gefährlich,
da dabei funktionell wichtige oder auch lebenswichtige Strukturen zerstört werden können. Zumindest während kritischer Operationsphasen ist vom Anästhesisten eine absolute Ruhigstellung
des Patienten zu garantieren.

Eine Hilfe kann dabei die Mitbeobachtung des Operationsfeldes
und des Operationsvorgehens durch den Anästhesisten sein, wenn
dieser Gelegenheit bekommt, den Eingriff über eine Mikroskop-Videokamera und einen Monitor mitzubeobachten. Entsprechende Anträge sollten deshalb auch vom Anästhesisten unterstützt werden.

Bei den gleichen, meistens mikrochirurgischen Eingriffen wirkt
sich eine Blutungsbereitschaft des Patienten besonders nachteilig aus. Es handelt sich dabei um parenchymatöse Blutungen und
um solche aus winzigen Gefäßen, die normalerweise spontan sistieren. Die Blutungen treten nahezu regelmäßig auf, wenn unerfahrene Anästhesisten die Narkose leiten. Die übliche Antwort
auf entsprechende Beschwerden des Operateurs pflegt zu sein:
"Der Blutdruck ist aber nur 100/60". Die Kenntnis, daß der
Blutdruck nur ein einzelner, nicht aber der einzige Parameter
für die Blutungsbereitschaft des Gewebes ist, sollte intensiver
auch jüngeren Anästhesisten vermittelt werden. Durch spezielle

Tabelle 4. Wünsche des HNO-Chirurgen während der Operation

- Keine Bewegung des Patienten, insbesondere bei mikrochirurgischen oder intrakraniellen Operationen
- Keine Blutungsneigung, nicht nur RR-Senkung
- Erhalten der Nervenerregbarkeit, z. B. Nn. VII, XI, XII
- Verwendung von $N_2O$ am Ende von Ohroperationen vermeiden
- Speichelsekretion bei Eingriffen an Hals, Pharynx und Larynx reduzieren

anästhesiologische Techniken, die reproduzierbar eine Blutungsverminderung bewirken, lassen sich die Operationsumstände entscheidend verbessern. Der Flüssigkeitshaushalt bedarf dabei sicherlich der zuverlässigen Beachtung. Für den Operateur am Mikroskop und insbesondere bei eröffnetem Liquorraum sind schon geringe Blutungen sehr hinderlich.

Eine besondere Schwierigkeit für den Anästhesisten resultiert sicherlich daraus, daß der Operateur einerseits eine vollständige Ruhigstellung des Patienten erwartet, daß andererseits jedoch eine gewisse Nervenerregbarkeit der Nn. facialis, accessorius und hypoglossus erwünscht ist, um intra operationem funktionelle Tests vornehmen zu können. Auch hier wird ein gemeinsamer präoperativer Gedankenaustausch sich hilfreich auswirken.

Am Ende von Ohroperationen wird regelmäßig der Verschluß des Trommelfells vorgenommen. Dieser Teil der Operation gelingt dem Erfahrenen in wenigen Augenblicken, dem unerfahrenen Otochirurgen jedoch erst mit umfangreichen und wiederholten Manipulationen. Er wird in seinem Bemühen gelegentlich dadurch behindert, daß das gerade richtig positionierte Transplantat durch eine Gasansammlung in der Pauke, das Abdampfen des Lachgases, nach außen gedrückt wird. Ein frühzeitiges Drosseln der Lachgaszufuhr, etwa 5 - 10 min vor diesem Teil der Operation, kann die genannten Probleme mildern.

Bei mikroskopischen und endoskopischen Interventionen an Larynx und Trachea sowie den Bronchien wird das Arbeitsfeld bei Atropinmedikation regelmäßig frei von Schleim gehalten. Mehr aus juristischen Gründen wurde Atropin lange Jahre regelmäßig der Prämedikation zugefügt. Seit diese medikolegale Indikation für die Atropingabe nicht mehr besteht, wird dieses Medikament immer seltener in der Prämedikation eingesetzt. Damit steigt aber die Zahl der Eingriffe, bei denen eine störende Speichelfülle den operativen oder endoskopischen Vorgang behindert. Für die genannten Eingriffe sollte deshalb die Atropingabe beibehalten werden.

Es folgen einige HNO-chirurgische Wünsche, die selten aktuell sind oder nur eine geringe Bedeutung haben (Tabelle 5).

Versagt einmal unvorhersehbar die Lokalanästhesie bei einem Patienten, bei dem eine Narkose nicht möglich ist, so sollte der Anästhesist seine Hilfe nicht vollständig entziehen, sondern sich bereit erklären, eine Analgosedierung als Kompromiß zu offerieren.

Tabelle 5. Wünsche des HNO-Chirurgen während der Operation

---
- Bei Versagen der Lokalanästhesie gegebenenfalls Analgosedierung oder Übergang auf Narkose
- Bei Tracheotomie tief intubieren
- Sterilen Tubuswechsel gewährleisten
- Verbände noch in Narkose ermöglichen
- Überwachung und Monitoring mit leisen Piep-Signalen
---

Bei trachealchirurgischen Eingriffen wird gelegentlich nicht bedacht, den Anästhesisten ausreichend ausführlich über das operative Vorgehen zu unterrichten. Er sollte wissen, daß die Öffnung der Trachea regelmäßig an der Stelle erfolgt, an der üblicherweise der Tubuscuff liegt, so daß hier eine gewisse Punktionsgefahr besteht. Es sollte also zwischen Operateur und Anästhesist verabredet werden, daß die Intubation ausreichend tief erfolgt, um bei der Eröffnung der Trachea den Cuff nicht zu verletzen. Bei den gleichen Eingriffen muß nicht selten umintubiert werden; dieser Wechsel vom oralen auf den definitiven Tubus, der über ein Tracheostoma eingeführt wird, bereitet Schwierigkeiten. Hier sollte durch eine gemeinsame Absprache und ein sachgerechtes Bereitlegen steriler Tuben in geeigneter Weise auf einen schnellen und unter sterilen Bedingungen erfolgenden Tubuswechsel hingearbeitet werden.

Zum Ende der Operation sind regelmäßig Verbände anzulegen, die oftmals besser positioniert werden können, wenn der Patient sich noch in Narkose befindet. Die Anlage des Verbandes bereits in der Aufwachphase des Patienten gefährdet die Sicherheit der Nähte. Auch hier ist eine ausreichende Kooperation notwendig. Trotzdem erwartet der Operateur, daß der Patient unmittelbar nach Abschluß des Verbandes rasch wach wird.

Anästhesiologische und andere Überwachungsgeräte werden mit akustischen, oft sehr eintönigen Signalgebern ausgerüstet. Dies führt dazu, daß der Operationssaal mit kurzen Tonsignalen überflutet wird, ohne daß diesen eine größere Aufmerksamkeit gewidmet wird und ohne daß eine zuverlässige Zuordnung zu allen Zeitpunkten erfolgt. Es wird aus diesem Grunde angeregt, Verbesserungen zu initiieren, die den Signal-Rausch-Abstand verbessern, so daß Notfallsituationen klarer erkannt werden können.

Für die postoperative Kooperation ergeben sich ebenfalls einige Wünsche aus HNO-chirurgischer Sicht (Tabelle 6). Auch nach Verlassen des Aufwachraums sollte der Patient einige Stunden später nochmals neben dem Operateur auch vom Anästhesisten untersucht werden. Der weiterbehandelnde HNO-Arzt wird für Hinweise auf einen möglichen Medikamentenüberhang dankbar sein. Nach langdauernden Operationen und insbesondere bei Patienten, die an sich auf eine Intensivüberwachungsstation verlegt werden müßten, sind Wasser-, Elektrolyt- und Kalorienbilanz des Patienten besonders kontrollbedürftig. Hier wird nachdrücklich um die Mithilfe des Anästhesisten gebeten, da die modernen Möglichkeiten der Messung und der Substitutionen in diesem Bereich nicht mehr zuverlässig HNO-ärztliches Allgemeingut sind.

Tabelle 6. Wünsche des HNO-Chirurgen postoperativ

- Enge postoperative Kooperation
- Vermeiden von Medikamentenüberhang, gegebenenfalls Warnung
- Hinweise für postoperative Überwachung und Therapie (Menge und Zusammensetzung der Infusionstherapie, Kalorien und anderes)
- Auf Intensivstation Drainagen und Katheter belassen, gegebenenfalls Rücksprache mit Operateur
- Larynxinspektion nach Langzeitintubation oder bei Tubuswechsel

Wurde der Patient auf eine Intensivstation verlegt, so sollte das intensive Bemühen der anästhesiologischen Kollegen nicht so weit gehen, vom Operateur gelegte Drainagen oder Katheter ohne Rücksprache zu entfernen. Gelegentlich bestehen spezielle operative Anforderungen, die ein längeres Verweilen als üblich erfordern. Eine frühe Extraktion kann in solchen Fällen schwerwiegende Folgen für den Patienten nach sich ziehen.

Nach Langzeitintubation ist sicherlich eine Larynxinspektion vorteilhaft, um frühzeitig tubusbedingte Schäden aufzudecken.

Die Auflistung mancher Probleme erfolgte hier nicht, um eine mangelnde Kooperation zwischen Anästhesisten und HNO-Chirurgen zu dokumentieren oder Selbstverständlichkeiten neu zu formulieren. Die Angaben spiegeln Einzelfallbeobachtungen wider, die von sehr unterschiedlichen Operateuren zusammengetragen wurden. Die Darlegungen sollen dazu dienen, die meistens beispielhaft gute Kooperation zwischen Anästhesisten und HNO-Chirurgen weiter zu optimieren.

# Anästhesie für Operationen an Ohr, Nase und Epipharynx
Von S. Piepenbrock

Die Planung und Durchführung einer jeden Anästhesie muß sich in den Anforderungen nach dem Patienten und den Besonderheiten der jeweiligen Operation richten. Für die speziellen Operationen im Bereich des Ohres, der Nase und des Epipharynx sind für die Narkose allgemeine Aspekte, ähnlich denen in der HNO-Heilkunde insgesamt, aber auch einige ganz spezifische Probleme zu berücksichtigen.

I Allgemeine Gesichtspunkte

Zumeist handelt es sich bei Ohr-, Nase- und Epipharynxoperationen um elektive Eingriffe. Notfalloperationen bilden die Ausnahme. Es sind alle Altersgruppen betroffen, allerdings mit einem großen Anteil von Kindern, weswegen die Anästhesie für die Adenotomie ausführlicher besprochen werden soll. Im allgemeinen sind die Patienten in einem guten Allgemeinzustand. Für die präoperative klinische und laborchemische Befundung und Vorbereitung gelten die in der Anästhesie üblichen Grundsätze unter Berücksichtigung der besonderen lokalen Bedingungen. Das gleiche gilt für die Prämedikation, wobei eine antiemetische Komponente (z. B. Promethazin) bedacht werden sollte und die Indikation für Atropin zur Antisalivation und Reflexdämpfung großzügig gestellt werden sollte.

Als Anästhesieverfahren kommen vor allem die Inhalationsverfahren in Betracht, balancierte Anästhesietechniken mit Opioiden sind jedoch ebenso anwendbar. Da die betroffenen Operationsgebiete besonders schmerzempfindlich und reflexogen sind, gilt es, eine entsprechende Narkosetiefe und Analgesie zu gewährleisten. Außer zur Intubation ist eine Relaxierung nicht immer erforderlich, es sei denn, der spezielle Eingriff erfordert ein absolut ruhiggestelltes Operationsfeld. Da die Operationen in der Nähe der Atemwege stattfinden, die nach Operationsbeginn für den Anästhesisten nicht mehr unmittelbar zugängig sind, ist die Sicherung von unbehinderter Atmung und Beatmung von vorrangigem Interesse. Die Kontrolle der richtigen Lage und die Fixierung des Tubus und die zusätzliche Sicherung der Konnektionen mit Pflaster muß äußerst sorgfältig erfolgen. Das während der operativen Eingriffe übliche Umlagern des Kopfes oder das Einsetzen eines Mundsperrers sollte der Operateur vorsichtig vornehmen, damit ein Abknicken oder Dislozieren des endotrachealen Tubus vermieden wird.

Neben dem apparativen Standardmonitoring mittels (automatischem) Blutdruckmeßgerät und EKG gilt es, die einfachen klinischen Überwachungsmethoden besonders zu beachten. Eine Hand des Patienten sollte sichtbar (Licht!) und der Puls fühlbar bleiben. Das präkordiale Stethoskop ist nicht nur bei Kindern eine wertvolle Überwachungsmaßnahme. Zusätzliches apparatives Monitoring wie die Kapnometrie und Oxymetrie liefern besonders bei HNO-Eingriffen wichtige Informationen über vitale Funktionen.

Bei den Operationen an Ohr und Nase werden vom Operateur lokal Vasokonstringenzien (Adrenalin, Ornipressin) zur Blutungsverminderung injiziert, was zu Interaktionen mit Narkotika und kardiovaskulären Komplikationen führen kann.

Vor der Extubation nach nasalen oder pharyngealen Operationen ist daran zu denken, eine eventuell gelegte Pharynxtamponade zu entfernen, Blut oder Gewebeteile sorgfältig aus dem Rachen abzusaugen und die Rückkehr der laryngealen Schutzreflexe abzuwarten. Nach der Extubation empfiehlt es sich, den Patienten auf die Seite zu legen, um eine Aspiration zu verhindern.


## II  Anästhesie für spezielle Operationen

### Adenotomie (Epipharynx)

Die Adenotomie gehört zu den häufigsten Operationen im Kleinkind- und Kindesalter. In der Regel wird in gleicher Sitzung eine Ohrinspektion und falls erforderlich eine Parazentese mit eventuellem Einlegen eines Paukenröhrchens durchgeführt. Gerade für die Adenotomie gilt der Satz, daß es zwar kleine Operationen, aber keine kleinen Narkosen gibt!

Zur Vermeidung einer Aspiration und zur Sicherstellung optimaler Operationsbedingungen sollte der Eingriff in Intubationsnarkose erfolgen. Die früher geübte Insufflationsmethode mit Lachgas/Sauerstoff und Halothan unter Verwendung spezieller Mundsperrer mit Zungenspatel (z. B. nach Negus, Boyle-Davis oder Davis-Meyer), an deren Spitze das Narkosegasgemisch austritt, wird heute kaum noch angewendet. Die Tonsilla pharyngea wird in der Regel am "hängenden Kopf" mit Hilfe des Beckmannschen Ringmessers (Adenotom) an ihrer Basis abgetrennt.

Ein großer Teil dieser Eingriffe wird ambulant ausgeführt. Voraussetzung hierfür ist an unserer Klinik, daß die Kinder ansonsten gesund sind (Risikogruppe ASA I - II) und daß der Wohnort maximal eine halbe Autostunde vom Krankenhaus entfernt liegt.

### Präoperative Befunderhebung

Voruntersuchungen und Vorbereitungen zur Narkose und Operation sind für ambulante wie stationäre Kinder in gleicher Weise sorgfältig und systematisch vorzunehmen. Bei Kindern ist für gewöhnlich die Zusammenarbeit mit den Eltern zwingend erforderlich. Die Eltern müssen zuverlässig erscheinen, so daß präoperative

Nüchternzeit und postoperative Weiterversorgung gesichert sind. Die Erhebung der Familienanamnese beinhaltet vor allem das Fragen nach Blutungs- und Gerinnungserkrankungen, Muskelkrankheiten, Stoffwechselstörungen, Krampfanfällen oder Narkoseproblemen bei Verwandten. Beim Kind selbst (Eigenanamnese) interessieren die allgemeine Leistungsfähigkeit und Belastbarkeit, Allergien, chronische Erkrankungen, Medikamenteneinnahme und eventuell die Ergebnisse vorangegangener Vorsorgeuntersuchungen. Bei einem elektiven Eingriff wie der Adenotomie sollte der Abstand zu eventuellen "Lebendimpfungen" mindestens vier bis sechs Wochen und nach anderen Impfungen zumindest zwei Wochen betragen. Wird über Kontakte mit ansteckenden Kinderkrankheiten berichtet, so sollte die Inkubationszeit inklusive einem Sicherheitsabstand abgewartet werden. Ein entsprechendes Anamnesegespräch kann durchaus mit einem Anamnesebogen vorbereitet und damit sicherlich vereinfacht werden.

Bei der nachfolgenden körperlichen Untersuchung wird der Schwerpunkt auf die Befundung des Herz-Kreislauf-Systems, der Lunge, der Leber- und Milzgröße und des Mund- und Rachenstatus gelegt. Selbstverständlich muß unmittelbar vor der Narkose diese orientierende Untersuchung wiederholt werden, da gerade bei Kindern Änderungen des Gesundheitszustandes gleichsam über Nacht auftreten können. Bei Kindern mit einer Indikation zur Adenotomie wird man des öfteren als Folge der Verlegung des Nasenrachenraums eine laufende Nase (chronische Rhinitis) finden. Dies ist dann kein Grund die Narkose zu verschieben, wenn die Lunge frei ist und kein Fieber besteht (Normothermie bei einem Kleinkind: 36,0 - 37,5 °C).

Sind die Anamnese und der klinische Befund unauffällig, dann genügt als Laboruntersuchung der Hämatokritwert aus dem Kapillarblut. Erst bei entsprechenden Hinweisen sind gezielte Untersuchungen wie EKG, Röntgen-Thorax und weitere Blutwerte notwendig.

Als generelle Regel für die Nüchternzeit gilt für Kleinkinder (zweites bis fünftes Lebensjahr) und auch Schulkinder (sechstes bis 14. Lebensjahr) ein Zeitraum von 6 h, der allerdings gerade bei kleinen Kindern auch nicht wesentlich überschritten werden sollte. Diese Regel kann dahingehend modifiziert werden, daß feste Nahrung 6 - 8 h vor Narkose nicht erlaubt ist, klare Flüssigkeit jedoch bis 4 h vorher gegeben werden darf.

Prämedikation

Die medikamentöse Prämedikation sollte nicht als Ersatz für mangelnde Zuwendung und einfühlsames Verhalten herhalten! Bei geschicktem und kindgerechtem Verhalten kann man in den meisten Fällen durchaus auch ohne medikamentöse Prämedikation auskommen. Dazu gehört unter Umständen auch die Beteiligung der Eltern im Rahmen der unmittelbaren präoperativen Betreuung der Kinder bis zum Einschlafen in Narkose. Zumeist sind die Eltern gut zu motivieren, ihr Kind bis zur Schlafinduktion zu begleiten. Die Fälle, bei denen die Anwesenheit eines Elternteils die

Pränarkosephase eher erschwert, sind mit etwas Fingerspitzengefühl herauszufinden.

Für die medikamentöse Prämedikation ist die orale Applikationsform ohne weiteres gut geeignet. Kinder zwischen 5 kg und 30 kg KG können 60 - 120 min vor Narkoseeinleitung 2 mg/kg des Neuroleptikums Chlorprothixen (Truxal, Taractan) oder 5 mg/kg KG Phenobarbital (Luminal) schlucken. Eine Kombination von Prämedikation und Narkoseeinleitung stellt bei Kindern unter sechs Jahren die rektale Gabe von z. B. Chloralhydrat-Rectiolen (eine Rectiole/10 kg KG) oder 10%igem Methohexital (Brevimytal 30 mg/kg KG) dar. Kinder über 30 kg KG erhalten eine auch bei Erwachsenen übliche i.m.-Prämedikation mit z. B. Pethidin (Dolantin 1 mg/kg KG) und Promethazin (Atosil 0,5 - 1 mg/kg KG).

Narkoseeinleitung
---

Für die Narkoseeinleitung gilt, daß die i.v.-Einleitung das sicherste Verfahren darstellt und auf jeden Fall bei Risikokindern und Kindern mit erhöhter Aspirationsgefahr angewendet werden muß. Im "Normalfall" sollte nur dann punktiert werden, wenn die Venenverhältnisse günstig erscheinen und das Kind mit dem Nadelstich einverstanden ist. Am besten verwendet man eine dünne 22-G-Plastikkanüle, die unter ablenkendem Gespräch, aber nach Vorwarnung vor dem "kleinen Pik" vorgeschoben wird. Sowohl Kleinkinder als auch Schulkinder erhalten von uns zur Narkoseeinleitung 3 - 5 mg/kg KG Thiopental (Trapanal) langsam i.v. Nach dem Einschlafen wird per Maske mit 100 % $O_2$ zunächst assistiert, dann kontrolliert beatmet. Dabei wird in allen Altersstufen das übliche Erwachsenenkreissystem, jedoch mit speziellen dünnen Kinderschläuchen, ebenso wie für die Weiterführung der Narkose verwendet.

Die rektale Narkoseeinleitung mit 10%igem Methohexital (Brevimytal 30 mg/kg KG) ist besonders für ängstliche Kinder oder auch Kinder mit schlechten Venenverhältnissen geeignet. Nach der rektalen Applikation sind für kurze Zeit die Gesäßbacken der Kinder zusammenzudrücken. Die Einschlafzeit beträgt 5 - 10 min, erst dann wird eine Vene punktiert.

Bei Kindern mit schwer auffindbaren Venen wird häufig die Narkose per inhalationem eingeleitet. Diese Methode setzt Erfahrung voraus, um unter Umständen plötzlich auftretende Beatmungsprobleme beherrschen zu können. Kooperative und entsprechend motivierte Kinder kann man die Maske selbst halten lassen, andernfalls wird der Frischgasschlauch mit oder ohne Maske zunächst für 1 - 2 min mit einem Frischgasfluß von ca. 6 l $O_2$/min vorsichtig in die Nähe des Gesichtes gehalten. Anschließend wird das Gasgemisch auf 4 l $N_2O$ und 2 l $O_2$ geändert. Nach weiteren 2 - 4 min schläft das Kind ein (Nystagmus der Augen). Jetzt wird schrittweise 0,5 Vol.% Halothan bis zu einem Maximalwert von 2,5 Vol.% zugeführt. Anfänglich kann assistiert, später kontrolliert über die Maske beatmet werden. Da die Hautvenen durch Halothan erweitert werden, ist zu diesem Zeitpunkt die Venenpunktion kein Problem mehr. Nach i.v.-Gabe von 0,01 mg/kg KG

Tabelle 1. Tubusgrößen für Kinder

| Gewicht | Alter | Tubusinnendurchmesser |
|---|---|---|
| unter 2,5 kg | Frühgeborene | 2,5 mm |
| 2,5 - 5 kg | Neugeborene | 3,0 mm |
| 5 - 8 kg | ca. 1/2 Jahr | 3,5 mm |
| 8 - 10 kg | ca. 1 Jahr | 4,0 mm |
| 10 - 15 kg | ca. zwei bis drei Jahre | 4,5 mm |
| 15 - 20 kg | ca. vier bis fünf Jahre | 5,0 mm |

alle Tuben ohne Blockungsballon

Atropin und i.v.-Relaxierung wird intubiert und mit einem $O_2$-$N_2O$-Halothan-Gemisch ventiliert, wobei die Erhaltungsdosis von Halothan zwischen 0,7 und 1,5 Vol.% liegt.

Intubation

Für die Adenotomie ist die orale Intubation die Methode der Wahl. Hierfür wird nach Vorgabe von 0,01 mg/kg KG Atropin i.v. mit 1 - 2 mg/kg KG Succinylcholin relaxiert, um damit die Kehlkopfeinstellung und das Einführen des Tubus schonend durchführen zu können. Normalerweise wird mit einem Plastikspiraltubus intubiert, doch hat sich ein U-förmig vorgeformter Plastiktubus gerade bei Adenotomien gut bewährt. Am besten sind die Tuben mit einem breitflächigen Zungenretraktor zu kombinieren, der eine entsprechende Aussparung in der Mitte aufweist. Die Tubusgröße richtet sich nach dem Alter und dem Gewicht der Kinder (Tabelle 1). In allen Altersstufen läßt sich für gewöhnlich mit einem Macintosh-Spatel entsprechender Größe auch ohne Aufladen der Epiglottis die Stimmritze leicht einstellen. Ein plastiküberzogener Führungsstab mit weicher Spitze ist insbesondere auch für den U-förmig vorgebogenen Tubus selten nötig, muß aber ebenso bereitliegen wie eine Magill-Zange. Die Tuben müssen eine normierte und gut sichtbare Graduierung aufweisen, damit während der Intubation oder bei etwaigen Sichtkontrollen die Intubationstiefe auf einen Blick erkannt werden kann. Für Säuglinge gilt von der Stimmritze bis zur Tubusspitze eine Distanz von ca. 2 cm, für Kleinkinder zwischen 3 und 4 cm und für Schulkinder ca. 4 cm. Bei der auskultatorischen und inspektorischen Kontrolle der Tubuslage ist die spezifische kleinkindliche Anatomie der Hauptbronchien zu bedenken, die beidseitige Fehllagen ermöglicht. Sorgfältige Fixierung mit einem um den Tubus herumgeschlungenen Pflasterstreifen über dem Kinn hilft, grobe Dislozierungen zu vermeiden.

Aufrechterhaltung der Narkose

Trotz der Kürze des operativen Eingriffs muß die Anästhesie verhältnismäßig tief sein, da Manipulationen im Mund und Rachen leicht Würgen, Schlucken und Pressen des Patienten auslösen. Nach wie vor ist Halothan (0,7 - 1,5 Vol.%) in Verbindung mit 70 - 75 Vol.% $N_2O$ und 30 - 25 Vol.% $O_2$ im Kindesalter günstig einsetzbar. Auch Wiederholungsnarkosen können durchaus mit Halothan in kurzen Zeitabständen durchgeführt werden, da eine sogenannte "Halothan-Hepatopathie" bei Kindern äußerst selten ist. Eine Relaxierung ist für den Eingriff nicht nötig. Es sollte zur Vermeidung einer Hypoventilation assistiert mit dem Atembeutel beatmet werden.

Überwachung während der Narkose

Eine endexspiratorische $CO_2$-Messung kann bei der Steuerung der Beatmung außerordentlich hilfreich sein. Obligat gehört zur Überwachung der Ventilation und des Kreislaufs neben der klinischen Beobachtung der Atemexkursionen, der Hautfarbe und des Kapillarpulses (das Kapillarbett füllt sich nach Kompression normalerweise innerhalb von 2 s) und dem Tasten des Radialispulses die Messung der inspiratorischen $O_2$-Konzentration, des Beatmungsdrucks, des Blutdrucks und ein präkordiales Stethoskop (Auskultation von Atmung und Beatmung, Herzfrequenz, Herzrhythmus, Herztonqualität). Ein EKG-Monitoring und eine transkutane Messung der $O_2$-Sättigung sind wünschenswert.

Zum Offenhalten des venösen Zugangs und zum Flüssigkeitsersatz sind bei Kindern Halbelektrolytlösungen in einer Dosierung von ca. 5 ml/kg KG x h indiziert.

Narkoseausleitung

Nach beendigter Operation, jedoch noch bei ausreichender Narkosetiefe, werden Nase, Mund und Rachenraum mit einem weitlumigen (z. B. 12 Charr) Katheter abgesaugt: zunächst vorsichtig nasal (manchmal noch Reste adenoiden Gewebes), dann unter Sicht Mund und Rachen möglichst ohne Berührung des Wundgebietes. Mit dem Absaugkatheter kann dann auch eventuell Luft oder Sekret aus dem Magen entfernt werden. Die Narkosegase werden erst nach dem Absaugen und bei beginnender Spontanatmung abgestellt und reiner Sauerstoff eingestellt. Die suffiziente Spontanatmung wird auch unter Raumluft kontrolliert und anschließend nach Rückkehr der laryngealen Schutzreflexe extubiert. Um einen Laryngospasmus zu vermeiden und um dem Kind eine gewisse $O_2$-Reserve zu geben, empfiehlt es sich, vor der Extubation noch zwei- bis dreimal mit $O_2$ zu beatmen und den Tubus unter einem Überdruck im Narkosesystem von 20 - 30 cm $H_2O$ herauszuziehen. Falls nötig, wird nach der Extubation der Esmarchsche Handgriff angewendet und für kurze Zeit die Maske mit 2 - 3 l $O_2$/min vorgehalten. Erscheint die Spontanatmung nicht ausreichend, muß in seltenen Fällen assistiert mit der Maske beatmet werden.

Postoperative Maßnahmen

Postoperativ werden die Kinder im Bett in die stabile Seitenlage gebracht, wobei der untere Arm von kleinen Kindern nicht nach hinten gezogen wird. Die adäquate Kontrolle von Puls und Atmung sollte über einen Zeitraum von 4 h im Krankenhaus erfolgen. Wünschenswert ist auch die Kontrolle der Körpertemperatur in 30- bis 60minütigem Abstand. Bei offensichtlichen Schmerzen reicht in der Regel die Gabe eines Paracetamol-Zäpfchens (ben-u-ron Supp.). 4 bis 6 h postoperativ kann Tee oder auch Saft zum Trinken angeboten werden. Wird dies gut vertragen, und wenn Kreislauf und Atmung unauffällig sind, die Temperatur unter 38 °C ist und das Kind gezielt zu reagieren vermag, können die Eltern - mit entsprechenden Maßregeln versehen - ihr Kind mit nach Hause nehmen. Diese Verhaltensmaßregeln beinhalten: reichliches Anbieten von Flüssigkeit (Tee oder Saft), Temperaturkontrolle am Abend und am nächsten Morgen, bei Temperaturerhöhung über 38,5 °C Hausarzt oder Krankenhaus aufsuchen, essen und trinken lassen am nächsten Morgen, am ersten postoperativen Tag noch unter ständiger Aufsicht lassen und zur Schmerzbehandlung bei Bedarf Suppositorien (ben-u-ron oder Treupel N) geben lassen.


Ohroperationen


Äußeres Ohr

Abnorm abstehende Ohren werden bei Erwachsenen für gewöhnlich in Lokalanästhesie, bei Kindern jedoch in Intubationsnarkose operiert. Längerdauernde Eingriffe zur Korrektur z. B. einer Makrotie oder Mikrotie erfordern eine Intubationsnarkose. Für die Anästhesie ist als Besonderheit herauszustellen, daß nach Operationsbeginn der Kopf für den Anästhesisten nicht mehr zugänglich ist und daß von operativer Seite her regelmäßig vasopressorische Substanzen subkutan infiltriert werden, um die Blutung im Operationsgebiet zu vermindern. Traditionell wird von Hals-Nasen-Ohren-Ärzten am liebsten Adrenalin verdünnt mit einem Lokalanästhetikum (z. B. 1%iges Xylocain) verwendet, z. B. 10 ml einer Lösung 1/100 000 = 0,1 mg Adrenalin. Aufgrund von Untersuchungen an mit Enfluran narkotisierten Patienten ist es offensichtlich ohne größere Nebenwirkungen möglich, 10 ml einer Adrenalinlösung 1/100 000 innerhalb 1 min und insgesamt 30 ml dieser Lösung im Verlauf von 1 h subkutan zu injizieren. Dennoch sollte aus Sicherheitsgründen wegen potentieller Tachykardie, Arrhythmie und massivem Blutdruckanstieg bei Patienten mit Hypertonie, koronarer Herzkrankheit, Mitralstenose, Hyperthyreose, Diabetes mellitus oder Gefäßerkrankungen auf den Adrenalinzusatz verzichtet werden. In Verbindung mit Halothan sind mehrfach Herzrhythmusstörungen und schwere kardiovaskuläre Zwischenfälle beschrieben worden, was auf eine Sensibilisierung des Myokards gegenüber Adrenalin zurückgeführt wird. Aggravierend sind in jedem Fall Situationen mit Hyperkapnie, Azidose oder gar Hypoxie.

Um dem Problem Halothan - Adrenalin aus dem Wege zu gehen, sind entweder andere Narkoseverfahren anzuwenden (z. B. balancierte Anästhesietechniken mit Opioiden) oder vasopressorische Substanzen zu benutzen, die in Verbindung mit Inhalationsnarkotika weniger Einfluß auf die Herzfunktion haben. An unserer Klinik wird mit gutem Resultat nur noch mit Ornipressin (POR 8 Sandoz z. B. 0,5 ml in 10 ml 1%igem Xylocain) infiltriert, welches bei gleichwertigem vasopressorischem Effekt wie Adrenalin eine etwas größere Sicherheit vor Herzrhythmusstörungen bietet. Auf mit zeitlicher Verzögerung (10 - 30 min) auftretende Blutdrucksteigerungen ist jedoch zu achten.

Mittelohr und pneumatisches System

Zu den Operationen im Bereich des Mittelohrs zählt die Inzision des Trommelfells (Parazentese). Die meisten Patienten sind Kinder. Grundsätzlich gelten daher alle Maßgaben, die im Zusammenhang mit der Adenotomie besprochen sind. In der Regel kann bei guter Kooperation mit dem Operateur die Parazentese mit oder ohne Einlegen eines Paukenröhrchens in Halothan-$N_2O$-$O_2$-Maskennarkose durchgeführt werden. Die Kinder müssen ausreichend tief narkotisiert sein, da die Inzision sehr schmerzhaft ist.

Bei spezifischen Mittelohroperationen wie Mastoidektomie, Tympanoplastik, Stapeschirurgie bei Otosklerose oder Labyrinthektomie sind von der Anästhesieseite her vor allem folgende Aspekte zu berücksichtigen:

1. Allgemeine Probleme bei Operationen am Kopf und lokaler Applikation von vasopressorischen Substanzen.
2. Absolut ruhiges Operationsfeld bei Anwendung des Operationsmikroskops, d. h. Relaxierung des Patienten.
3. Gewährleistung eines blutarmen Operationsfeldes.
4. Wirkungen von Lachgas auf das Mittelohr.
5. Nervenidentifikation (N. facialis) mittels Nervenstimulator.

<u>Ad 3.</u>: Operationen am Mastoid und insbesondere Tympanoplastiken (Operation zum Zwecke der Hörverbesserung an Gehörknöchelchen, Typ I bis V nach Wullstein, wobei ein plastischer Ersatz des Trommelfelldefektes durch z. B. ein Faszientransplantat den jeweiligen Abschluß bildet) erfordern ein möglichst blutarmes Operationsgebiet, um mit dem Operationsmikroskop genau und erfolgreich operieren zu können. Zumeist werden Tympanoplastiken in Intubationsnarkose vorgenommen. Dadurch werden mögliche, die Operation in Lokalanästhesie beeinträchtigende Faktoren wie Angst des Patienten, Unruhe oder Übelkeit ausgeschlossen. Die Operationsbedingungen in Vollnarkose sind im allgemeinen gut, und der Operateur steht nicht unter Zeitdruck.

Die Anwendung von Inhalationsanästhetika bedeutet allerdings für gewöhnlich aufgrund der vasodilatatorischen Wirkung eine vermehrte Blutungsneigung. Ebenso kann auch die Beatmung mit positivem Druck über eine Venendruckerhöhung dazu beitragen. Allgemeine Maßnahmen, die Blutungstendenz zu mindern, sind die lokale Infiltration von Adrenalin bzw. Ornipressin (POR 8 Sandoz), eine ca. 20° Kopfhochlagerung zur besseren venösen Drainage und eine ausreichende Narkosetiefe, um auf jeden Fall Blutdruckanstiege zu vermeiden. Mit einem Inhalationsanästhetikum läßt sich in der Regel ein normotensives Blutdruckniveau einregulieren. Weitergehende Verfahren, wie etwa die kontrollierte

Hypotension mit z. B. Nitroprussid, sind bei Abwägen von Risiken und Nutzen wohl nur in Sonderfällen gerechtfertigt.

Ad 4.: Normalerweise wird über die Tuba auditiva (Eustachii) das Mittelohr belüftet und für Druckausgleich gesorgt. Da Lachgas etwa 30mal besser im Blut löslich ist als Stickstoff, diffundiert es unter der Narkosebeatmung schneller in das luftgefüllte Mittelohr hinein, als Stickstoff herausströmen kann. Die Folge ist innerhalb weniger Minuten ein Druckanstieg im Mittelohr, besonders wenn die Belüftung über die Tuba Eustachii behindert ist. Diese Druckerhöhung kann nach Verschluß eines Trommelfelldefektes mit einem Transplantat zu einer Vorwölbung des Trommelfells mit Dislozierung des frischen Transplantats führen. Nach Beendigung der Lachgaszufuhr ist die Abnahme des $N_2O$-Partialdrucks im Mittelohr nur ungefähr ein Zehntel so schnell wie der Anstieg. Wenngleich das übliche Konzept, die Lachgaszufuhr 20 - 30 min vor Verschluß des Trommelfells einzustellen, für gewöhnlich zu einem lachgasfreien Mittelohr führt, so ist dennoch in Einzelfällen nachgewiesen worden, daß es 1 h dauern kann, bis die Ausgangswerte wieder erreicht sind.

Wird Lachgas erst nach Ende der Operation abgestellt, kann die schnelle Absorption aus dem Mittelohr in einem Unterdruck resultieren und eine Retraktion des Trommelfelltransplantats herbeiführen. Da bei einer tympanoplastischen Operation die Deckung des Trommelfelldefektes den letzten Schritt darstellt, sollte die Lachgaszufuhr mindestens 20 min, eventuell sogar 40 min vor Operationsende abgedreht werden. Mit der Inhalationsanästhesie auch ohne $N_2O$ läßt sich die Schlußphase der Narkose gut steuern.

Ad 5.: Falls der Operateur bei bestimmten Operationen, wie der Dekompression des N. facialis, eines Akustikusneurinoms oder einer Mastoidektomie, die Identifikation des N. facialis mittels eines Nervenstimulators wünscht, sind Muskelrelaxanzien relativ kontraindiziert. In dieser Situation ist eine Inhalationsanästhesie ohne Muskelrelaxierung oder nur mit niedrigen Dosen (z. B. 0,5 mg/kg KG Pancuronium) am günstigsten durchführbar.

Innenohr

Neuerdings werden bei Patienten mit Innenohrtaubheit sogenannte Cochlea-Implantationen mit erstaunlichem Erfolg durchgeführt. In der HNO-Abteilung der Medizinischen Hochschule Hannover sind bereits 60 Cochlea-Implantationen vorgenommen worden (Prof. Dr. Dr. E. Lehnhardt). Sie dauern etwa 2 - 3 h und können in Intubatinsnarkose sowohl mit Inhalationsanästhetika als auch mit balancierten Anästhesietechniken unter Anwendung von Opioiden ausgeführt werden. Es gelten die allgemeinen Prinzipien bei der Anwendung von vasokonstriktorischen Substanzen für ein möglichst blutarmes Operationsfeld.

Operationen an Nase und Nasennebenhöhlen

Häufige Operationen an der Nase wie submuköse Resektion des Nasenseptums, nasale Polypektomie oder plastische Korrektur der äußeren oder inneren Nasenkonturen (Rhinoplastik) erfolgen in Lokalanästhesie oder (zunehmend) in Intubationsnarkose. Die Vollnarkose mit orotrachealer Intubation ist insbesondere bei Kindern, unkooperativen Patienten, ängstlichen und vegetativ labilen Patienten erforderlich. Sowohl Inhalationsanästhesien als auch balancierte Anästhesietechniken mit Opioiden sind möglich. Zu beachten ist, daß zur Operation mit vasopressiven Substanzen infiltriert wird. Es ist empfehlenswert, nach der Intubation den Rachen auszutamponieren, um das Abfließen von Blut und Sekret in Magen und eventuell Lunge zu verhindern. Die Narkose muß so geführt werden, daß nach Extubation keine Beatmung mit festaufsitzender Maske notwendig wird. Dazu gehört die sorgfältige Säuberung des Rachenraums, die Entfernung der Tamponade, das Vermeiden eines Laryngospasmus und die Antagonisierung eines etwaigen Relaxanzienüberhanges und das Vorhandensein der Schutzreflexe. Größere Eingriffe in Intubationsnarkose wie die laterale Rhinotomie zur Ausräumung von Nasennebenhöhlentumoren oder die Entfernung eines nasopharyngealen Angiofibroms erfordern die Bereitstellung von Blutkonserven.

Postoperativ bedürfen die Patienten einer aufmerksamen Überwachung der Atmung, da sie wegen der Austamponierung der Nase nur durch den Mund atmen können.

Kommen Patienten mit sonst nicht zu beherrschendem Nasenbluten zur Operation (Unterbindung der A. maxillaris oder der Aa. ethmoidales bei Blutungen aus oberen Nasenabschnitten) ist eine Anämie, eine potentielle Hypovolämie und insbesondere verschlucktes Blut zu berücksichtigen. Präoperative Volumengabe über weitlumige Venenkanülen und Narkoseeinleitung wie bei vollem Magen ist deshalb die Konsequenz. Wenn bereits eine hintere Nasentamponade liegt, muß nach deren Entfernung mit einer akuten stärkeren Blutung gerechnet werden.

Operationen an den Nasennebenhöhlen (Kieferhöhlen, Stirnhöhlen, Siebbeinzellen und Keilbeinhöhlen) erfolgen zumeist in oraler Intubationsnarkose. Trotz Einsatz von lokalen Vasopressiva kann es zu erheblichen Blutungen kommen.

Literatur

1. ALTEMEYER, K. H., FÖSEL, Th., BREUCKING, E., AHNEFELD, F. W.: Narkosen im Kindesalter. Kernen-Stuttgart: Willy Rüsch AG 1984

2. BECKER, W., NAUMANN, H. H., PFULTZ, C. R.: Hals-Nasen-Ohren-Heilkunde. Kurzgefaßtes Lehrbuch, 3. Auflage. Stuttgart: Thieme 1986

3. CASEY, W. F., DRAKE-LEE, A. B.: Nitrous oxide and middle ear pressure. Anaesthesia 37, 896 (1982)

4. DONLON, J. V.: Anesthetic considerations during otolaryngologic surgery. ASA-Refresher Courses in Anesthesiology. Philadelphia: Lippincott 1981

5. DONLON, J. V., NOZIK, D. L.: Anästhesie für Operationen an Kopf und Hals. In: Praktische Anästhesie (eds. P. W. LEBOWITZ, J. L. CLARK, D. F. DEDRICK, J. R. ZAIDAN, R. K. CRONE). Stuttgart: Thieme 1982

6. HOFFMANN, H. T., DAVIDSON, T. M., WARD, C. F., TY SMITH, N., HERBST, K. D.: Anesthesia in septorhinoplasty; effects of halothane vs nitrous oxide narcotic on bleeding. Arch. Otolaryngol. 108, 83 (1982)

7. LARSEN, R.: Anästhesie. München, Wien, Baltimore: Urban & Schwarzenberg 1985

8. LASZIG, R., NEUMANN, O. G.: Veränderungen des Mittelohrdrucks in Allgemeinnarkose bei Verwendung von Lachgas. Laryng. Rhinol. Otol. 61, 196 (1982)

9. PALAS, T. A. R.: Anästhesie für Hals-Nasen-Ohren(HNO)-Eingriffe. Therapeutische Umschau 40, 351 (1983)

10. SNOW, J. C.: Manual der Anästhesie. Stuttgart: Enke 1983

# Anästhesie bei Eingriffen an Hypopharynx, Larynx und Trachea

Von V. Hempel

Allgemeines

Essentiell für die glatte Narkoseführung ist das sichere Freihalten der Atemwege. Dem Anästhesisten fehlt meistens der direkte Zugang zu den Atemwegen, oder er teilt ihn mit dem Operateur. Die Atemwege sind gefährdet durch Blutung, Ödem, Änderungen der Kopflagerung, operative Manipulation oder Abknicken und Herausrutschen des Trachealtubus. Die Atemwege können schon vor dem operativen Eingriff eingeengt sein, hier muß der Anästhesist sein Augenmerk ganz und gar darauf richten, eine ausreichende Ventilation sicherzustellen.

Beim Monitoring liegt der Schwerpunkt dementsprechend auf der Überwachung der Ventilation. Die endexspiratorische $CO_2$-Messung, ein präkordiales Stethoskop und die Beurteilung eines Nagelbettes tragen zur Narkosesicherheit bei. Die EKG-Überwachung ist hier besonders nötig, weil Manipulationen im Halsbereich leicht Arrhythmien provozieren können. Schließlich auch, weil die Infiltration mit Adrenalin eine im Hals-Nasen-Ohren-Fach häufig geübte Praxis ist. Weiter ist eine sorgfältige Lagerung des Patienten präoperativ wichtig:
1. wegen des oft großen Zeitbedarfs derartiger Operationen und
2. weil eine Hochlagerung des Kopfendes am Operationstisch um etwa 15° Blutverlust und Ödemneigung günstig beeinflussen.

Bei Lagerung des Kopfes ist zu beachten, daß eine extreme Überstreckung zu Verschlüssen der Vertebralarterien führen kann. Bei allen größeren Eingriffen empfiehlt sich ein zentralvenöser Zugang über eine Kubitalvene oder ein infraklavikulärer Subklaviakatheter.

Vermeidung von Temperaturverlusten während der Operation

Größere HNO-Eingriffe dauern oft sehr lange und können zu erheblicher unerwünschter Auskühlung des Patienten führen, was in der postoperativen Phase Muskelzittern und gesteigerten Sauerstoffverbrauch verursacht. Um das Auskühlen zu verhindern, können Wärmematten eingesetzt werden, wobei solche mit zirkulierendem thermostatischem Wasser wegen der größeren Sicherheit für den Patienten den elektrischen Heizmatten vorgezogen werden. Effektiver ist es jedoch, den Körper der Patienten mit einem Tuch einzuschlagen und dieses Tuch mit einer metallbeschichteten reflektierenden Folie zu umwickeln, wie sie z. B. unter der Bezeichnung Sirius-Rettungsdecke als mit Aluminium bedampfte Polyesterdecke im Handel ist. Dieses Verfahren scheint effektiver zu sein als die Lagerung auf Heizmatten (4).

Die Extubation sollte möglichst am wachen Patienten, nach Entfernung eventuell eingebrachter Kompressen im Rachen- und Mundraum und nach Rücksprache mit dem Operateur erfolgen. Der Patient sollte danach mindestens 2 h in einem Aufwachraum verbleiben, wobei befeuchteter Sauerstoff angeboten wird und die Indikation zur einmaligen i.v.-Gabe von Steroiden zur antiödematösen Behandlung großzügig gestellt werden kann.

Anatomie

Für das Verständnis der geplanten HNO-ärztlichen Eingriffe und für die Kommunikation mit den Operateuren sind anatomische Kenntnisse im Bereich des Rachens und vor allem des Kehlkopfes von größter Bedeutung. Die sensorische Innervation des Kehlkopfes kommt vom Nervus glossopharyngeus und Vagus, wobei der Vagus über den Nervus laryngeus superior beide Oberflächen der Epiglottis und der aryepiglottischen Falten sowie die Schleimhaut bis hinunter zu den Taschenbändern innerviert. Stimmbänder, weitere Schleimhäute des Kehlkopfes und die obere Trachea werden sensorisch vom Nervus recurrens laryngis innerviert.

Funktion des Kehlkopfes

Hauptaufgabe des Kehlkopfes ist der Schutz der Luftwege. Dies geschieht reflektorisch über den Glottisverschluß. Die Empfindlichkeit gegenüber Fremdkörperreizen ist am höchsten im Bereich der hinteren Kommissur und im Dorsalbereich der Stimmbänder, da diese Strukturen am leichtesten mit Fremdkörpern in Kontakt kommen. Andere stark innervierte Bereiche sind die Innenseite des Kehldeckels und die aryepiglottischen Falten.

Neben dem Glottisverschluß gibt es zwei andere Typen von Kehlkopfverschluß oder -einengung: Einen Stridor, der durch Verschluß der Stimmbänder bewirkt wird, und einen anhaltenden Spasmus der Taschenbänder und der Plicae aryepiglotticae. Dies ist der sogenannte Laryngospasmus. Der Begriff des Laryngospasmus ist jedoch nicht ganz exakt definiert.

Nach SUZUKI und SASAKI (8) muß der Laryngospasmus unterschieden werden vom reflektorischen Glottisverschluß. Durch neurophysiologische Studien haben diese Autoren demonstriert, daß der Laryngospasmus ausschließlich durch den N. laryngeus superior vermittelt wird und daß der feste Verschluß des Kehlkopfes das Ende der Schleimhautreizung deutlich überdauert. Der Laryngospasmus kann vermieden werden durch hinreichende Anästhesietiefe, Muskelrelaxanzien und Lokalanästhesie im Kehlkopf. Die Behandlung des Laryngospasmus umfaßt Beseitigung des Reizes, Esmarchschen Handgriff mit Vorziehen des Unterkiefers und Einsatz eines rasch wirkenden Muskelrelaxans. Es wird mit intermittierender Überdruckbeatmung reiner Sauerstoff angeboten. Gegen die Überdruckbeatmung ist jedoch eingewandt worden, daß über eine Aufblähung der Recessus piriformes die Situation gelegentlich verschlimmert werden kann.

Inspiratorischer Stridor im Bereich der oberen Luftwege wird verursacht durch Tumoren, Fremdkörper oder Ödem. Als laryngealen Stridor bezeichnet man die Annäherung der Stimmbänder aneinander während der Inspiration. Die Phonation während einer zu flachen Narkose kann auch als eine Art exspiratorischer Stridor bezeichnet werden.

Für den Umgang mit Patienten, die einen Tumor im Rachen-Kehlkopf-Bereich haben, ist es für den Anästhesisten von großer Bedeutung, die Regionalanästhesie von Rachen und Kehlkopf zu beherrschen. Mittel der Wahl für diese Prozedur ist heute 4%iges Lidocain.

Die Schleimhautanästhesie des Kehlkopfes

Bei der Schleimhautanästhesie des Kehlkopfes wird zunächst die Zunge mit einer Kompresse vorgezogen und dann mit einem 4%igen Lidocain-Spray Zungengrund und Rachenhinterwand besprüht. Danach wartet man 2 min und legt dann mit Hilfe einer gekrümmten Zange einen mit Lidocain getränkten Tupfer für 1 - 2 min in jeden Recessus piriformis. 3 min danach sollte eine befriedigende Schleimhautanästhesie des Kehlkopfes erreicht sein (3). Ein ebenfalls gangbarer Weg ist das Aussprühen des Rachens mit 10%igem Lidocain-Spray und die anschließende transtracheale Injektion von 4 ml 2%iger Lidocain-Lösung mit einer G-22-Kanüle durch das Ligamentum conicum (6). Wegen der raschen Absorption des Lidocains über die Schleimhäute sollte man die Dosis auf 4 mg/kg KG beschränken.

Prämedikation

Wenn auch in der modernen Anästhesie die routinemäßige Vorgabe von Atropin mittlerweile in Frage gestellt worden ist, so ist bei Eingriffen im Rachen- und Kehlkopfbereich sowie in der Trachea der Einsatz eines Vagolytikums zur Sekretionshemmung dringend zu empfehlen. Die übliche Dosierung von Atropin gewährleistet zwar keinen sicheren Schutz vor Bradykardien, hemmt aber die Speichelsekretion deutlich. Im übrigen gelten für die Prämedikation der Anästhesie im HNO-Bereich keine Besonderheiten.

Vorgehen bei erwarteter schwieriger Intubation

Bei Kehlkopftumoren unklarer Ausdehnung und Kiefersperre ist zunächst eine fiberoptische Inspektion des Kehlkopfes durch die Nase sinnvoll. Auch hier erfolgt zunächst eine Schleimhautanästhesie der Nase mittels Vernebler und 4%igem Lidocain. Sobald der Kehlkopfeingang dargestellt ist, erfolgt durch den Arbeitskanal des Fiberbronchoskops die Injektion von 2 ml 4%iger Lidocain-Lösung in einer 5-ml-Spritze, in der 2 ml Lidocain und 3 ml Luft sind. So wird ein Zerstäuben des Lidocains bei der Injektion voller 5 ml erreicht. Wenn man bei der Inspektion des Kehlkopfes durch das Fiberbronchoskop den Eindruck hat, die Intubation biete keine Schwierigkeiten, so kann dann nach der Kehlkopfanästhesie in einem Arbeitsgang der vorher auf dem Bronchoskop aufgefädelte Nasotrachealtubus eingeschoben werden.

Immer wenn bei einem Patienten mit Kehlkopftumor eine Intubationsnarkose für einen elektiven Eingriff in Erwägung gezogen wird, sollten Röntgenaufnahmen der Halsweichteile in zwei Ebenen vorliegen und Aufschluß darüber geben, wo der Kehlkopf liegt und welche Intubationshindernisse zu erwarten sind. Vor dem Hintergrund, daß auch heute noch Patienten mit Tumoren oder entzündlichen Schwellungen im Kehlkopf- und Rachenbereich durch Narkoseeinleitung mit erfolglosen Intubationsversuchen in Lebensgefahr geraten, ist die vorherige sorgfältige Beurteilung der Intubationsmöglichkeit durch den Anästhesisten unbedingt zu fordern. Wenn die Intubation nicht sicher durchführbar erscheint, dann muß bei der Narkoseeinleitung die Möglichkeit zur sofortigen Tracheotomie in Lokalanästhesie organisiert sein.

Narkoseführung bei der direkten Laryngoskopie

Es handelt sich hier um einen Eingriff von 10 - 60 min Dauer. Als Belüftungsmethoden sind diskutabel die Jetventilation oder die Intubation mit einem dünnen Spiraltubus, üblicherweise 28 Charr, der vom Operateur während des Eingriffs verschoben werden kann. Dem konventionell ausgerüsteten Anästhesisten sagt diese zweite Methode mehr zu. Die direkte Laryngoskopie beinhaltet ein starkes Überstrecken des Genicks, und das Direktoskop provoziert durch seinen mechanischen Reiz meist starke Kreislaufreaktionen. Die Patienten reagieren gelegentlich mit bedrohlichen hypertensiven Krisen. Da die Patienten, die diesem Eingriff unterzogen werden, meist älter und oft kreislauflabil sind, sollte der Anästhesist vorbereitet sein, jederzeit medikamentös eine hypertensive Krise anzugehen. Zur Relaxation hat sich mittlerweile das kurz wirksame Vecuronium gut bewährt. Allerdings scheint es auch heute noch diskutabel, bei derartigen Eingriffen mit einem gefärbten Succinylcholintropf zu arbeiten. Inhalationsnarkosen, die mit einem Kurznarkotikum eingeleitet werden, haben hier nicht nur den Vorteil der guten Steuerbarkeit, sondern auch einer zuverlässigeren vegetativen Abschirmung im Vergleich mit den Varianten der Neuroleptanalgesie. Um die Inhalationsnarkose nicht zu tief führen zu müssen, sei die Supplementierung mit Alfentanil empfohlen.

Laryngektomie

Im besonderen Maß gilt die Warnung vor unüberlegter Narkoseeinleitung für Patienten, die einer Laryngektomie unterzogen werden sollen. Von seiten der HNO-Operateure werden Laryngektomie und Tracheotomie in einer Sitzung bevorzugt. Bestehen starke Zweifel an der Intubationsmöglichkeit, so muß vor der Laryngektomie eine Tracheotomie durchgeführt werden. Bei den Patienten, die einer Laryngektomie unterzogen werden, handelt es sich vorwiegend um schwere Raucher, bei denen eine präoperative Physiotherapie und Behandlung der fast regelmäßig anzutreffenden chronischen Bronchitis die Chancen für den Patienten bessern (7).

Beim Absetzen des Kehlkopfes zieht der Anästhesist den Tubus zurück, nachdem er vorher die Fixierung unter den Abdecktüchern gelöst hat. Der Operateur legt die Trachealkanüle ein und verbindet sie mit einem Verlängerungsschlauch. Diesen konnektiert der Anästhesist mit dem Narkosekreissystem. Der Operateur legt am Ende des Eingriffs eine filiforme Magensonde zur späteren Ernährung.

## Luftembolien

Bei großen Operationen am Hals, vor allem bei Laryngektomien, können Luftembolien vorkommen. Typisch ist hier zunächst die Konstellation eines plötzlichen Absinkens des endexspiratorischen $CO_2$ bei unverändertem EKG. Erst bei mehr als 30 ml Luft im rechten Herzen tritt das charakteristische Mühlradgeräusch auf. Maßnahmen sind sofortiges Abdecken des Wundgebiets, Beatmung mit reinem Sauerstoff, Versuch der Aspiration durch einen zentralen Venenkatheter, rechte Seitenlagerung (1).

## Kontrollierte Hypotension

Mitte der 70er Jahre bis zu Beginn unseres Jahrzehnts herrschte bei manchen Operateuren eine gewisse Begeisterung für den Einsatz der kontrollierten Hypotension bei größeren blutreichen Eingriffen im Halsbereich (5). Seither wird die kontrollierte Hypotension zunehmend kritischer eingesetzt (2), wobei sich heute der Einsatz von Natriumnitroprussid oder Nitroglyzerin-Infusionen, bei Bedarf in Kombination mit Betarezeptorenblockern, zur Blutdruckeinstellung während der Operation in niedrig normalen Bereichen herauskristallisiert hat. Bei Inhalationsnarkosen mit Isofluran bietet sich an, auch das Blutdruckverhalten mit diesem Pharmakon zu steuern.

## Zusammenfassung

Es werden die Besonderheiten von Eingriffen am Hypopharynx, Larynx und Trachea dargestellt, wobei auf Lagerung, Temperaturerhaltung, Funktion des Kehlkopfes, Schleimhautanästhesie in Rachen und Kehlkopf sowie Prämedikation eingegangen wird. Weiter wird das Vorgehen bei erwarteter schwieriger Intubation, die Narkoseführung bei direkter Laryngoskopie und bei Laryngektomie beschrieben sowie das Vorgehen bei Luftembolie und die kontrollierte Hypotension.

## Literatur

1. ALVARAN, S. B., TOUNG, J. K., GRAFT, T. E., et al.: Venous air embolism: Comparative merits of external cardiac massa-

ge, intracardiac aspiration, and left lateral decubitus position. Anesth. Analg. 57, 206 (1978)

2. BRAUN, U., JANSEN, J., RAHLF, G., TURNER, E.: Limitations of induced hypotension. In: Controlled hypotension in neuroanesthesia (eds. D. HEUSER, D. G. McDOWALL, V. HEMPEL). New York, London: Plenum Press 1985

3. DONLON, J. V.: Anestheaia for eye, ear, nose und throat surgery. In: Anesthesia (ed. R. D. MILLER). New York, Edinburg, London, Melbourne: Churchill Livingstone 1981

4. HÖFFKES, M.: Zwei Methoden zur Eindämmung des Temperaturverlustes während Anästhesie und Operation. Med. Dissertation, Tübingen 1985

5. LANDAUER, B.: Natrium-Nitroprussid in der Anästhesie. In: Vasodilatatorische Therapie mit NPN (eds. K. H. v. RAHN, R. STRUFE). Erlangen: perimed 1976

6. MOORE, D. C.: Regional block, 4th ed. Springfield/Ill.: Thomas 1965

7. MORROW, W. F. K., GIBSON, R.: Major resection surgery. Anesthesia for eye, ear, nose and throat surgery (ed. W. F. K. MORROW). Edinburgh: Churchill Livingstone 1975

8. SUZUKI, M., SASAKI, C. T.: Laryngeal spasm. A neurophysiologic redefinition. Ann. Otolaryngol. 86, 150 (1977)

# Die Sicherstellung von Ventilation und Oxygenierung bei speziellen diagnostischen und therapeutischen Eingriffen an Larynx und Trachea

## Von A. Deller

Zur Sicherstellung von Ventilation und Oxygenierung wurden auf dem Gebiet der laryngealen Mikrochirurgie recht unterschiedliche Methoden angewendet. Einige davon sind in Tabelle 1 zusammengefaßt. Möglicherweise ist die Vielfalt der Methoden ein Indiz dafür, daß die angewandten Techniken nicht in jedermanns Hand sicher und komplikationsfrei anwendbar sind oder nicht die volle Zufriedenheit aller Beteiligten finden. Es wird, wie in Tabelle 2 aufgeführt, über eine ganze Reihe von Gefahren und Komplikationen berichtet.

Für eine sachgerechte Lösung scheint es wichtig, sich die Anforderungen an Anästhesie und Beatmungstechnik bei der direkten Laryngoskopie und Mikrochirurgie des Larynx zu vergegenwärtigen. Bei einer Aryknorpelluxation z. B., einem Schaden, wie er gelegentlich nach Intubation beobachtet wird, benötigt der Operateur optimale Sicht auf die Glottis und Bewegungsfreiheit, um die Diagnose zu sichern und therapeutisch einzugreifen. So muß er z. B. mit einer Magill-Zange am Arygelenk manipulieren können, um den Knorpel zu reponieren. Weitere Anforderungen, die an die Narkosetechnik gestellt werden, sind in Tabelle 3 zusammengestellt.

Anhand der Aufstellung in Tabelle 3 wird klar, daß das Narkoseverfahren bei endolaryngealen Maßnahmen immer einen Kompromiß darstellt zwischen optimalen Arbeitsbedingungen für den Operateur, Sicherheit und Komfort für den Patienten und Eignung für die Routine, z. B. auch an einer Klinik, die auszubilden hat.

Einen ganz wesentlichen Fortschritt bei der Optimierung dieses Kompromisses brachte die Einführung der Jettechnik durch SANDERS (13). Hierbei wird intermittierend mit einem Gasdruck von 1,5 - 3,0 bar über eine Kanüle im Laryngoskop oder über eine dünne, tracheal liegende Sonde beatmet.

Mit der Jettechnik wurden gute Sichtverhältnisse für den Operateur geschaffen, und es konnten ausreichende Oxygenierungs- und Ventilationsverhältnisse geschaffen werden (5). Durch die Einführung des Carden-Tubus, bestehend aus einer durch die Glottis eingeführten Sonde für die Jetbeatmung und einem subglottisch gelegenen Tubusstück mit Cuff, konnte das Aspirationsrisiko reduziert werden (2). Infolge des Venturi-Effektes ist die Aspiration jedoch nicht gänzlich ausgeschlossen. Es können kleine Schleim- und Blutpartikel in die Trachea gelangen. Mechanische Schleimhautschäden, wie sie durch atemsynchrone Bewegung der Jetsonde entstehen können, sind jedoch mit dem Carden-Tubus vermeidbar. Die intermittierende Jetbeatmung mit positivem Druck wird bei uns mit einem Injektomat der Firma Wolff mit Atemfrequenzen von 20/min ohne wesentliche Probleme seit zehn Jahren durchgeführt.

Tabelle 1. Beatmungstechniken bei Larynxmikrochirurgie

- Apnoische Oxygenierung über das Laryngoskop
- $O_2$-Insufflation über Sonde
- Prinzip der Eisernen Lunge (Emerson)
- Wechseldruckbeatmung mit dünnen Endotrachealtuben
- Intermittierende Überdruckbeatmung über dünne Tuben
- Jettechniken: transtracheale Kanüle
  Trachealkatheter
  Jet im Laryngoskop
  Carden-Tubus
  HFJV

Tabelle 2. Probleme bei verschiedenen Techniken der Beatmung zur Larynxmikrochirurgie

- Hypoxie
- Hyperkapnie
- Wahrnehmungen unter Relaxation bei mangelnder Narkosetiefe
- Austrocknung der Schleimhäute
- Schlechte Bedingungen für den Operateur
- Aspirationsgefahr
- Bei Jettechniken: Pneumothorax
  Hautemphysem
  Mediastinalemphysem
  Dislokation der Jetdüsen

Tabelle 3. Anforderungen an das Narkoseverfahren

- Ausreichender Gasaustausch über freie Luftwege
- Kein Würgen, Husten, Laryngospasmus
- Relaxierung von Kiefermuskulatur und Glottis
- Bestmögliche Sicht und "Bewegungsfreiheit" für den Operateur
- Schutz vor Aspiration
- Sanfte Aufwachphase und rasche Wiederkehr der Schutzreflexe

Mit Einführung der High frequency positive pressure ventilation (HFPPV) durch SJÖSTRAND (15) und der Modifikation als High frequency jet ventilation (HFJV) (1) mit einem kommerziell vertriebenen Gerät (VS 600 oder MK 800 der Firma Acutronic) und inzwischen weiteren auf dem Markt befindlichen Hochfrequenz-Beatmungsgeräten wurde zunehmend über gute Erfahrungen mit der Hochfrequenzbeatmung bei endoskopischen Techniken berichtet.

Wie bei der Niederfrequenz-Jettechnik wird dabei über Düsen, Sonden, Spezialtuben oder Kanülen, die auch transtracheal oder transkrikoidal eingeführt werden können, mit einem Druck von 1,5 - 3,0 bar ein Gasgemisch mit einer Frequenz von 60 - 600/min insuffliert, was je nach Inspirationszeit zu einem abgegebenen Flow-Minutenvolumen von 5 - 30 l/min führt.

Routinemäßig beatmen wir bei Stützautoskopien mit einer Sonde von 4,7 mm Außendurchmesser, die dem Operateur nahezu ideale Arbeitsbedingungen ermöglicht.

Tabelle 4. Anästhesie bei Hochfrequenz-Jetventilation

- Prämedikation:   z. B. Chlorazepat (Tranxilium) 10 - 20 mg per os

- Vagusblockade:   Atropin 0,5 - 1,0 mg i.v.

- Präkurarisierung: Alcuronium (Alloferin) 0,03 mg/kg KG oder Vecuronium (Norcuron) 0,01 mg/kg KG i.v.

- Präoxygenierung über 3 min

- Einleitung (unter Übergang auf assistierte Beatmung mit Maske)
  Fentanyl 0,2 - 0,5 mg i.v.
  Midazolam (Dormicum) 0,1 - 0,2 mg/kg KG i.v.
  Succinylcholin 2 mg/kg KG oder Vecuronium 0,08 mg/kg KG i.v.

- Nach nasotrachealer Intubation der Jetsonde Beatmung mit 50 % $O_2$ in Raumluft

- Einstellung am Gerät (MK 800, Acutronic):
  F = 150/min; Inspirationszeit (t %): 40 %
  Flow-Minutenvolumen 200 ml/kg KG
  (langsame Steigerung auf diesen Wert unter Beobachtung der Thoraxexkursion und Auskultation)

- Relaxierung: Succinylcholintropf 0,1 % oder Vecuronium unter Kontrolle des Nervenstimulators

- Narkoseführung: Substitution von Fentanyl 0,05 - 0,1 mg und Midazolam 1 - 2 mg nach Kreislaufverhalten und Dauer des Eingriffs

- Ausleitung: 100 % $O_2$ über Jetsonde, Reduzierung des Flow-Minutenvolumens nach Abklingen der Relaxierung

- Antagonisierung: Naloxon (Narcanti) je 0,1 mg i.v. nach Bedarf, gegebenenfalls zusätzlich Physostigmin (Anticholium) 1 - 2 mg i.v.

- Entfernung der Jetsonde, wenn der Patient ansprechbar ist und suffizient spontan atmet

- Besonderheiten: o bei Einsetzen des Autoskops Jetbeatmung unterbrechen
  o präkordiales Stethoskop, Nervenstimulator, eventuell transkutane $PCO_2$-Messung, Pulsoxymeter

<u>Postoperative Überwachung im Aufwachraum ist unabdingbare Voraussetzung</u>

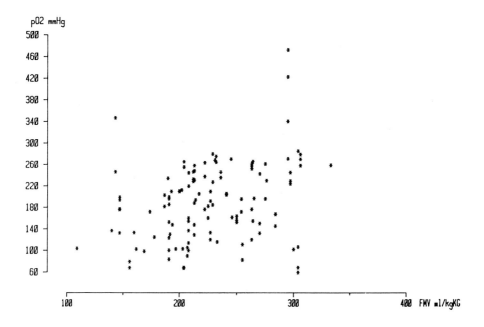

Abb. 1. Einzelwerte des arteriellen $PO_2$ bei $FIO_2$ = 0,5 und unterschiedlichem Flow-Minutenvolumen (FMV) in ml/kg KG (120 Meßwerte, 47 Patienten)

Bei Frequenzen von 150/min tritt mit dieser Sonde der Venturi-Effekt nicht auf, sondern es herrscht in der Trachea ein kontinuierlicher positiver Druck mit Spitzen von 4 - 7 mm Hg, der die Aspiration verhindert. Gleichzeitig stehen wegen der geringen Druckschwankungen die Stimmbänder praktisch still, was besonders das Operieren unter dem Mikroskop erleichtert. Weitere Vorteile ergeben sich in der Ein- und Ausleitungsphase der Narkose, hierzu soll das Anästhesieverfahren kurz dargestellt werden (vergleiche Tabelle 4).

Die Oxygenierung bei inzwischen ca. 350 auf diese Art ventilierten Patienten wies zwar große Streuungen auf, wie in Abb. 1 gezeigt, fiel jedoch praktisch nie in einen kritischen Bereich unter 60 mm Hg ab. Dagegen fand sich bei den arteriellen $CO_2$-Partialdrucken eine breite Streuung mit einer starken Abweichungstendenz von der Normokapnie nach oben und unten (vgl. Abb. 2). Die Determinanten für diese starken Abweichungen waren nicht immer festzulegen. Eine bronchiale Intubation der Sonde oder partielle Verlegungen durch Manipulationen des Operateurs waren die häufigsten Ursachen.

Da diese Abweichungen besonders bei stark eingeschränkter Lungenfunktion und größeren Differenzen zur Gewichtsnorm beobachtet wurden, haben wir diese Patienten ebenso wie die extremen Altersgruppen von diesem Verfahren für die Routine ausgeschlos-

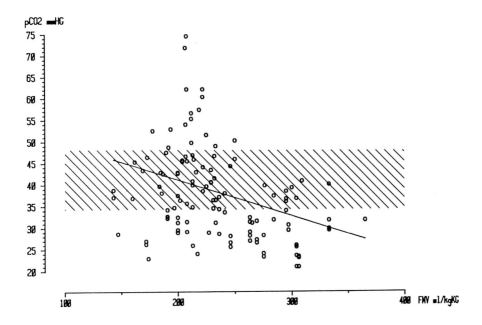

Abb. 2. Einzelwerte und Korrelation des arteriellen $PCO_2$ mit dem Flow-Minutenvolumen (FMV) in ml/kg KG (119 Meßwerte, 50 Patienten)

Tabelle 5. Kontraindikationen der Hochfrequenz-Jetventilation

- Zu erwartende Probleme bei Einstellung des Kehlkopfes oder bei der Intubation
- Ausgeprägte Stenose oder Verlegung im Bereich der Luftwege mit Stridor
- Höhergradig eingeschränkte Lungenfunktion
- Patienten in extremen Alters- und Gewichtsgruppen

sen. Ähnliche Erfahrungen wurden auch von BABINSKI et al. sowie von GRAMM et al. berichtet (1, 6). Weiterhin werden Patienten mit ausgeprägter Stenose oder möglicher Obstruktion im Bereich des Kehlkopfes oder im subglottischen Bereich, d. h. also sicher alle Patienten mit Stridor, von diesem Verfahren ausgeschlossen, da ohne freien Abfluß der Atemgase sehr rasch über eine kritische intrapulmonale Druckerhöhung ein Pneumothorax auftreten kann (8). Tabelle 5 zeigt weitere Kontraindikationen der High frequency jet ventilation.

Man sollte sich allerdings auch im klaren darüber sein, daß mit dieser Technik ein halboffenes System zur Anwendung kommt, mit allen damit verbundenen Nachteilen, insbesondere fehlender Kontrolle des Atemminutenvolumens und Verlust an Feuchtigkeit.

Wir verzichten in Anbetracht der kurzen Dauer der Eingriffe - durchschnittlich unter 30 min - dennoch auf eine Befeuchtung der Jetluft. (Das Problem der Befeuchtung der Atemgase scheint im übrigen gelöst, nachdem der Hersteller ein Befeuchtungssystem (Acutronic HH 812) mit einem über Rollerpumpe angetriebenen Wasserstrahl in einem koaxialen Katheter liefert, mit dem psychrometrisch eine relative Luftfeuchtigkeit von 81 % in der Jetluft bei Austritt aus der Sonde gemessen wurde (10).)

Es sei nochmals auf das gegenüber routinemäßigen Intubationsnarkosen erweiterte Monitoring verwiesen: präkordiales Stethoskop, Beobachtung von Thoraxexkursionen und Abdomen, Nervenstimulator, wenn möglich Pulsoxymetrie und transkutane $PCO_2$-Messung oder arterielle Blutgasanalysen. Auch die Notwendigkeit einer postoperativen Überwachung im Aufwachraum bei der oben angeführten Narkoseform sei nochmals ausdrücklich betont.

Neben der Larynxmikrochirurgie wurden zahlreiche weitere Indikationen und Vorteile der HFJV bei verschiedenen Operationen und Situationen angeführt, wie Bronchoskopie, Trachealchirurgie, Thorax- und Oberbauchchirurgie, Langzeitbeatmung bei akutem Lungenversagen und besonders bei bronchopleuralen Fisteln und viele andere. Relativ euphorischen Berichten traten in den letzten Jahren auch zunehmend kritische Stimmen gegenüber, die auch die oben angeführten Nachteile der Methode zur Geltung brachten, wie zuletzt KLUGE und Mitarbeiter aus Gießen, die die Methode allerdings bei Patienten einsetzten, die auch bei konventioneller Beatmung Probleme boten (11, 12).

So gilt auch für die transkrikoidale und transtracheale Anwendung mittels Kanüle, wie sie für die Notfallmedizin empfohlen wurde, daß freier Abfluß der Ausatemluft nach oral gewährleistet sein muß - eine Tatsache, auf die aufgrund klinischer Erfahrungen, z. B. bei Patienten mit Tumoren im Larynxbereich, hingewiesen wird (9).

Bei uns wurde die High frequency jet ventilation auch bei Trachealrinnenplastiken zur Korrektur von Trachealstenosen angewendet. Da jedoch den Operateuren ständig die Jetluft mit Blutspritzern entgegensprühte, wurde dies rasch wieder aufgegeben und in gewohnter Weise vorgegangen: Nach Zurückziehen des zuvor oral eingeführten Tubus wird ein dünner Woodbridge-Tubus durch die Rinne eingesetzt und die Operation zu Ende geführt. Wenn anschließend die T-förmige Montgomery-Kanüle als Platzhalter in das Tracheallumen eingesetzt wird, kann nach Entfernen des Woodbridge-Tubus die Narkose über Jetventilation ausgeleitet werden.

Auch Folgeeingriffe können bei liegender Montgomery-Kanüle mit HFJV erfolgen, man kann aber auch einen Ballonkatheter in den oralen Anteil der Kanüle einbringen, blocken und dann konventionell mit einem Konnektor zur Trachea beatmen.

Die Jetventilation mit hohen oder niederen Frequenzen findet außerdem Anwendung in der Pulmonologie, wenn über ein starres Bronchoskop mit Düse beatmet wird und über ein Lichtfaserbündel

Tabelle 6. Gefahren bei der Anwendung von $CO_2$-Laser im Kehlkopfbereich

- Hornhautschäden bei OP-Personal oder Patienten
- Entzündung des Endotrachealtubus
- Rauch- und Hitzeschäden von Trachea und Lunge
- Unbeabsichtigte Gewebeschädigung in der Umgebung des OP-Gebiets
- Postoperative Ödembildung im Bereich der Luftwege

Tabelle 7. Vorsichtsmaßnahmen bei Anwendung von $CO_2$-Laser im HNO-Bereich

- Sichere Abdeckung der Augen des Patienten durch Klebeverband
- Schutzbrillen für das OP-Personal
- Vollständige Muskelrelaxation, um Bewegungen des Patienten auszuschließen
- Endotrachealtuben aus Rotgummi mit Aluminiumfolie armieren
- Geringste vertretbare Sauerstoffkonzentration im Frischgasgemisch
- Intermittierende Anwendung des Lasers bei geringer Energie
- Schutz des umgebenden Gewebes durch feuchte Gaze

Nd YAG-Laserstrahlen zur Verkleinerung obstruierender Bronchialtumoren eingesetzt werden. Zur Bronchoskopie mit dem starren Bronchoskop ziehen wir wegen der leichteren Narkoseführung mit Inhalationsanästhetika die Ventilation über den seitlichen Atemgasanschluß vor. Die zusätzliche Applikation von hochprozentigen Lokalanästhetika an Kehlkopf und Trachea (z. B. Xylocain 10%ig), wie sie von SMALHOUT empfohlen wird (15), erlaubt eine wesentlich flachere Narkose. Allerdings ist bei den stärkeren Konzentrationen unbedingt auf die Einhaltung der Dosishöchstgrenzen für Lokalanästhetika zu achten.

An die Stelle von Plethysmographie und Kapnographie bzw. endexspiratorischer $CO_2$-Messung unter der Bronchoskopie sind wieder die wesentlich einfacher anzuwendenden und zu interpretierenden Geräte zur Pulsoxymetrie und transkutanen $CO_2$-Messung, insbesondere im Kindesalter, getreten. Der Stellenwert der transkutanen $CO_2$-Messung im Routinemonitoring ist noch nicht sicher abgesteckt. Für den Augenblick scheint eine sichere Überwachung der Oxygenierung mit der einfach anzuwendenden Pulsoxymetrie Vorrang zu haben.

Bei der Chirurgie mit $CO_2$-Laser im Kehlkopfbereich wird die HFJV ebenfalls angewendet (14). Als Vorteil wird angeführt, daß sich dabei kein Tubus am Laserstrahl entzünden könnte (7). Das heißt aber nicht, daß es unter HFJV nicht zur Entzündung von Narkosegasen in den Luftwegen kommen könnte. SCHECK wendet daher als Atemgas Raumluft an und unterbricht gegebenenfalls das Laserverfahren, falls die Zufuhr von Sauerstoff notwendig wird (14). Neben der Möglichkeit von Tubenbränden und Feuer in den Luftwegen gibt es weitere mögliche Schäden durch Laseranwendung, diese sind in Tabelle 6 aufgeführt. Entsprechend zeigt

Tabelle 7 einige Vorsichtsmaßnahmen, wie sie bei der Anwendung von $CO_2$-Laser notwendig werden.

Die Verwendung von Rotgummituben, die mit Aluminiumklebefolie umwickelt sind, scheint sich in der Praxis ebenso zu bewähren wie die speziell für die Laserchirurgie entwickelten hitzebeständigen Tuben der Firma Xomed, ein allerdings recht teurer Einmalartikel.

Eine weitere Möglichkeit, den Cuff vor der Hitzeentwicklung unter Laserchirurgie zu schützen, ist die folgende: Unter Gaze geschützt wird ein Periduralkatheter am Tubus entlanggeleitet und in kurzen Abständen "Kühlwasser" in Cuffnähe gespritzt. So wird die Gaze feucht gehalten und einer Entzündung des Tubus vorgebeugt.

Wie viele andere der aufgeführten Verfahren zeigt auch dieses Beispiel, daß die teuren und spektakulären Lösungen nicht die einzigen und nicht immer die besten sein müssen. Wo sich Operateur und Anästhesist einen kleinen Abschnitt des menschlichen Körpers so konsequent teilen müssen, kommt es in jedem Einzelfall auf die Koordination und Absprache aller Maßnahmen an (3). Über allem steht die Sicherheit des Patienten und so kann die Sicherstellung von Ventilation und Oxygenierung auch ganz banal das folgende Verfahren bedeuten: zuerst die Tracheotomie in Lokalanästhesie, dann Einleitung der Narkose und Beatmung über das Tracheostoma und Durchführung des eigentlichen Eingriffs.

## Literatur

1. BABINSKI, M., SMITH, R. B., KLAIN, M.: High frequency jet ventilation for laryngoscopy. Anesthesiology 52, 178 (1980)

2. EISELE, G., BINNER, W. H., DICK, W.: Direkte Laryngoskopie mit Injektorbeatmung über einen modifizierten Carden-Tubus. Anaesthesist 27, 87 (1978)

3. FRITSCHE, P.: Anästhesie bei der operativen Therapie von Larynx- und Trachealstenosen. In: Intubation, Tracheotomie und bronchopulmonale Infektion (ed. E. RÜGHEIMER), p. 197. Berlin, Heidelberg, New York, Tokyo: Springer 1983

4. GABRIEL, W.: Entwicklung der Allgemeinanästhesie bei endolaryngealen Eingriffen. Prakt. Anästh. 14, 257 (1979)

5. GEBERT, E., DEILMANN, M., PEDERSEN, P.: Die Injektbeatmung bei der Bronchoskopie. Anaesthesist 28, 378 (1979)

6. GRAMM, H.-J., GOECKE, J., STRAEB, B., MATTHIAS, R., PIEPENBROCK, S.: HFJV in der HNO-Heilkunde: Welche Patienten sind gefährdet? Anaesthesist 33, 465 (A) (1984)

7. HERMENS, J. M., BENNET, M. J., HIRSHMAN, C. A.: Anesthesia for laser surgery. Anesth. Analg. 62, 218 (1983)

8. HIRLINGER, W. K., SIGG, O., MEHRKENS, H.-H., DELLER, A.: Erfahrungen mit der High-Frequency-Jet-Ventilation bei Eingriffen am Kehlkopf und an der Trachea. Anästh. Intensivther. Notfallmed. 18, 243 (1983)

9. HIRLINGER, W. K., DELLER, A., MEHRKENS, H. H., SIGG, O.: High frequency jet ventilation in clinical use. In: International Symposium on High Frequency Ventilation. Syllabus of the Postgraduate Course, Memorial Sloan-Kettering Cancer Center, November 18 - 20, 1983, New York, p. 89

10. KILIAN, J., HIRLINGER, W. K.: Efficiency of humidification of inspired gas in high frequency ventilation. In: European Academy of Anaesthesiology, 8th Annual Scientific Meeting, June 19 - 22, 1986, Barcelona/Spain (Abstracts book)

11. KLUGE, E., BÖRNER, U., HEMPELMANN, G.: Atmungsdruck und transkutane $O_2$- und $CO_2$-Partialdrücke als Monitorgrößen für die High Frequency Jet Ventilation? Anästh. Intensivther. Notfallmed. 21, 198 (1986)

12. KLUGE, E., BÖRNER, U., HEMPELMANN, G.: Die High Frequency Jet-Ventilation bei Patienten mit akuter Ateminsuffizienz. Ein Vergleich mit konventioneller Beatmung. Anästh. Intensivther. Notfallmed. 21, 193 (1986)

13. SANDERS, R. D.: Two ventilating attachments for bronchoscopes. Delaware Medical Journal 39, 170 (1967)

14. SCHECK, P. A., MALLIOS, C., KNEGT, P.: High frequency ventilation for laser surgery of the larynx. In: Perspectives in high frequency ventilation (eds. P. A. SCHECK, U. H. SJOESTRAND, R. B. SMITH), p. 204. Boston, The Hague, Dordrecht, Lancaster: Martinus Nijhoff 1983

15. SMALHOUT, B., HILL-VAUGHAN, A. B.: Das dyspnoische Kind. Die Bronchoskopie zur Diagnose und Behandlung, p. 16. Biberach an der Riss: Dr. Karl Thomae GmbH 1979

# Zusammenfassung der Diskussion zum Thema: „Anästhesie in der Ophthalmologie und HNO-Klinik"

## Eingriffe in der Ophthalmologie

### Indikation zur Lokalanästhesie - Indikation zur Allgemeinanästhesie

FRAGE:
Welche Indikationen gibt es aus ophthalmologischer Sicht bei Operationen am Auge
a) für eine Lokalanästhesie,
b) für eine Allgemeinanästhesie?
Wie läßt sich die Indikation aus der Art des Eingriffs oder aus der Situation des Patienten begründen?

ANTWORT:
Zu a):
Die Indikation zur Lokalanästhesie ist gegeben bei kleinen Eingriffen am Augenlid und an der Bindehaut, z. B. bei der Exzision kleiner Tumoren, weiterhin bei der Kataraktchirurgie von älteren Patienten ohne wesentliche Allgemeinerkrankungen bei normaler Bulbuslänge des Auges, aber auch bei kleinen intraokulären Eingriffen, wie z. B. bei einer peripheren Iridektomie und bei gewissen Formen der bulbuseröffnenden Glaukomoperationen bei älteren Patienten - bei jüngeren Patienten keineswegs.

Zu b):
Klare Indikationen für eine Allgemeinanästhesie sind in der Regel Eingriffe am sogenannten "letzten Auge", wenn also der Patient bereits auf einem Auge erblindet und das einzige noch sehfähige Auge gefährdet ist (durch eine Retrobulbäranästhesie könnte unter Umständen das Auge mit der Nadel perforiert werden). Weiterhin fällt hierunter der Eingriff am hochmyopen Auge (Bulbuslänge > 27 mm). Auch alle langdauernden Augenoperationen, bei denen die Wirkungsdauer des Lokalanästhetikums nicht sicher ausreicht, oder der Patient nicht so lange ruhig liegen kann, werden besser in Vollnarkose durchgeführt, ebenso Operationen wie die Blockresektion mit weit eröffneten Teilen des Auges, aber auch z. B. die Keratoplastik. Obligat ist die Indikation bei der perforierenden Augenverletzung gegeben und im gleichen Maße bei Kindern. Auch Dakryozystorhinostomien werden in Allgemeinanästhesie vorgenommen wegen der unangenehmen Empfindungen, die das Operieren am Knochen beim wachen Patienten auslöst, z. B. das Schleifgeräusch des Bohrers beim Trepanieren. Insgesamt ist also für kleine kurzdauernde Eingriffe oder Standardoperationen bei Katarakt und Glaukom bei älteren Patien-

ten über dem 60. Lebensjahr überwiegend die Lokalanästhesie indiziert, für große langdauernde Operationen und besonders bei jüngeren Patienten eher die Vollnarkose.

Bezogen auf das Auge hat die Lokalanästhesie wesentlich mehr Komplikationsmöglichkeiten als die ordnungsgemäß durchgeführte Vollnarkose, z. B. mechanische Verletzungen beim hochmyopen Bulbus, Schädigung des Nervus opticus, die bei jedem Auge möglich ist, wenn auch in der Praxis selten, sowie retrobulbäre Hämatome mit reversiblen oder irreversiblen Schäden. Insgesamt führt die Allgemeinanästhesie zum besseren operativen Ergebnis, gegenteilige Ansichten beruhen meist auf individuellen Erfahrungen, z. B. eines erfahrenen Augenarztes mit einem weniger erfahrenen Anästhesisten.


FRAGE:
Wie sehen Sie die Abgrenzung der Indikationen zur Lokal- oder Allgemeinanästhesie bei Augeneingriffen aus anästhesiologischer Sicht? Gibt es vergleichende Studien zur Mortalität ophthalmologischer Patienten nach Lokalanästhesie bzw. Allgemeinanästhesie?


ANTWORT:
Es gibt zwei Punkte, die bei der Beantwortung dieser Frage voranzustellen sind:

1. Der operative Eingriff am Auge stellt als solcher in der Regel keine vitale Bedrohung dar, das Risiko ergibt sich aus den häufig vorhandenen Begleiterkrankungen.

2. Die Altersgrenze, von der ab ein deutlich erhöhtes Narkoserisiko allein aufgrund des Alters besteht, ist in den letzten Jahren immer höher gerückt. Die Leistungsreserven eines älteren Patienten ohne wesentliche Begleiterkrankung werden heute bis zum 75. Lebensjahr als ausreichend angesehen, um den Patienten einer Allgemeinanästhesie zu unterziehen. Vor 25 Jahren sah man diese Limitierung noch beim 55. Lebensjahr. Insoweit ist der Kreis von Patienten, die für eine Allgemeinanästhesie in Frage kommen, zu erweitern. Das Risiko eines Durchgangssyndroms, das ja beim älteren Menschen postoperativ und postnarkotisch häufiger vorkommt, ist allerdings mit abzuwägen.

Mortalität und Reinfarkthäufigkeit waren Gegenstand zweier großer retrospektiver Studien, in denen Lokalanästhesie und Allgemeinanästhesie bei ophthalmologischen Eingriffen verglichen wurden (1, 3). BACKER fand dabei für die Patienten unter Lokalanästhesie eine niedrigere Reinfarktrate bei gleicher Mortalität in beiden Gruppen. LANG erfaßte unter 14 889 Patienten 1977 - 1978 nur zwei Todesfälle innerhalb 48 h postoperativ, beide ohne Bezug zur Operation und Anästhesie, und errechnete eine Gesamtmortalität von 0,013 %. Zwei Patienten, die eine Lokalanästhesie zur Kataraktextraktion erhielten, überlebten einen Reinfarkt. Insgesamt erwiesen sich also beide Verfahren als sehr sicher und komplikationsarm, wenn man auch sagen muß, daß eine nähere Spezifizierung der Eingriffe wie auch der operierten Patienten zum Vergleich notwendig wäre.


FRAGE:
Gibt es Verschiebungen in der Indikation des Anästhesieverfahrens durch neue Entwicklungen auf dem Gebiet der Ophthalmologie oder auch der Anästhesie?


ANTWORT:
Beide Fächer haben sich zum Wohl der Patienten weiterentwickelt. Vor zehn Jahren war die häufigste intraokuläre Operation die Kataraktextraktion intrakapsulär mit breiter Eröffnung des Auges, man benötigte dazu eine tiefe Narkose mit der Folge, daß die alten Patienten postoperativ über mehrere Tage deutlich in ihrer Leistungsfähigkeit eingeschränkt waren. Heute ist das Vorgehen extrakapsulär mit einem 3-mm-Schnitt, der sofort mit dem Saug-Spül-System abgedichtet wird, dann kurzzeitige 6-mm-Öffnung - das Iris-Linsen-Diaphragma bleibt intakt -, von der Größe des Eingriffs im Auge also ein wesentlich verfeinertes Verfahren. Aus ophthalmologischer Sicht sind die Bedingungen unter Allgemeinanästhesie besser, insbesondere wenn mit einer Schwellung der Aderhaut infolge Blutdruckschwankungen zu rechnen ist. Dies ist besonders bei Patienten unter 60 Jahren der Fall - mit ein Kriterium zur Auswahl des Narkoseverfahrens bei dieser Altersgruppe.


Organisatorische Fragen


FRAGE:
Der Operateur wünscht sich ja manchmal fast eine Art Geleitschutz durch den Anästhesisten zur Sicherheit des Patienten, wenn es um die Auswahl des Anästhesieverfahrens geht. Wie lassen sich bei multimorbiden Patienten, wie sie in der Ophthalmologie häufig sind, Voruntersuchung, notwendige Vorbereitung auf die Lokal- oder Allgemeinanästhesie und gleichzeitig ein möglichst kurzer Klinikaufenthalt auf einen Nenner bringen?


ANTWORT:
Die Voruntersuchungen und die gesamte Vorbereitung nehmen in der Tat bei diesen Patienten einen breiten Raum ein. Die dafür zu beanspruchende Zeit und der Aufwand dürfen dabei aber nicht nur unter dem Aspekt des zu operierenden Auges gesehen werden, sondern unter dem Blickwinkel der größtmöglichen Sicherheit für den Patienten - auch bei der Lokalanästhesie "hängt" ein Patient am Auge! Eine optimale Vorbereitung ermöglicht die frühzeitige Vorstellung in einer Anästhesieambulanz, die gerade für diese Patienten durch frühzeitige Risikoerfassung eine Risikominderung durch rechtzeitige Vorbehandlung ermöglicht.

FRAGE:
Wo ist die Indikation für einen sogenannten anästhesiologischen Stand-by zur Lokalanästhesie gegeben?


ANTWORT:
Wünschenswert wäre bei jeder Lokalanästhesie ein Stand-by des Anästhesisten. Es mag auch Fälle geben, z. B. Augenpatienten mit Beeinträchtigung der Lungenfunktion, wo man die Lokalanästhesie der Vollnarkose vorzieht. Auch dann sollte die Vorbereitung genützt werden, diese Patienten in den bestmöglichen Zustand zu bringen, z. B. unter der Regie des Anästhesisten, um dann die Lokalanästhesie wiederum unter Überwachung durch den Anästhesisten durchzuführen. Das soll aber nicht ausschließen, daß der Patient nach ausreichender Voruntersuchung und Vorbereitung auch in Lokalanästhesie und auch ohne Stand-by des Anästhesisten operiert werden kann. Der Faktor Zeit sollte allerdings nicht als Argument angeführt werden, um gegebenenfalls am Anästhesisten vorbei einen Risikopatienten in Lokalanästhesie zu operieren und erst, wenn es nicht in Lokalanästhesie gehen sollte, den Anästhesisten zuzuziehen, der dann in einer mißlichen Situation nur noch versuchen kann, irgendwie damit fertig zu werden. Dies führt sicher zu einem schlechteren Ergebnis für Ophthalmologen, Anästhesisten und besonders für den Patienten als nach entsprechender Vorbereitung und überlegter Wahl des Verfahrens.


FRAGE:
Welche weiteren anästhesiologischen Maßnahmen können in der perioperativen Phase bei häufig multimorbiden ophthalmologischen Patienten zu einer Resultatsverbesserung führen?


ANTWORT:
Neben der Voruntersuchung, einer durch medikamentöse, gegebenenfalls auch durch physikalische Maßnahmen optimierten Vorbereitung (z. B. Hypertonieeinstellung, Blutzuckereinstellung bei Diabetikern) sowie der Wahl des geeigneten Operationstermins (unter Berücksichtigung der Dringlichkeit) und dem geeigneten Anästhesieverfahren spielt natürlich auch gerade die Überwachung und Therapie in der postoperativen Phase bei diesen Patienten eine wichtige Rolle. Auch im ophthalmologischen OP-Bereich ist daher ein Aufwachraum erforderlich.


Auswahl der Medikamente zur Anästhesie


FRAGE:
Welche Prämedikation empfiehlt sich bei älteren Patienten vor einer Lokalanästhesie?

ANTWORT:
Bei älteren Patienten sind in der Tat die Wirkung der üblichen Medikamente und die angemessene Dosierung zur Sedierung unsicher. Die Reaktion kann im Einzelfall von massiver Sedierung bis zu maximaler Unruhe reichen. Häufig ist das erklärende Gespräch, das der Arzt mit dem Patienten vor der Operation führt, die beste Prämedikation. Aber auch das Gespräch anstelle der medikamentösen Prämedikation kann unter Umständen das gewünschte Ziel verfehlen.

Man muß aber auch unterscheiden zwischen Prämedikation und Analgosedierung während einer Lokalanästhesie. Ist bei einem Patienten zur Lokalanästhesie eine stärkere Analgosedierung nötig, so sind damit Gefahren verbunden wie Hypoxie, Kreislaufprobleme, unerwünschte Bewegungen des Patienten. Das Risiko ist also für den Patienten mindestens ebenso hoch anzusetzen wie bei der Allgemeinanästhesie, mit dem Unterschied, daß die Überwachungs- und Kontrollmöglichkeiten bei der sogenannten Analgosedierung wesentlich schlechter sind. Solche Patienten sind in der Regel in Allgemeinanästhesie besser und sicherer zu führen, zumal genau genommen der Unterschied zwischen Analgosedierung und Narkose nur eine Dosisfrage ist. Hinzu kommt, wie bereits angeführt, das bessere operative Ergebnis. Man kann in den ersten postoperativen Tagen sehen, ob der Patient in Lokalanästhesie oder in Allgemeinanästhesie operiert wurde. Der Patient, der in Vollnarkose operiert wurde, hat meist kein Hämatom, keine Chemosis, der operative Erfolg ist besser. Ein paar Tage später ist dieser Unterschied allerdings oft nicht mehr nachweisbar.

FRAGE:
Darf ein Patient am Operationstag wie gewohnt seine Antihypertensiva oder Nitropräparate einnehmen trotz des Nüchternheitsgebots?

ANTWORT:
Dies ist sogar erwünscht, sofern die damit aufgenommene Flüssigkeitsmenge klein gehalten wird.

FRAGE:
Kann der okulokardiale Reflex durch Atropin verhindert werden?

ANTWORT:
Er kann nicht mit Sicherheit verhindert, aber in seiner Häufigkeit und Ausprägungsgrad durch die Atropingabe reduziert werden. Ohne Atropin tritt er in ca. 90 % der Fälle auf, mit Atropin lediglich in ca. 20 %.

FRAGE:
Bei der Auswahl der Medikamente zur Allgemeinanästhesie müssen folgende Anforderungen berücksichtigt werden: gute Analgesie, vollständige Muskelrelaxierung bis zum Ende des Eingriffs, mög-

lichst geringe Blutdruckschwankungen. Welche Anästhetika sollen
für kürzere, welche für längerdauernde Eingriffe verwendet werden?

ANTWORT:
Das ist nicht nur eine Frage der Dauer, sondern ist vor allem
auch von der Art des Eingriffs abhängig, z. B. Operation am offenen oder am geschlossenen Auge. Für Schieloperationen oder
Amotiooperationen können Narkosen durchgeführt werden wie bei
allgemeinchirurgischen Eingriffen, solange der Patient nicht
gerade während der Operation hustet.

Muß das Auge eröffnet werden - bei Kataraktchirurgie, Keratoplastiken, bei der Glaukomchirurgie -, ist eine Muskelrelaxation
sowie die sorgfältige Kontrolle des Blutdrucks erforderlich,
dies möglichst auch noch in der Aufwachphase. Als Narkoseverfahren eignen sich eigentlich alle modernen Narkosetechniken -
die Ataranalgesie ausgenommen. Die Auswahl hängt mehr vom Zustand des einzelnen Patienten ab. Gut geeignet ist die Inhalationsnarkose mit Isofluran, Enfluran oder Halothan, eventuell
mit Supplementierung von Opiaten, z. B. von Fentanyl oder Alfentanil, je nach Dauer des Eingriffs in niedrigen Dosen. Bei Kindern wurden mit Halothan gute Erfahrungen gemacht, insbesondere
wenn die Einleitung per inhalationem erfolgte. Zur Muskelrelaxation empfiehlt sich für die Intubation und den weiteren Verlauf Pancuronium bei längerdauernden Eingriffen, sonst Vecuronium. Speziell bei koronarkranken Patienten ist allerdings die
herzfrequenzsteigernde Wirkung des Pancuroniums zu bedenken.

FRAGE:
Ist Succinylcholin zur raschen Intubation bei nicht nüchternen
Augenpatienten, z. B. bei einer perforierenden Augenverletzung,
unter Berücksichtigung einer möglicherweise hohen Aspirationsgefahr kontraindiziert?

ANTWORT:
Diese Frage muß man etwas differenzierter beantworten: Der intraokuläre Druck kann nur beim geschlossenen Auge steigen, bei
einer perforierenden Augenverletzung ist der Bulbus offen und
der intraokuläre Druck ist gleich dem atmosphärischen Druck.
Nur beim geschlossenen Bulbus führt Succinylcholin zu einem Anstieg des intraokulären Drucks. Dieser Anstieg läßt sich nach
den Untersuchungen von MEYERS et al. (4) auch durch korrekte
Präkurarisierung nicht reduzieren. Gerade bei der perforierenden Augenverletzung liegt somit das größte Risiko für das betroffene Auge nicht im Anstieg des intraokulären Drucks (in der
Vorderkammer), sondern in der Möglichkeit einer plötzlichen Protrusion von Glaskörpermaterial. Wir sind der Meinung, daß man
Succinylcholin bei folgenden Bedingungen unbedingt vermeiden
sollte: perforierende Augenverletzungen, Korneal- oder Sklerenerweichungen mit drohender Perforation, bei intraokulärer Chirurgie und extraokulärer Chirurgie, bei der die Festigkeit der
Sklera reduziert wird. Für lebensbedrohliche Situationen, bei

denen Succinylcholin angewendet werden muß, gilt dies unter Abwägung der Risiken für das Auge natürlich nicht.

Zur Intubationsdosis und zum Priming bei Verwendung von Vecuronium gibt es unterschiedliche Mitteilungen, ebenso zu der Zeit, die nach Gabe des Muskelrelaxans vergeht, bis optimale Relaxationsbedingungen für die Intubation vorliegen. Die Larynxmuskulatur hat weitgehend Fibrillenstruktur mit Plattenendigungen der Nervenfasern. Hier ist kompetitiv ein guter Relaxationserfolg zu erzielen, im Gegensatz zu den Traubenendigungen in der gemischten Muskulatur. Insofern hat man bei Vecuronium häufig bereits einen gut relaxierten Larynx, auch wenn der Patient noch die Arme bewegt.

Bei 0,15 mg Vecuronium/kg KG ohne Vorgabe einer Priming dose kann man nach unserer Erfahrung nach 90 s gut intubieren. Vecuronium scheint uns also ein gutes Muskelrelaxans für Augenpatienten sowohl zur Einleitung wie zur Unterhaltung der Relaxierung zu sein. Um aber die Frage ganz klar zu beantworten: Eine harte Kontraindikation gegen Succinylcholin besteht in der geschilderten Situation nicht, schon gar nicht im Sinne eines Kunstfehlers. Unseres Erachtens hat Vecuronium zumindest in der höheren Dosis von 0,15 mg/kg gewisse Vorteile. Die Frage wird aber durchaus kontrovers diskutiert, zumal die höchsten intraokulären Drucksteigerungen unter dem Intubationsvorgang selbst gemessen wurden, weitgehend unabhängig vom verwendeten Muskelrelaxans.

FRAGE:
Spielt möglicherweise eine Katecholaminfreisetzung durch Succinylcholin eine Rolle bei der intraokulären Druckerhöhung?

ANTWORT:
Dies ist möglich. Man muß aber zwei Dinge klar unterscheiden: Das eine ist der intraokuläre Druck, der nicht mit der Höhe des Blutdrucks korreliert, und das andere ist die Ebene des Iris-Linsen-Diaphragmas, das bei Blutdrucksteigerungen hervorgepreßt wird und die Operationsbedingungen erheblich verschlechtert. Von letzterem war die Rede in den Versuchen von HEUSER und beim Einsatz von blutdrucksenkenden Medikamenten im Rahmen der Ophthalmochirurgie, weil unter diesen Bedingungen die Vorderkammer eröffnet ist und ein mögliches Risiko für das Auge aus den Verschiebungen des Iris-Linsen-Diaphragmas resultiert.

FRAGE:
Gibt es spezielle Kniffe oder besondere Medikamente, die eine "sanfte" Aufwachphase gewährleisten? Können Antidota zur Aufhebung der muskelrelaxierenden Wirkung (z. B. Pyridostigmin) oder Opiatantagonisten bedenkenlos bei ophthalmochirurgischen Patienten eingesetzt werden?

ANTWORT:
Bei nüchternen Patienten kann man versuchen, den Patienten in Narkose durch mäßige Hypoventilation zur Spontanatmung zu bringen. Ist sie ausreichend, kann die Extubation in Narkose erfolgen. Gegen die Anwendung von Pyridostigmin zur Antagonisierung der Muskelrelaxation bestehen keine Bedenken, im Zweifelsfall kann der Nervenstimulator zur Beurteilung der neuromuskulären Funktion herangezogen werden. Dies gilt nicht im gleichen Maße für die Opiatantagonisten. Sie sollten wegen möglicher kardiovaskulärer Nebenwirkungen nach Möglichkeit vermieden werden.


FRAGE:
Gefährdet das Husten des Patienten in der Aufwachphase das Operationsergebnis?


ANTWORT:
Für den Ophthalmologen ist wichtig, daß der Patient nicht hustet, solange das Auge noch offen ist. Ist das Auge erst einmal wasserdicht verschlossen, spielt ein Hustenstoß keine Rolle mehr.


FRAGE:
Wie läßt sich medikamentös das postoperative Erbrechen unterdrücken? Gibt es hier eine Indikation für Dehydrobenzperidol (DHB)?


ANTWORT:
DHB ist in der Tat ein gutes Antiemetikum. Es ist insbesondere indiziert z. B. bei Strabismusoperationen, nach denen die Patienten zu Erbrechen neigen. Die beste Wirkung hat das Medikament dann, wenn es gegeben wird, bevor der Operateur an den Augenmuskeln zieht und damit den okulokardialen Reflex auslöst. Die Inzidenz von postoperativem Erbrechen nach Schieloperationen liegt dann bei 10 % gegenüber 40 - 50 %, wenn es erst später gegeben wird.


FRAGE:
Gibt es eine Indikation für eine kontrollierte Hypotension in der Ophthalmochirurgie?


ANTWORT:
Bei Eingriffen am Auge gibt es für diese Technik keine allgemein zwingende Indikation. Häufig ist bei diesen Patienten die Hypotension sogar kontraindiziert. So wird man hier besser für eine "kontrollierte Normotension" plädieren. Eine solche sorgfältige Kontrolle des Blutdrucks, gegebenenfalls mit medikamentöser Drucksenkung, ist besonders wichtig bei Patienten mit sogenanntem "schwierigem Auge". Als schwierig können gelten: Eingriffe am offenen Auge, Eingriffe bei Kindern und Patienten unter 40 Jahren. Ansonsten nur in bestimmten Fällen, wobei im Ein-

zelfall eine genaue Abstimmung zwischen Operateur und Anästhesist erfolgen muß über das vertretbare Risiko einer Blutdrucksenkung gegenüber dem potentiellen Nutzen für das operative Ergebnis.

Monitoring

FRAGE:
Welches Monitoring ist bei Narkose für ophthalmologische Operationen unumgänglich, was wäre wünschenswert? Besteht während Narkose oder Operation eine Indikation zur Messung des Augeninnendrucks?

ANTWORT:
Zur letzten Frage zuerst: nein. Das Standard-Monitoring ist wie bei Narkosen in anderen Disziplinen. Die Blutdruckmessung kann unter Umständen häufiger als in 5-min-Abständen nötig sein. Gerade bei Eingriffen in Lokalanästhesie wird die Notwendigkeit oder zumindest der Wunsch nach einem anästhesiologischen Standby offensichtlich: Wie soll der Operateur EKG, Blutdruckmonitor oder gar noch ein Pulsoxymeter im Auge behalten und darauf reagieren, wenn er z. B. unter dem Mikroskop operiert?

Eingriffe im HNO-Bereich

Präoperative Untersuchungen

FRAGE:
Ist für spezielle Eingriffe, wie die Adenotomie oder die Tonsillektomie, aus HNO-ärztlicher Sicht neben der Hämatokrit- oder Hämoglobinbestimmung die Überprüfung der Gerinnung und/ oder eine Blutgruppenbestimmung nötig?

ANTWORT:
Es sollte immer eine sorgfältige Anamnese mit gezielten Fragen nach Hinweisen für eine Blutungsneigung erfolgen. Nur wenn sich hieraus Hinweise für eine Gerinnungsstörung ergeben oder wenn die Anamnese wegen Sprach- oder sonstiger Schwierigkeiten nicht erhoben werden kann, sehen wir bei diesen Eingriffen die Untersuchung des Gerinnungsstatus, d. h. Quick-Wert und PTT sowie die Thrombozytenzählung, als indiziert an.

Unter Berücksichtigung der Häufigkeit von Nachblutungen nach Tonsillektomien und des zeitlichen Aufwandes für eine Blutgruppenbestimmung ergibt sich keine Indikation für eine routinemäßige präoperative Blutgruppenbestimmung bei diesen Eingriffen. Außerdem blutet es bei einer Tonsillektomienachblutung ja nicht im Schwall. Voraussetzung ist natürlich, daß ein Labor zur Blutgruppenbestimmung und für Kreuzproben rund um die Uhr zur Verfügung steht.

FRAGE:
Gilt das auch dann noch, wenn man die in der angloamerikanischen Literatur angegebene Nachblutungshäufigkeit bei Adenotomien und Tonsillektomien im ambulanten Bereich von 5 - 25 % zugrunde legt?

ANTWORT:
Dann müßte man anders verfahren. Die Häufigkeit von Nachblutungen nach diesen Eingriffen liegt in Mainz weit niedriger. Allerdings ist vor einer zu großzügigen Durchführung ambulanter Operationen in diesem Bereich zu warnen. Aus der HNO-ärztlichen Sicht gehört der Patient nach einer Adenotomie bis zum nächsten Tag und der Patient nach Tonsillektomie bis zum sechsten postoperativen Tag in die Klinik - eine frühere Entlassung ist nur gegen Unterschrift möglich. Natürlich können andere Operateure für sich und ihre Patienten zu einer anderen Entscheidung kommen, das ist zu respektieren. Wir meinen aber, daß es vertretbar und angemessen ist, bei Wundflächen im Rachen an der postoperativen Überwachung im Krankenhaus festzuhalten.

FRAGE:
Welche Kriterien gelten für die Narkosefähigkeit älterer Patienten, wenn man die heute genannte Altersgrenze von 75 Jahren als statistischen Mittelwert für die Grenze zum höheren Risiko ansieht und andererseits die Häufung eines postoperativen und postnarkotischen Durchgangssyndroms mit zunehmendem Alter bedenkt?

ANTWORT:
Die 75-Jahre-Grenze ist ganz sicher kein Absolutwert. Sie wurde mehr als Beweis dafür genannt, daß sich die Altersgrenze, bis zu der bei fehlenden Begleiterkrankungen das Narkose- und Operationsrisiko als nicht erhöht anzusehen ist, in den vergangenen Jahren um 20 Jahre nach oben verschoben hat. Die Häufigkeit eines psychoorganischen Durchgangssyndroms perioperativ nimmt mit dem Alter zu, hängt aber auch von Größe, Dauer und Art des operativen Eingriffs ab und ist für den Hals-Nasen-Ohren- und Augen-Bereich eher niedriger anzusehen als für die Abdominal- oder Gefäßchirurgie. Es sollte hierbei auch z. B. der Hydratationszustand sowie die Möglichkeit eines zentralen anticholinergischen Syndroms berücksichtigt werden. Die individuelle Risikofestlegung ist nur nach Voruntersuchung und gegebenenfalls Vorbehandlung möglich, am besten in der Anästhesieambulanz. Sie orientiert sich an der Funktion der einzelnen Organsysteme und deren therapeutischer Beeinflußbarkeit, aber auch an der Größe des Eingriffs und nicht zuletzt am Lebenswillen und an der Bereitschaft zur Kooperation von seiten des Patienten. Sicher ist

die Narkosefähigkeit nicht anhand statistischer Daten feststellbar, die sich am Alter des Patienten orientieren.

Prämedikation

FRAGE:
Ist Atropin zur Hemmung der Speichelsekretion Mittel der Wahl oder gibt es Alternativen bei der medikamentösen Prämedikation, z. B. Scopolamin oder Glykopyrrolat?

ANTWORT:
Gegen Scopolamin in höheren Dosen als z. B. in dem antivertiginös wirkenden Membranpflaster spricht das Auftreten von Depressionen und Verwirrtheitszuständen besonders bei älteren Patienten. Für Atropin gilt, daß die Vorteile der Sekretionshemmung bei HNO-Eingriffen sicher die eher diskreten Befunde am unteren Ösophagussphinkter und die hämodynamischen Auswirkungen aufwiegen. Für eine obligate Atropingabe gibt es allerdings keine hämodynamische oder im Gefolge forensische Begründung. Zur Sekretionshemmung ist das Glykopyrrolat dem Atropin vorzuziehen, es ist allerdings teurer. Am besten wird das Parasympathikolytikum nicht zur Prämedikation, sondern zur Narkoseeinleitung gegeben.

FRAGE:
Die Situation des verängstigten, schreienden Kindes vor der HNO-ärztlichen Operation ist nicht nur für Kind und Eltern traumatisierend, sondern auch für Ärzte und OP-Personal. Der Anästhesist hat dem HNO-Arzt dieses Problem abgenommen, es kommt aber immer wieder vor, daß ein Kind trotz aller Medikamente in der Prämedikation schreiend in den OP kommt. Welche Empfehlungen lassen sich zur Vermeidung dieser Situation geben?

ANTWORT:
Bei Empfehlungen zur medikamentösen Prämedikation muß man die Gegebenheiten der einzelnen Kliniken berücksichtigen, wie Transportwege und Möglichkeiten der prä- und postoperativen Überwachung. Überwiegend wird heute die orale oder rektale Prämedikation mit Benzodiazepinen, z. B. Flunitrazepam per os bei stationären Kindern oder Midazolam rektal, aber genauso auch mit Chlorprothixen per os durchgeführt. Eine i.m.-Prämedikation wird Kindern nur noch ausnahmsweise verabreicht.

Auch bei oraler Prämedikation gibt es Versager. Diese lassen sich reduzieren durch ein exakte Zeitplanung. Bei oraler Gabe von Chlorprothixen vergehen mindestens 90 min bis zur vollen Wirkung. Dies kann im Einzelfall auch einmal eine Änderung des OP-Programmes notwendig machen, um den sicheren Wirkungseintritt abzuwarten. Wenn man bedenkt, daß ein Kind durch ein solches traumatisches Erlebnis vielleicht für viele Jahre das Zutrauen zu den Ärzten verliert, so scheint dies ein vertretbarer Aufwand.

## Einflüsse auf die Durchblutung im Operationsgebiet

FRAGE:
Ist eventuell eine kontrollierte Hypo- oder Normotension dafür verantwortlich, daß es im Operationsgebiet vermehrt blutet? Mit anderen Worten: Erzeugen wir mit der kontrollierten Blutdrucksenkung "Low-pressure-High-flow-Phänomene"?

ANTWORT:
Dies ist durchaus möglich. Die kontrollierte Hypotension wird vorwiegend mit Vasodilatanzien durchgeführt. Dies führt bei mäßiger Hypotension und Normotension zu einer Erhöhung des Blutflusses und daher nicht unbedingt zur Blutarmut im OP-Gebiet.

Man muß bei dem Themenkreis kontrollierte Hypo- und jetzt auch Normotension verschiedene Indikationen unterscheiden. Bei der Mikrochirurgie des Ohres stören schon geringe Blutungen die Operation ganz erheblich. Nutzen und Risiko sind gegeneinander abzuwägen. Andererseits ist die Blutungsneigung der Schleimhäute individuell sehr unterschiedlich, mit oder ohne kontrollierte Hypotension. Dies kommt durch die unterschiedliche Vaskularisierung zustande, aber auch durch lagerungsbedingte Unterschiede der Drainage, des venösen Abflusses; auch Entzündungsphänomene im Operationsgebiet mit lokaler Hyperämie spielen eine wichtige Rolle. Die Effektivität der kontrollierten Hypotension ist also gerade im Bereich der HNO-ärzlichen Operationen schwer nachweisbar. So sind wir in den letzten Jahren recht zurückhaltend geworden mit ihrem Einsatz gerade auch wegen der damit verbundenen Risiken und bemühen uns eher, den Blutdruck auf einem mittleren Niveau konstant zu halten - wie es mit dem Begriff der kontrollierten Normotension schon umschrieben wurde.

FRAGE:
Gibt es kontrollierte Studien zur Frage einer Durchblutungssteigerung im Innenohr durch bestimmte oder alle Inhalationsanästhetika?

ANTWORT:
Kontrollierte Studien zu dieser Frage sind nicht bekannt. Die Steuerung des Blutdrucks gelingt allerdings bei den meisten Patienten am besten mit einem Inhalationsnarkotikum. Trotz des verbreiteten Verdachts, daß Inhalationsnarkotika vermehrt zu Blutungen führen, dürfte also wegen der guten Steuerungsmöglichkeiten des Blutdrucks bei diesen Verfahren das Gegenteil der Fall sein - zumindest für Enfluran und Isofluran.

## Lachgas

FRAGE:
Kann Lachgas zur Narkose verwendet werden bei Eingriffen, bei denen die Dura eröffnet und verschlossen wird, wann muß es gegebenenfalls abgestellt werden?

ANTWORT:
Vor Verschluß der Dura sollte Lachgas abgestellt oder am besten gar nicht verwendet werden. Es kommt praktisch immer zu kleinen Lufteinschlüssen, die sich unter Lachgasdiffusion ausdehnen können. Dies gilt natürlich wie für alle luftgefüllten Räume des Körpers auch für das Mittelohr und den operativen Verschluß, aber auch für Gasfüllungen am Auge, wie die Verwendung von $SF_6$ oder bei Lufteinblasung in die Vorderkammer.

## Monitoring

FRAGE:
Welches Monitoring - über das Grundmonitoring von Puls- und Blutdruckmessung hinaus - ist für die Anästhesie im HNO-Bereich als notwendig oder wünschenswert anzusehen?

ANTWORT:
Das Grundmonitoring stellt die Basis dar, das absolute Minimum. Darüber hinaus wären die folgenden Einrichtungen zum Monitoring wünschenswert und nützlich: EKG-Monitor, Relaxometrie, Messung der endexspiratorischen $CO_2$-Konzentration sowie die Oxymetrie. Der Stellenwert der letztgenannten Methoden bei der Narkoseüberwachung muß zum Teil noch definiert werden.

## Laserchirurgie

FRAGE:
Welche Frischgasmischung kann bei der Anwendung des $CO_2$-Lasers im Kehlkopfbereich empfohlen werden?

ANTWORT:
Alle Mischungen von Lachgas mit Sauerstoff erwiesen sich im Experiment als verbrennungsunterhaltend. Wir empfehlen die Verwendung von 30 % Sauerstoff in Raumluft, ohne zu übersehen, daß auch diese Mischung potentiell eine Verbrennung unterhalten kann - aber ohne Sauerstoff geht es nun einmal nicht.

Literatur

1. BACKER, C. L., TINKER, J. H.: Myocardial reinfarction following local anesthesia for ophthalmic surgery. Anesth. Analg. 59, 257 (1980)

2. DICKMANN, P., GOECKE, M., WIEMERS, K.: Beeinflussung der intraocularen Drucksteigerung nach Succinylcholin durch depolarisationshemmende Relaxantien. Anaesthesist 18, 370 (1969)

3. LANG, D. W.: Morbidity and mortality in ophthalmology. In: Anesthesia for ophthalmology (eds. K. M. GOLDRICK, R. A. BRUCE, P. OPPENHEIMER), p. 195. Birmingham/Alabama: Aesculapius 1982

4. MEYERS, E. F., KRUPIN, T., JOHNSON, M., ZINK, H.: Tailure of nondepolarizing neuromuscular blockers to inhibit succinylcholine-induced increased intraocular pressure, a controlled study. Anesthesiology 48, 149 (1978)

# Pathophysiologische und operationstechnische Besonderheiten aus der Sicht der Mund-Kiefer-Gesichts-Chirurgie

Von N. Schwenzer

Einleitung

Im Kopfbereich tätige Operateure haben sich schon sehr früh der Allgemeinanästhesie bedient und zum Teil auch Pionierarbeit geleistet. So hat nach Entdeckung des Lachgases durch den Engländer Joseph PRIESTLY der amerikanische Zahnarzt Horace WELLS (1844) die analgesierende bzw. anästhesierende Wirkung des Stickoxyduls zur schmerzlosen Zahnextraktion benutzt. Auch nach Bekanntwerden der schmerzausschaltenden Wirkung des Äthers wurden Zahnextraktionen mit als erste Eingriffe vorgenommen (W. T. G. MORTON, 1846). Trotzdem wurde in der Folge die überwiegende Zahl der operativen Eingriffe im Mund-, Kiefer- und Gesichtsbereich in Lokalanästhesie vorgenommen, was zeifellos zur Entwicklung der verschiedenen Injektionstechniken beigetragen hat, die heute fast zur Perfektion gereift sind. Unter Zugrundelegung höchster Ansprüche wird die örtliche Schmerzausschaltung daher nach wie vor in bestimmten Bereichen der Allgemeinanästhesie vorgezogen werden. Hier sind vorwiegend die sogenannten "dentoalveolären Eingriffe" zu nennen.

Mit Recht muß man sich die Frage stellen, warum die Allgemeinanästhesie relativ spät in unser Fachgebiet Eingang gefunden hat. Dies lag in erster Linie daran, daß im Bereich des Kauschädels Operationsgebiet und Anästhesiewege zusammenfallen. Die Anästhesie mit gasförmigen Anästhetika, die damit verbundene Aspirationsgefahr bei intraoralen Eingriffen war zumindest für längere Maßnahmen ungeeignet. Intravenös applizierte Anästhetika eigneten sich auch nur für kurzdauernde Eingriffe; die Aspirationsgefahr war in gleicher Weise vorhanden.

Erst mit Einführung der Intubationsnarkose waren für unser Fachgebiet diese Probleme gelöst. Dies trug sicherlich wesentlich zu der stürmischen Entwicklung unseres Faches seit Anfang der 50er Jahre bei.

Während z. B. früher Lippen- und Gaumenspalten in Lokalanästhesie verschlossen werden mußten, wobei die bedauernswerten Kinder auf einem Brett festgewickelt wurden, ermöglichte die Intubationsnarkose einen nicht unter Zeitdruck stehenden Spaltverschluß, was sich auch in den Ergebnissen niederschlug.

In der Traumatologie des Gesichtsschädels wurde dank der Intubationsnarkose die früher ausnahmslos konservative Frakturbehandlung durch operative Methoden ergänzt oder ganz ersetzt. Neue Methoden, z. B. die Stabilisierung des Mittelgesichtes durch Osteosyntheseverfahren, wurden ermöglicht. Dies führte zu deutlichen Verbesserungen der Ergebnisse.

Sicherlich die spektakulärsten Fortschritte wurden auf dem Gebiet der Tumorchirurgie gemacht, um noch eine dritte wichtige Gruppe von Eingriffen zu nennen.

Die modernen Anästhesieverfahren ermöglichen heute nicht nur eine superradikale Beseitigung des Tumors, sondern erlauben auch rekonstruktive Maßnahmen zur Wiederherstellung von Form und Funktion. Häufig kann auf eine Tracheotomie verzichtet werden, wenn es gelingt, die Mundbodengurtung wiederherzustellen, was im Zuge der Sofortrekonstruktion möglich ist.

Nach den bisherigen Ausführungen könnte man den Eindruck gewinnen, daß jetzt alle Probleme gelöst sind. Dies mag im wesentlichen sicher zutreffen, im Detail gibt es jedoch noch den einen oder anderen Wunsch, dessen Erfüllung zur Optimierung der Zusammenarbeit zwischen Operateur und Anästhesist beitragen könnte. Es handelt sich hier sowohl um narkosetechnische als auch um organisatorische Dinge. Die Mund-Kiefer-Gesichts-Chirurgie ist eine operative Fachrichtung mit zwei wichtigen Merkmalen: Zum einen spielen "Eingriffe im Bereich des Knochens" eine wesentliche Rolle, zum anderen steht bei zahlreichen Maßnahmen die "Herstellung oder Wiederherstellung einer normalen Okklusion und Artikulation" im Vordergrund, damit verbunden die intermaxilläre Fixation der Kiefer.

Durch diese beiden Charakteristika, die Bestandteil der verschiedensten Operationsverfahren sind, unterscheidet sie sich von anderen im Kopfbereich tätigen operativen Disziplinen. Auch die anästhesiologischen Besonderheiten werden durch diese Merkmale bedingt.

Folgende Punkte sollen aufgrund einschlägiger Erfahrungen bei durchschnittlich 2 300 operativen Eingriffen pro Jahr im Mund-Kiefer-Gesichts-Bereich angesprochen werden:

1. Intubationswege: orale Intubation - nasale Intubation.
2. Zuverlässige Fixation des Tubus.
3. Intubation bei Kieferklemme.
4. Eingriffe bei Säuglingen mit Mißbildungen.
5. Blutung bei bestimmten Anästhetika.
6. Narkoserisiko - Ausweichen auf Lokalanästhesie.

1. Intubationswege

Bei Eingriffen in der Mundhöhle und deren Wandungen wird die nasale Intubation, bei sonstigen Eingriffen überwiegend die orale Intubation bevorzugt. Vielfach ist jedoch der Tubus im Wege, insbesondere dann, wenn im Bereich von Ober- und Unterlippe operiert wird (Abb. 1).

Das gleiche Problem ergibt sich dann, wenn Mund- und Nasenhöhle gleichzeitig betroffen sind, z. B. bei kieferorthopädischen Eingriffen mit Verlagerungen des Ober- und Unterkiefers. Erschwerend kommt hinzu, daß zur immer erforderlichen Einstellung der Okklusion die Zahnreihen aufeinander gestellt und in dieser Po-

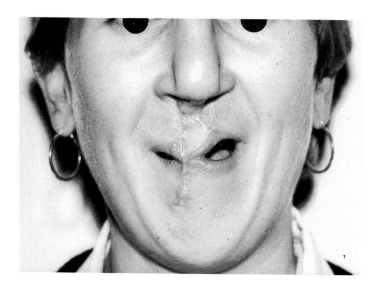

Abb. 1. Zur Fortsetzung einer Abbe-Plastik kann weder nasal noch oral intubiert werden. Hier muß die Stieldurchtrennung in Lokalanästhesie erfolgen

sition fixiert werden müssen. Die intraoperative Umintubation ist in derartigen Fällen nicht zu vermeiden, was man fairerweise dem Anästhesisten vorher mitteilen sollte.

Eine Möglichkeit sie zu vermeiden, besteht in der Benutzung eines überlangen Tubus, der S-förmig verlaufend hinter der Zahnreihe in den Mundvorhof geführt wird, so daß die Zahnreihe geschlossen werden kann.

Postoperativ treten häufig dann Probleme auf, wenn die Nase tamponiert und die Zahnreihe verschlossen ist. Dies ergibt sich z. B. bei Patienten mit multiplen Frakturen oder nach kieferorthopädischen Eingriffen. In einer 1982 durchgeführten Untersuchung (2) konnten wir nachweisen, daß dabei eine starke Erhöhung des Atemwegswiderstandes, eine Abnahme des Atemgrenzwertes und der relativen und absoluten Sekundenkapazität auftritt. Durch entsprechende Tampons, die einen im unteren Nasengang liegenden Schlauch enthalten, läßt sich dies vermeiden.

Sind postoperative Schwellungszustände des Mundbodens zu erwarten, was vor allem nach Tumoroperationen mit Beteiligung des Oropharynx, aber auch nach kieferorthopädischen und präprothetischen Operationen ebenso wie nach Spaltung von Logenabszessen zu erwarten ist, ist die nasale Intubation im Hinblick auf die Belassung des Tubus erwünscht (Abb. 2 und 3).

2. Zuverlässige Tubusfixation

Die erforderliche zuverlässige Fixation des Tubus, was meist mit Pflaster geschieht, kann zu einer Beeinträchtigung des OP-

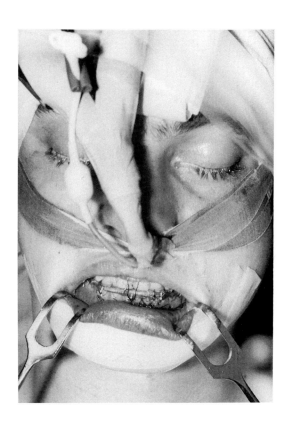

Abb. 2. Typische Situation bei der intermaxillären Fixation beider Kiefer nach einer kieferorthopädischen Operation im Unterkiefer und nasaler Intubation

Gebiets führen. Hier sind z. B. Eingriffe an den Lippen hervorzuheben. Zwangsläufig verziehen oder fixieren im Unterlippen-Kinn-Bereich angeklebte Pflaster die Weichteile von Wange und Lippen, so daß hier plastische Eingriffe nicht möglich sind. Zur Fixierung des Tubus ohne Verziehung der Lippen verwenden wir Drahtligaturen, die einerseits an den oberen oder unteren Schneidezähnen, andererseits um den Tubus herum geführt werden und diesen zuverlässig fixieren (Abb. 4). Eingriffe wie Facelifting oder Operationen, bei denen ein Nervprüfgerät eingesetzt wird, sind weitere Indikationen.

In analoger Weise kann man bei nasaler Intubation den Tubus durch eine transseptale U-Naht gegen Verschiebungen schützen.

3. Kieferklemme

Bei Behinderungen der Mundöffnung, die als Kieferklemme bezeichnet werden, treten am häufigsten Intubationsprobleme auf. Hier sind zum einen Prozesse mit entzündlich bedingten Kieferklemmen, z. B. Logenabszesse, zum anderen Ankylosen zu nennen. Ähnliche Probleme ergeben sich auch bei Tumorpatienten, bei denen

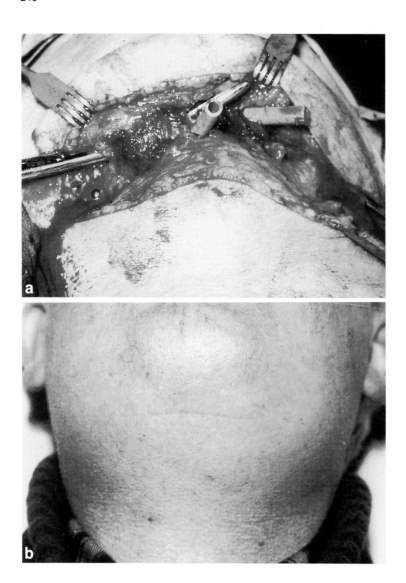

Abb. 3 a. Ausgedehnte Phlegmone sämtlicher Logen im Bereich des Mundbodens bei einem Diabetiker
Abb. 3 b. Breite Eröffnung und Drainage. In der Regel müssen darartige Patienten bis zum Abklingen der Schwellung nasal intubiert bleiben

neben Kieferklemmen nach Operation oder Bestrahlung auch noch Verlagerungen des Kehlkopfes vorhanden sind, sowie bei odontogenen Logenabszessen. Neben der sogenannten Blindintubation hat sich uns hier vor allem die Intubation mit der Glasfiberoptik, speziell das Olympus-Bronchoskop, bewährt (Abb. 5).

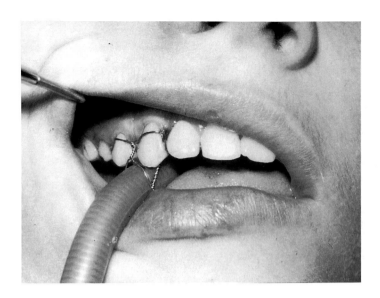

Abb. 4. Zuverlässige Fixation des Tubus durch einen 0,35 mm dicken Stahldraht am Eckzahn und ersten Prämolaren des Oberkiefers. Eine Pflasterfixierung ist nicht erforderlich

## 4. Eingriffe bei Säuglingen mit Mißbildungen

Auf eine besonds gute Zusammenarbeit mit dem Anästhesisten sind wir bei Spaltoperationen im Säuglings- und Kleinkindesalter angewiesen. Neben den mitunter auftretenden Intubationsproblemen wegen der immer wieder zu beobachtenden Enge des Kehlkopfeinganges ist die zuverlässige Fixierung des Tubus das wichtigste Problem. Beim Lippen- und Gaumenverschluß ist durch Abstopfen des Rachenraums der Tubus zusätzlich fixiert. Außerdem wird dadurch einer Aspiration vorgebeugt (Abb. 6). Vielfach kann nur ein Tubus ohne Blockung benutzt werden.

Bei Eingriffen am Gaumen, die eine maximale Mundöffnung erfordern, muß der Mundsperrer so angelegt werden, daß er die Zunge nach unten drückt, ohne den Tubus abzuklemmen. Hier empfiehlt sich ein Zungenspatel mit einer Rinne, die dem Durchmesser des Tubus entspricht. Nicht geblockte Tuben sollten eigentlich vermieden werden. Wichtig ist, daß der Tubus intraoperativ nicht bewegt wird, da sonst postoperativ ein Stridor eintritt, der nachhaltig stören kann.

## 5. Intraoperative Blutung

Als weiteren Problemkomplex möchte ich den Einfluß der Narkosemittel auf die intraoperative Blutung ansprechen. Bekanntlich kommt es durch einige Anästhetika durch Weitstellung der Gefäße intraoperativ zu einer vermehrten Blutung, die das OP-Feld unübersichtlich macht und die Operationsdauer verlängert. Bei ästhetischen Eingriffen, wie Face-lifting und Nasenkorrekturen,

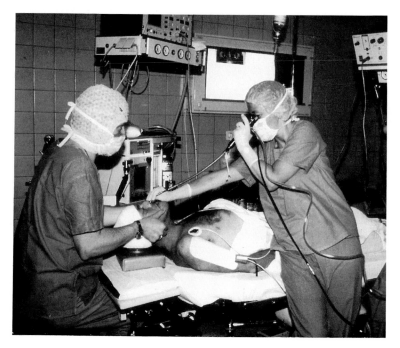

Abb. 5. Intubation mit dem Olympus-Bronchoskop bei einem Patienten mit einer Ankylose

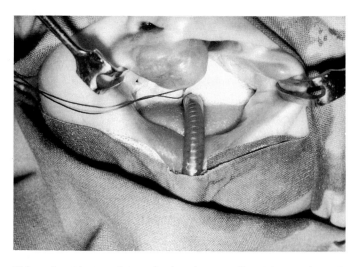

Abb. 6. Abstopfung bei einem Säugling mit Lippen-Kiefer-Gaumen-Spalte, die gleichzeitig eine zusätzliche Fixierung des Tubus bewirkt. Hier ist ein Lippenverschluß vorgesehen

muß der Operateur z. B. bei Anwendung von Halothan auf die zusätzliche Gabe eines adrenalinhaltigen Lokalanästhetikums ver-

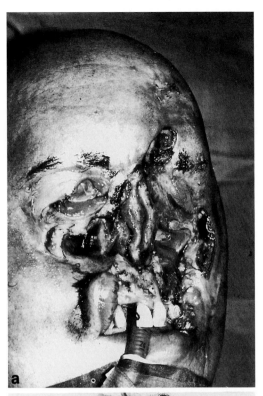

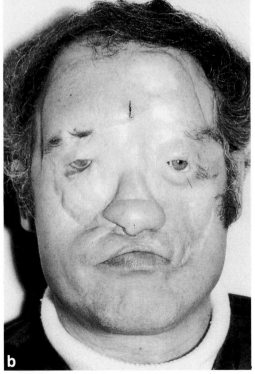

Abb. 7 a. Ausgedehnte Starkstromverbrennung des Gesichtes

Abb. 7 b. Zustand nach Rekonstruktion mittels eines gestielten Skalpvisierlappens. Für den sehr blutreichen Eingriff mit Ablösung der Kopfhaut ist eine Blutdrucksenkung unumgänglich

zichten. Die Wirkung des POR 8 Sandoz ist meist unzureichend
und nicht frei von Nebenwirkungen. Der Zusatz des Lokalanästhetikums wäre in der Mehrzahl der Eingriffe entbehrlich, wenn auf
eine Anästhesieform ausgewichen wird, bei der die Gefäße in dem
ohnehin gut durchbluteten Gesichtsbereich nicht weitgestellt
werden. Die Gefahr einer postoperativen Blutung, wenn die Wirkung des Vasokonstriktors nachläßt, ist auch nicht zu unterschätzen.

Eine weitere Frage, die in diesem Zusammenhang zu klären wäre,
ist die intraoperative Blutdrucksenkung - medikamentös oder mechanisch -, die bei blutreichen Eingriffen den OP-Verlauf erheblich erleichtert (1). Dies gilt für kieferorthopädisch-chirurgische Eingriffe, für Tumoroperationen, Hämangiome und ästhetisch-chirurgische und rekonstruktive Eingriffe im Bereich der
Gesichtsweichteile (Abb. 7 a und b).

6. Narkose - Lokalanästhesie

Es kommt immer wieder vor, daß wegen zu hohen Narkoserisikos
ein Eingriff in Lokalanästhesie durchgeführt werden muß. Sicherlich wird die Indikationsstellung vielfach von der persönlichen
Risikobereitschaft des Anästhesisten abhängen. Der Operateur
muß sich dann auf das Notwendigste beschränken und greift auf
die ohne Adrenalinzusatz vielleicht doch "risikoärmere" Lokal-
bzw. Leitungsanästhesie zurück. Durch eine sogenannte "Analgosedierung" kann hier die Lokalanästhesie wirkungsvoll unterstützt werden. Wir haben in den vergangenen 15 Jahren, die ich
überblicke, in dieser Patientengruppe keine ernsthaften Zwischenfälle gehabt. Weiterhin ist die Frage zu stellen, warum
die früher vielfach angewandte Kombination Lachgasanalgesie und Lokalanästhesie ganz aus der Palette der Anästhesiemethoden gestrichen wurde. Kann man die früher bewährte Methode
der Lachgasanalgesie zur Vermeidung des Injektionsschmerzes
nicht wieder aufgreifen?

Zusammenfassung

In der Mund-Kiefer-Gesichts-Chirurgie liegen Arbeitsgebiet des
Operateurs und des Anästhesisten beieinander. Als zwei wichtige
Charakteristika des Faches werden die Eingriffe am Knochen und
die besonderen okklusionsbedingten Situationen herausgestellt.
Darauf und auf den Besonderheiten zahlreicher Krankheitsbilder
basieren verschiedene für den Operateur und Anästhesisten wichtige Wünsche zur Optimierung der Zusammenarbeit, von denen besonders wichtig erscheinende herausgestellt werden.

Literatur

1. BROCKMÜLLER, K., SCHWENZER, N.: Die kontrollierte Hypotension bei kieferorthopädischen Eingriffen. Fortschr. Kiefer-
u. Gesichtschir. 18, 117 (1974)

2. MORTON, W. T. G.: Zit. bei KARGER-DECKER, B.: Besiegter Schmerz. Leipzig: Koehler und Amelang 1984

3. RÜHLE, S.: Die Lungenfunktion bei intermaxillärer Fixation und unterbrochener Nasenatmung. Med. Diss., Tübingen 1982

4. WELLS, H.: Zit. bei KARGER-DECKER, B.: Besiegter Schmerz. Leipzig: Koehler und Amelang 1984

# Anästhesie bei kieferchirurgischen Eingriffen

Von M. Lipp und P. P. Kleemann

## I Allgemeine Probleme

Die Durchführung einer Allgemeinanästhesie in der Zahn-, Mund- und Kieferheilkunde ist in ihren Grundprinzipien mit Narkoseverfahren in anderen operativen Fächern vergleichbar. Dennoch stellt sie den Anästhesisten vor eine anspruchsvolle und teilweise schwierige Aufgabe (Tabelle 1) (2, 4, 5, 6, 7):

Neben diesen operationsbedingten Anforderungen müssen auch allgemeine Risiken in der Planung und Durchführung der Narkose sowie in der postoperativen Nachsorge berücksichtigt werden, wie Herz-Kreislauf-Erkrankungen, pulmonale Störungen, Stoffwechselerkrankungen, extreme Altersklassen, Noteingriffe oder polytraumatisierte Patienten. Für eine optimale perioperative anästhesiologische Versorung kieferchirurgischer Patienten sind fundierte Kenntnisse des Ablaufs und der Problematik des geplanten Eingriffs sowie eine gute Kooperation mit dem Operateur unumgänglich.

## II Spezielle Anästhesieprobleme

### Voruntersuchung und Prämedikation

Der Anästhesist sollte sich sorgfältig über den geplanten operativen Eingriff informieren (Gespräch mit dem Operateur, alte Operationsberichte). Zentrales Problem ist die rechtzeitige Erkennung einer eventuell schwierigen Intubation (1, 5, 6, 7). Dazu dienen eine gezielte Anamnese und die in Tabelle 2 genannten Untersuchungen.

Die medikamentöse Prämedikation erfolgt unter Berücksichtigung der Grunderkrankung und der Bedürfnisse des Patienten; auf eine generelle Atropinapplikation kann verzichtet werden.

### Einleitung der Narkose

Das Verfahren der Narkoseeinleitung ist sowohl abhängig von den Risikofaktoren des Patienten (Grunderkrankungen), Art und Dauer der Operation als auch wesentlich vom beabsichtigten Intubationsweg (1). Die jeweiligen Indikationen für eine nasale oder orale Intubation aufgrund der geplanten Operation sind in den Tabellen 3 und 4 aufgeführt, selbstverständlich können Abweichungen im Einzelfall notwendig werden (5). In unserer Klinik

Tabelle 1. Grundprobleme bei Anästhesien für kieferchirurgische Eingriffe

---

Der Operationsbereich ist mit dem Hauptarbeitsfeld des Anästhesisten identisch - der Anästhesist muß vom Kopf des Patienten abrücken

Durch die sterile Abdeckung ist dem Anästhesisten intraoperativ der visuelle Kontakt zum Patienten und die Pupillenkontrolle nicht, die Überwachung der Atemwege nur indirekt möglich

Die kieferchirurgischen Eingriffe finden an oder in der Nähe der Atemwege statt - hierdurch besteht eine latente Gefährdung der Vitalfunktion Atmung

Bei bestimmten Krankheitsbildern der Zahn-, Mund- und Kieferheilkunde (Tumoren, Traumata, Mißbildungen) ist mit einer hohen Rate von Intubationsschwierigkeiten zu rechnen

Tubus, Beatmungsschläuche und anästhesiologisch notwendige Überwachungsmaßnahmen dürfen den Operateur nicht oder zumindest möglichst wenig behindern

Das Operationsgebiet ist stark vaskularisiert, ca. 20 % des Herzzeitvolumens fließen durch den Kopf

Der Kopf- und Halsbereich wird von einem dichten Netz sensibler, motorischer und vegetativer Nerven versorgt

Tumor- und Rekonstruktionseingriffe sowie plastische Operationen sind oftmals zeitintensiv, nicht selten müssen mehrere Eingriffe durchgeführt werden

Insbesondere bei Tumoreingriffen ist mit einer großen Zahl von Patienten mit jahrelangem Nikotin- und Alkoholabusus zu rechnen

Für verschiedene Eingriffe sind spezielle Kopflagerungen notwendig

In der postoperativen Phase muß mit Komplikationen durch Schwellung und Nachblutung im Operationsfeld gerechnet werden

---

wird bei 60 % der kieferchirurgischen Eingriffe eine nasale Intubation durchgeführt. Im zahn-, mund-, kiefer- und gesichtschirurgischen Krankengut findet sich eine große Zahl von Patienten mit Intubationsschwierigkeiten - dies beweisen nicht zuletzt Berichte über Probleme, Zwischenfälle und diverse Intubationsmethoden. Erkrankungen, Syndrome und Symptome, bei denen mit erschwerter Intubation zu rechnen ist, sind in Tabelle 5 zusammengestellt. Für die Intubation stehen verschiedene Methoden zur Verfügung (Tabellen 6 und 7).

Für kieferchirurgische Eingriffe eignen sich Spiralfedertuben mit Niederdruckcuff besonders gut. Bei Intubationen, speziell unter direkter Laryngoskopie, ist neben den eigentlichen Intu-

Tabelle 2. Untersuchungen zur rechtzeitigen Erkennung einer eventuell schwierigen Intubation

Zahnstatus, Lockerungsgrad der Zähne

Beweglichkeit des Unterkiefers, maximale Schneidekantendistanz

Beweglichkeit des Kehlkopfes, Rigidität der Mund- und Halsweichteile

Nasenatmung (seitengetrennt)

Inspektion von Naseneingang, Mundhöhle und Mesopharynx

Beweglichkeit der Halswirbelsäule

Abstand zwischen Unterkiefer und Kehlkopf

Klassifizierung nach Mallampati

Tabelle 3. Indikationen für die orale Intubation

Frakturversorgung von Nase, Oberkiefer und Mittelgesicht
Tumorchirurgie an Oberkiefer, Nase, Gesicht und Orbita
Plastische Operationen an Oberlippe, Nase, Gesicht und Augen
Abszeßinzisionen
Lippen- und Gaumenplastiken
Schädel-Hirn-Traumen mit frontobasaler Liquorfistel
Notfallintubationen
Nasale Intubationshindernisse (z. B. Velopharyngoplastik)

Tabelle 4. Indikationen für die nasale Intubation

Jede Operation mit intraoperativer Überprüfung oder Einstellung der Okklusion:
- Kieferorthopädische Chirurgie
- Traumatologische Eingriffe

Tumorchirurgie an Unterkiefer, Mundbogen und Zunge

Plastische sowie rekonstruktive Operationen an Unterlippe, Mundboden, Zunge und Unterkiefer

Bei bekannten oralen Intubationshindernissen:
- Voroperationen
- Fixierte Kieferklemme
- Kiefergelenksankylose
- Hals- und Brustwirbelsäulenversteifung
- Enorale Raumforderung
- Hochwertiger Zahnersatz
- Makroglossie

Tabelle 5. Erkrankungen, Syndrome und Symptome mit erschwerter Intubation

Einschränkung oder Aufhebung der Unterkieferbeweglichkeit
- Kiefergelenksankylose
- Abszesse
- Intermaxilläre Immobilisation

Raumfordernde Prozesse in Mundhöhle und Pharynx

Erworbene Anomalien
- Vorangegangene Operationen
- Alte Gesichts-, Schädel- und Kiefertraumata

Mißbildungssyndrome

Halswirbelsäulenimmobilität

Halsgewebekontrakturen (z. B. nach Radiatio)

Tabelle 6. Orale Intubationsmethoden

Direkte Laryngoskopie (mit Verwendung von speziellen Spateln und Tuben)

Retromolare Technik

Fiberoptische Intubation

Im Notfall:
Intubation mit starrem Beatmungsbronchoskop (Notfallrohr)

Retrograde Technik

Tabelle 7. Nasale Intubationsmethoden

Direkte Laryngoskopie
Fiberoptische Intubation
Water's Technik
Blind-nasale Intubation

bationsschwierigkeiten auch mit anderen Komplikationen zu rechnen, so z. B. Zahnschäden, Blutungen (besonders bei nasaler Intubation und bei Tumoren), Verletzungen von Nase, Pharynx und Larynx (21, 22).

Weiterhin ergaben Untersuchungen an unserer Klinik nach routinemäßig durchgeführten peroralen Intubationen für Operationen außerhalb des Kopf-Hals-Bereiches temporäre Funktionsstörungen in den Kiefergelenken: Einschränkung der maximal möglichen Unterkieferbewegungen, verstärktes Gelenkknacken, subjektive Beschwerden für drei bis fünf Tage (14). Bei zu erwartenden schwierigen Intubationen sind alle sinnvollen Hilfsmittel

Tabelle 8. Vorteile der fiberoptischen Intubation

---

Die Intubation ist unter Lokalanästhesie auch am wachen Patienten ohne Zeitnot durchführbar

Eine Gewebstraumatisierung, Zahn- und Kiefergelenksschäden sind vermeidbar

Bei korrekter Durchführung besteht kein Sicherheitsrisiko für den Patienten

Die regelrechte endotracheale Tubuslage ist eindeutig zu verifizieren

Die fiberoptische Intubation ist auch bei Kleinkindern anwendbar

---

griff- und einsatzbereit zu halten. Es muß ausreichend lange und sorgfältig präoxygeniert werden (1, 15).

Vor jeder Relaxanziengabe ist eine Beatmungskontrolle obligatorisch. Der Einsatz von Relaxanzien ist bei geplanter fiberoptischer und blind-nasaler Intubation zu vermeiden.

Bei schwierigen Intubationen erwies sich die fiberoptische Intubation als eine Methode mit hoher Erfolgsrate (Tabelle 8) (9, 10, 13, 20). Selbstverständlich setzt diese, anderen Verfahren gegenüber technisch anspruchsvollere Methode Übung und Erfahrung voraus.

Nach erfolgreicher Intubation wird eine Rachentamponade, die vollständig im Hypopharynx versenkt wird, als zusätzliche Sicherung gegen Aspiration und Blutansammlung im Magen eingebracht. Hierbei muß die Gefahr von Verletzungen des Gaumensegels beachtet werden. Der Tubus wird nach Kontrolle der jeweils gleichseitigen Lungenventilation bei verschiedenen Kopfhaltungen (z. B. extreme Reklination bei Eingriffen am weichen und harten Gaumen) sicher fixiert. Das Ablösen von Fixationspflastern durch Desinfektionslösungen, Speichel, Blut und Sekret ist zu bedenken; verschiedene Autoren empfehlen daher, den Tubus an Weichteilen oder an den Zähnen anzunähen (6, 8). Insbesondere bei plastischen Operationen muß der Tubus im Operationsfeld spannungsfrei verlaufen.

Die Konnektionsstellen der Beatmungsschläuche müssen, da sie in der Regel nach der sterilen Abdeckung nur noch schwierig zu erreichen sind, sorgfältig gesichert werden; eine enge Einstellung des Dekonnektions- und Stenosealarmes ist notwendig.

Die Narkose wird nach den Regeln der Kombinationsanästhesie geführt; Relaxanzien sind bei kieferchirurgischen Eingriffen an oder in direkter Nachbarschaft motorischer Nerven, besonders des N. facialis, zu vermeiden.

Ein möglichst blutarmes Operationsfeld hilft den intraoperativen Blutverlust zu vermindern (insbesondere bei Nasen- und Tumoroperationen, plastischen Eingriffen) und die Operationszeit zu reduzieren. Dem Operateur wird hierdurch eine bessere Orientierung und eine Schonung wichtiger anatomischer Strukturen ermöglicht. Dazu sind verschiedene Maßnahmen sinnvoll.

1. Korrekte Kopflagerung. Durch eine leichte Kopfhochlagerung läßt sich die Blutungsneigung im Operationsgebiet verringern. Es ist allerdings darauf zu achten, daß eine Behinderung des arteriellen oder venösen Blutstroms ausgeschlossen ist.

2. Vermeidung von Anästhetika mit Erhöhung der peripheren Haut- und Muskeldurchblutung.

3. Zusätzliche Applikation eines Lokalanästhetikums mit Vasokonstriktorenzusatz durch den Operateur zur Reduzierung der kapillären Blutung:

- Wegen kardialer Nebenwirkungen sollte die Kombination von Adrenalin und Halothan vermieden werden. Herzrhythmusstörungen treten bei gleichzeitiger Anwendung von Enfluran, aber auch Isofluran deutlich seltener auf.

- Die lokale Infiltration von Ornipressin erwies sich als risikoreich, es kam in 20 % der Fälle zu deutlichen Herzfrequenz- und Blutdruckanstiegen. Schwere Zwischenfälle mit peripherer Pulslosigkeit und Herzstillstand sind aufgetreten. Die Nebenwirkungsrate korreliert positiv mit der verwendeten Dosis, Begleiterkrankungen und Alter der Patienten (11).

  Vor einer Anwendung bei pulmonalen oder kardialen Risikopatienten sowie im höherem Alter muß daher abgeraten werden. Die Konzentration der Lösung sollte 0,25 IE/ml, die Gesamtdosis 2 IE nicht überschreiten.

- Als Vorteile einer additiven Lokalanästhetikaapplikation gelten Verminderung des intraoperativen Blutverlustes, Reduktion des Narkosemittelbedarfs und Reduzierung vagaler Reflexe.

4. Senkung des arteriellen Blutdrucks - kontrollierte Hypotension. Diese Methode erfordert sorgfältige intraoperative Blutstillung, da die andernfalls erhöhte Gefahr der Nachblutung (insbesondere bei Knocheneingriffen) das Operationsziel in Frage stellt. Die Hauptgefahr der Hypotension besteht in der Minderperfusion vitaler Organe - hieraus ergeben sich auch die Kontraindikationen wie koronare Herzkrankheit, Herzinsuffizienz, Anämie, Volumenmangel, Lungenfunktionsstörungen.

Die typischen Nebenwirkungen von Medikamenten, die zur Hypotension verwendet werden, sind zu bedenken.

Die sichere Durchführung einer kontrollierten Hypotension erfordert unter anderem ein aufwendiges Monitoring: intraarterielle Blutdruckmessung, Bestimmung des zentralvenösen Drucks, Kontrolle der Urinausscheidung, regelmäßige Kontrollen von Blutgasen, Hämatokrit und Hämoglobin sowie die kontinuierliche Messung der Körpertemperatur (5, 19, 22, 24).

Narkoseausleitung, postoperative Phase

Die Ausleitung einer Narkose für kieferchirurgische Eingriffe sollte zur Vermeidung lokaler postoperativer Komplikationen wie Blutungen und Schwellung im Operationsgebiet oder Gefährdung von Nähten schonend erfolgen: Husten, Pressen, Exzitations- und Erregungszustände sind zu vermeiden, Antiemetika zur Vermeidung des postoperativen Erbrechens indiziert.

Nach Operationen mit massiven postoperativen Schwellungen im Bereich der oberen Atemwege ist der endotracheale Tubus zu belassen und gegebenenfalls kontrolliert oder assistiert nachzubeatmen. Dies gilt für folgende Eingriffe:
- primäre Neck-dissection,
- kontralaterale Neck-dissection,
- ausgedehnte Tumorresektionen im Pharynx-, Zungen- und Mundbodenbereich,
- umfangreiche Osteosynthesen nach Polytrauma,
- ausgedehnte Umstellungsosteotomien.

Insbesondere ein nasaler Tubus wird postoperativ gut toleriert (5, 6).

Die Indikation zur Tracheotomie ist eng zu stellen; primär sollte sie lediglich bei totaler Glossektomie oder Resektionen im tiefen Pharynxbereich durchgeführt werden.

Die Pulsoxymetrie erwies sich als nicht-invasives, kontinuierliches Überwachungsverfahren der arteriellen Sauerstoffsättigung auch in der postoperativen Phase als hilfreiches Monitoring (16).


III  Anästhesiologische Aspekte verschiedener Operationsgruppen


Entzündungen

Bei Inzisionen von überwiegend odontogen verursachten Abszessen sind die Patienten oftmals nicht nüchtern. Sofern aus kieferchirurgischer Sicht keine Kontraindikation besteht, sollte die Nahrungskarenz eingehalten werden. Alle intraoralen Abszeßinzisionen werden in Intubationsnarkose durchgeführt. Maskennarkosen sind allenfalls bei extraoralen Eingriffen mit intakter oraler Schleimhaut zulässig. Bei diesen entzündlichen Prozessen besteht oftmals eine Kieferklemme, die insbesondere bei Mundboden- und Halsphlegmonen zu einem lebensbedrohlichen Intubationshindernis werden kann. Die primäre fiberoptische Intubation ist zu empfehlen.

Akute Abszesse verursachen eine reflektorische Kieferklemme, die durch Relaxation und Analgesie zur Intubation gelöst werden kann. Besteht die entzündliche Veränderung allerdings länger als sieben Tage, so muß mit narbigen Strikturen gerechnet werden. Da in dieser Situation die Kieferklemme auch nach Relaxierung weiterhin bestehen bleibt, sollte die Intubation hier ebenfalls primär fiberoptisch durchgeführt werden.

Eine weitere Komplikation bei Intubationen für Abszeßinzisionen kann durch eine Abszeßperforation nach intraoral und mögliche Eiteraspiration eintreten, eine Rachentamponade ist daher empfehlenswert.

Mund-, Kiefer- und Gesichtstraumata

Hauptsächliche anästhesiologische Probleme dieser Patientengruppe sind (6):
- Starker Blutverlust, blutgefüllter Magen,
- Aspiration von Blut und Mageninhalt,
- Verlegung der Atemwege mit der Gefahr der Ateminsuffizienz,
- Fremdkörper im Pharynx- und Mundbereich: Zähne, frakturierte, scharfkantige Prothesen- und Knochenteile,
- Begleitverletzungen.

Bei Traumen im Mund-, Kiefer- und Gesichtsbereich wird die Indikation zur fiberoptischen Intubation bei wachem Patienten unter suffizienter Lokalanästhesie großzügig gestellt. Der Intubationsweg muß je nach Verletzungsmuster unter Umständen von dem oben angegebenen Schema abweichen, intraoperative Umintubationen sind eventuell notwendig.

Insbesondere bei der konservativen Frakturbehandlung mittels intermaxillärer Immobilisation besteht postoperativ die Gefahr der Aspiration durch Erbrechen. Zur Prophylaxe muß der Magen mittels einer doppelläufigen Magensonde entleert werden. Weiterhin ist stets eine Drahtschere bei dem Patienten zur eventuellen Lösung der intermaxillären Verschnürung in Griffnähe bereitzuhalten.

Eine Sonderform der Gesichtstraumata stellt die isolierte Jochbogenimpressionsfraktur dar: Hierbei ist je nach Unfallumstand eine Kieferklemme oder -sperre möglich. Die notwendige extraorale Reposition mittels Hakenzug kann in Maskennarkose durchgeführt werden.

Tumoroperationen

Zwischen dem Auftreten von intraoralen Malignomen und jahrelangem Alkohol- sowie Nikotinabusus besteht eine hohe positive Korrelation (12). Hierdurch verstärkt sich die durch Tumorleiden und -operation ohnehin gegebene Problematik (reduzierter Allgemein- und Ernährungszustand, hoher Blutverlust, Langzeitnarkosen). Alkoholkranke weisen präoperativ Störungen des Elektrolyt- und Säuren-Basen-Haushalts, der Hämostase sowie des Herz-Kreislauf-Systems und Erkrankungen der Lunge auf, benötigen intraoperativ vermehrt Anästhetika und neigen zu hypo- und hypertonen Krisen, Brady- oder Tachyarrhythmien. Die Blutungsneigung ist durch die diffuse Leberschädigung erhöht.

Postoperativ komplizieren die alkoholbedingten Organschädigungen (Herz, Lunge, Leber, zentrales Nervensystem) sowie eine eventuelle Entzugssymptomatik den Heilungsverlauf.

Plastische Operationen

Hauptrisiken dieser Operationen sind lange Operationszeiten, verbunden mit unter Umständen hohen Blutverlusten sowie die postoperative Sicherstellung freier Atemwege.

Um den ästhetischen Erfolg solcher Operationen zu sichern, muß der Tubus absolut spannungsfrei im Operationsgebiet fixiert sein. Weiterhin muß dem Operateur eine möglichst freie Sicht auf das Gesicht ermöglicht werden.

Um die Durchblutung des transponierten Gewebes nicht zu gefährden, ist auf eine ausreichende periphere Perfusion zu achten und eine ruhige und streßfreie Ausleitung anzustreben. Die Nachsorge bei großen rekonstruktiven Lappenplastiken erfordert Aufmerksamkeit - die Gefahren einer schwellungsbedingten Verlegung der Atemwege und eine Lappennekrose müssen vermieden werden. Auf folgende Punkte ist zu achten:
- Entspannte und anatomisch entsprechende Lage der Plastik.
- Keinerlei Belastung des Lappens, besonders des Lappenstiels durch Monitoringeinrichtungen oder Verbände.
- Häufige visuelle Kontrolle der Durchblutungsverhältnisse (Farbe, Temperatur).

Dysgnathieoperationen

Bei Oberkieferosteotomien berichten mehrere Autoren über Tubusbeschädigungen durch rotierende Instrumente (3, 14, 17, 18, 23). Zur Vermeidung einer Gefährdung des Patienten durch Hypoxie oder Aspiration, aber auch der Belastung der Operateure mit Narkosegasen ist eine Umintubation durchzuführen.

Intraoperativ kann die Entnahme von Knochenmaterial (Beckenkamm, Rippe) notwendig sein.

Zur korrekten Einstellung der neuen, erwünschten Okklusion ist eine intermaxilläre Immobilisation notwendig, hieraus ergeben sich Gefahren durch postoperatives Erbrechen mit eventueller Aspiration. Postoperativ neigen Patienten mit Oberkieferosteotomien zu Nachblutungen aus den Sinus maxillares, die in ihrem Ausmaß bei Verschlucken des Blutes leicht unterschätzt werden können.

Literatur

1. BONFILS, P.: Prophylaktische Maßnahmen vor einer schwierigen Intubation. Anästh. Intensivther. Notfallmed. 18, 17 (1983)

2. DAVIES, R. M., SCOTT, J. G.: Anaesthesia for major oral and maxillofacial surgery. Brit. J. Anaesth. 40, 202 (1968)

3. FAGRAEUS, L., ANGELILLO, J. C., DOLAN, E. A.: A serious anesthetic hazard during orthognathic surgery. Anesth. Analg. 59, 150 (1980)

4. FRITSCHE, P.: Besonderheiten der Anästhesie im Gesichtsschädelbereich. Anästh. Intensivmed. 26, 89 (1985)

5. GRAY, T. C., UTTING, J. E., NUNN, J. F.: General anaesthesia. London, Boston: Butterworths 1980

6. GRIMM, H., SCHMIDBAUER, H.: Anästhesie in der Zahn- und Kieferheilkunde. Z. prakt. Anäst. 2, 100 (1971)

7. HOPKIN, D. A. B.: Hazards and errors in anaesthesia. Berlin, Heidelberg, New York: Springer 1980

8. JELEN-ESSELBORN, S., SCHMID, Th.-O.: Anästhesie bei kraniofazialen Eingriffen im Kindesalter. Anästh. Intensivther. Notfallmed. 20, 131 (1985)

9. KLEEMANN, P. P., DICK, W., SCHEUNEMANN, H.: Die Intubation mit dem flexiben Fiberbronchoskop. Anästh. Intensivmed. 25, 287 (1984)

10. KLEEMANN, P. P., DICK, W., SCHEUNEMANN, H.: Intubation mit der neuen flexiblen Fiberoptik bei Kleinkindern mit kongenitaler Ankylose der Kiefergelenke. Anaesthesist 34, 694 (1985)

11. KLEEMANN, P. P., LANZ, E., SCHMITT, B., DOMARUS, H. von: Ist das Risiko einer Lokalinjektion von Ornipressin während der Vollnarkose vertretbar? Dtsch. Z. Mund-Kiefer-Gesichts-Chir. 10, 145 (1986)

12. KLEEMANN, P. P., ZÖLLER, B., KUFFNER, H. D., SCHEUNEMANN, H.: Intra- und postoperatives Risiko bei Patienten mit chronischem Alkoholabusus. Dtsch. Zahnärztl. Z. 41, 452 (1986)

13. LANDAUER, B., SCHMID, Th. O.: Zum Einsatz der Fiberbronchoskopie in der Anästhesie. Intensivbehandlung 11, 58 (1986)

14. LIPP, M., DOMARUS, H. von, DAUBLÄNDER, M.: Auswirkungen der Intubationsnarkose auf die Kiefergelenke. In: VII. European Congress of Anaesthesiology. Abstracts III (eds. H. BERGMANN, H. KRAMAR, K. STEINBEREITHNER). Beiträge zur Anaesthesiologie und Intensivmedizin, Bd. 18, p. 56. Wien, München, Bern: Maudrich 1986

15. MERTZLUFFT, F. O.: Präoxygenierung und kontinuierliche nichtinvasive Sauerstoffsättigungsmessung bei der Intubation mit dem flexiblen Fiberendoskop. In: VII. European

Congress of Anaesthesiology. Abstracts III (eds. H. BERGMANN, H. KRAMAR, K. STEINBEREITHNER). Beiträge zur Anaesthesiologie und Intensivmedizin, Bd. 18, p. 212. Wien, München, Bern: Maudrich 1986

16. MERTZLUFFT, F. O., ZANDER, R.: Kriterien zur Beurteilung des postoperativen arteriellen Sauerstoffstatus. In: VII. European Congress of Anaesthesiology. Abstracts III (eds. H. BERGMANN, H. KRAMAR, K. STEINBEREITHNER). Beiträge zur Anaesthesiologie und Intensivmedizin, Bd. 18, p. 221. Wien, München, Bern: Maudrich 1986

17. MOSBY, E. L., MESSER, E. J., NEALIS, M. F.: Intraoperative damage to nasotracheal tubes during maxillary surgery. J. oral. Surg. 36, 963 (1978)

18. PAGAR, D. M., KUPPERMAN, A. W., STERN, M.: Cutting of nasoendotracheal tube - an unusual complication of maxillary osteotomies. J. oral Surg. 36, 314 (1978)

19. PASCH, Th.: Kontrollierte Hypotension. In: Anästhesie in der Neurochirurgie (eds. F. W. AHNEFELD, H. BERGMANN, C. BURRI, W. DICK, M. HALMAGYI, G. HOSSLI, H. J. REULEN, E. RÜGHEIMER). Klinische Anästhesiologie und Intensivtherapie, Bd. 27, p. 177. Berlin, Heidelberg, New York, Tokyo: Springer 1983

20. RENZ, D., BLENDL, M., BRANDT, L., MÜCHLER, H.-Chr., POKAR, H.: Die fiberoptische Intubation: Indikationen, Techniken und Resultate (F 1.6). Anaesthesist 31, 475 (1982)

21. SCAMMAN, F. L., BABIN, R. W.: An unusual complication of nasotracheal intubation. Anesthesiology 59, 352 (1983)

22. THOMAS, A. A., RITTERSMA, J.: Anaesthetic experiences in orthodontic surgery. J. maxillofac. Surg. 6, 204 (1978)

23. TSUEDA, K., CAREY, W. I., GONTY, A. A.: Hazards to anesthetic equipment during maxillary osteotomy: report of cases. J. oral Surg. 35, 47 (1977)

24. WASHBURN, M. C., HYER, R. L.: Deliberate hypotension for elective major maxillofacial surgery: A balanced halothane and morphine technique. J. maxillofac. Surg. 10, 50 (1982)

# Anästhesie für die kraniofaziale Chirurgie im Säuglings- und Kindesalter

## Von I. Danhauser-Leistner

Bei den kraniofazialen Dysostosen handelt es sich um eine vorzeitige Verknöcherung embryonaler Nahtstellen des Hirn- und Gesichtsschädels. Es entstehen die charakteristischen Mißbildungen, wie Morbus Crouzon, das Apert- oder Seathre-Chotzen-Syndrom. Wahrscheinlich liegt die primäre Wachstumsstörung bei den kombinierten Stenosen im Bereich der basalen Synchondrosen. Daraus folgt die typische Verkürzung und Steilstellung der Schädelbasis.

Die Kraniostenosen dagegen sind durch eine vorzeitige Verknöcherung der Nähte des Hirnschädels gekennzeichnet. Verknöchert eine Wachstumszone vorzeitig, so wird das Knochenwachstum senkrecht zum Verlauf der Nahtlinie gehemmt. Es kommt zu einer knöchernen Stenose mit dem Versuch eines kompensierten Ausgleichswachstums. Es entstehen charakteristische Mißbildungsformen wie Skaphozephalus, Brachyzephalus, Plagiozephalus oder Trigonozephalus.

Die Hemmung des normalen Schädelwachstums kann zu schweren Folgen führen, die eine operative Korrektur erfordern. Indikationen zur Operation sind:

- Auftreten von Hirndruckzeichen,
- Gefährdung der Augen und des Visus durch unvollständigen Lidschluß mit Hornhautschädigung und Optikusatrophie,
- Störung der Atmung infolge mechanischer Hindernisse und chronischer Infekte der Luftwege,
- gestörtes Gesichtsschädelwachstum mit Schluck- und allgemeinen Gedeihstörungen sowie Störungen der Sprachentwicklung,
- ästhetische Gesichtspunkte.

In den ersten Lebenswochen zu operieren ist man dann gezwungen, wenn Hirndruckzeichen auftreten oder die Augen gefährdet werden. Durch einen frühzeitigen Eingriff können bei den meist normal intelligenten Kindern schwere sekundäre Schäden verhindert oder gemindert werden. Ziel der operativen Korrektur ist es, durch eine lineare Kraniektomie, durch ein frontoorbitales Advancement oder durch ein Advancement des Mittelgesichts das normale Wachstum dieser Skelettanteile zu ermöglichen.

Spezielle Narkoseprobleme

Für den Anästhesisten ergeben sich bei der operativen Korrektur kraniofazialer Fehlbildungen spezielle Probleme durch:

Tabelle 1. Anzahl der kraniofazialen Operationen (1981 - 1986).
Verteilung der Patienten nach Körpergewicht

| Körpergewicht der Kinder | Anzahl der Eingriffe = 191 | | |
|---|---|---|---|
| | Frontoorbitales Advancement | Advancement des Mittelgesichts | Lineare Kraniektomie |
| 3    - 10 kg | 61 | 1 | 51 |
| 10,1 - 20 kg | 40 | 2 | 24 |
| > 20 kg | 10 | | 2 |
| Gesamtzahl | 111 | 3 | 77 |

- das Alter des Patienten,
- die Dauer und das Ausmaß der Operation,
- den Blutverlust und dessen zeitgerechten Ersatz,
- eventuelle Schwierigkeiten bei der Intubation und Freihaltung der Atemwege intraoperativ,
- das Auftreten einer Hirnschwellung intraoperativ oder unmittelbar postoperativ.

Vom 1.1.1981 bis 1.10.1986 wurden in der Neurochirurgischen Universitätsklinik Würzburg 185 Kinder wegen einer vorzeitigen Verknöcherung einer oder mehrerer Schädelnähte operiert. Wie aus Tabelle 1 hervorgeht, wurden die meisten Kinder im Säuglings- und Kleinkindesalter operiert.

Narkosevorbereitung

Sie erfolgt nach den in der Anästhesie allgemein gültigen Gesichtspunkten und schließt die in den Tabellen 2 und 3 angegebenen Untersuchungen ein.

Die Schädel- und Gesichtsfehlbildungen verändern unter anderem die Anatomie der oberen Luftwege. Diese Kinder leiden deshalb häufig an chronischen Infekten des Respirationstrakts. Bei Behinderungen der äußeren Atmung sowie bei Säuglingen sollte auf eine Prämedikation verzichtet werden.

Zu beachten ist, daß kraniofaziale Fehlbildungen mit angeborenen Herzfehlern kombiniert sein können. Wir beobachteten bei einem Kind mit Trigonozephalus gleichzeitig einen Vorhofseptumdefekt.

Narkosedurchführung

Die Narkoseeinleitung erfolgt per inhalationem mit Halothan, rektal mit Brevimytal 10%ig 20 - 30 mg/kg Körpergewicht oder auch i.v. mit Thiopental. Insbesondere bei Fehlbildungen des Mittelgesichts mit Hypoplasie der Maxilla, hohem spitzem Gaumen und Mißbildung der Nase kann die Beatmung über die Maske und die Intubation Schwierigkeiten bereiten. Intubations- und Beatmungsprobleme bei Narkoseeinleitung wurden von DAVIES et al.

Tabelle 2. Untersuchungen zur Narkosevorbereitung

Anamnese
Klinische Untersuchung
EKG
Röntgenaufnahme der Lunge
Bereitstellung von Blutkonserven
Eventuell Legen einer intrakraniellen Drucksonde

Tabelle 3. Präoperative laborchemische Untersuchungen

Blutbild
Blutzucker
Elektrolyte im Serum
Gesamteiweiß im Serum
Kreatinin im Serum
Transaminasen
Quick
PTT
Thrombozyten

(1) mit 17 %, von HANDLER (3) mit 16 % und von DELEGUE et al. (2) (in einer Aufstellung aus dem Jahre 1985) mit 13 % angegeben.

Aus operationstechnischen Gründen und wegen der häufigen Fehlbildung der Nase wird die orale Intubation bevorzugt. Um intraoperativ immer freie Atemwege zu garantieren, sollte ein Spiraltubus verwandt werden. Die wiederholten Umlagerungen des Kopfes während des Eingriffs zwingen zu einer besonders sorgfältigen Tubusfixierung und zu häufigen auskultatorischen Kontrollen der Ventilation. Intraoperative Tubusverletzungen, Extubation oder Verlegung des Tubus sind in der Literatur beschrieben (2, 5).

Die Anästhesie wird mit Lachgas und einem Inhalationsnarkotikum fortgesetzt. Als Alternative kommt eine modifizierte Neuroleptanästhesie in Frage. Wir bevorzugen eine Inhalationsnarkose mit Halothan oder Isofluran unter Zusatz von Fentanyl und Pancuronium.

Narkoseüberwachung

Während der Anästhesie werden EKG und Blutdruck überwacht (Tabelle 4). Die nicht-invasive oszillometrische Blutdruckmessung liefert ausreichend zuverlässige Werte bei Verwendung der entsprechenden Manschettengröße. Wegen der zu hohen Komplikationsrate verzichten wir bei Säuglingen auf eine invasive Methode sowie auf einen zentralvenösen Katheter.

Die Kontrolle der Beatmung erfolgt über eine endexspiratorische $CO_2$-Messung sowie regelmäßige Bestimmung der Blutgase. Nach Narkoseeinleitung wird ein Blasenkatheter zur Überwachung der Urinausscheidung und zur kontinuierlichen Temperaturmessung eine Rektalsonde gelegt. Während der Narkose ist die Kältegegenregu-

Tabelle 4. Narkoseüberwachung

---
EKG
Blutdruck
Eventuell ZVD
Endexspiratorische $CO_2$-Messung
Temperatur
Urinausscheidung

---

lation weitgehend aufgehoben, die Wärmeproduktion vermindert. Über die Haut und das große Operationsgebiet erfolgt eine vermehrte Wärmeabgabe. Der Temperaturabfall kann durch entsprechende Schutzmaßnahmen wie Wärmematte, Abdecken mit Isolierfolien, erhöhte Raumtemperatur, Anwärmen der Blutkonserven, der Infusionslösungen und insbesondere der Spülflüssigkeit vermindert werden.

## Flüssigkeitssubstitution

Sie bedarf besonderer Aufmerksamkeit. Die Infusionsmenge muß auf Körpergewicht und Zeiteinheit bezogen und unter Berücksichtigung der Nahrungskarenz berechnet werden. Zur Deckung des Basisbedarfs wird die allgemein übliche 1/2- bis 1/3-Elektrolytlösung verabreicht. Eine zu großzügige Infusionstherapie kann die bereits vorhandene Ödembereitschaft des kindlichen Gehirns negativ beeinflussen. Außerdem muß berücksichtigt werden, daß der intrakranielle Druck bereits präoperativ erhöht sein kann. Während der Operation können Manipulationen am Gehirn und Spateldruck einer Hirnschwellung zusätzlich Vorschub leisten. Durch Hochlagerung des Oberkörpers um etwa 20°, durch Beachtung eines freien venösen Abflusses über die Halsvenen und durch Hyperventilation ($PaCO_2$ 26 - 32 mm Hg) kann der Hirndruck meist ausreichend gesenkt werden. Wird eine zusätzliche Osmotherapie erforderlich, wird in der Regel Mannit 20%ig in einer Dosierung von maximal 0,5 g/kg Körpergewicht gegeben (Tabelle 5). Je jünger die Kinder, desto häufiger und sorgfältiger müssen nach entwässernden Maßnahmen Kontrollen und entsprechende Korrekturen der Serumelektrolyte erfolgen.

Insbesondere bei jungen Säuglingen besteht die Gefahr einer Azidose. Präoperative Nahrungskarenz, lange Operationszeiten - bis zu 12 h - und eventuell auftretende Hypovolämie wirken sich negativ darauf aus. Zu beachten ist, daß Störungen im Säuren-Basen-Haushalt langsam ausgeglichen werden müssen. Bei zu schneller Zufuhr von z. B. Natriumbikarbonat treten hyperosmolare Zustände auf, die zu intrazerebralen Blutungen führen können.

## Ersatz des Blutverlustes

Ein zentrales Problem bei Säuglingen und Kleinkindern stellt die Schätzung des intraoperativen Blutverlustes dar und der zeitgerechte Ausgleich des verlorenen Blutvolumens. Die Bestimmung des Verlustes bereitet aus mehreren Gründen Schwierigkeiten:

Tabelle 5. Häufigkeit intraoperativer Komplikationen

|  | Bradykardie | Osmotherapie |
|---|---|---|
| Frontoorbitales Advancement | n = 6 | n = 9 |

- Das Operationsfeld am Kopf ist für den Säugling im Vergleich zum Erwachsenen relativ sehr viel größer. Beim einjährigen Kind macht die Oberfläche des Kopfes 19 % der gesamten Körperoberfläche aus, beim Erwachsenen hingegen entfallen darauf nur 9 %.

- Mit zunehmender Operationsdauer wird es immer schwieriger, den Verlust abzuschätzen.

- Die Operateure spülen reichlich das Operationsgebiet, wodurch ein größerer Verlust vorgetäuscht werden kann.

Weder graduierte Sauggefäße noch das Wiegen von Tupfern und Tüchern garantieren eine richtige Einschätzung des Blutverlustes. Eine Hilfe stellt die regelmäßige intraoperative Kontrolle des Blutbildes dar. Säuglinge reagieren auf Blutverluste empfindlicher als ältere Kinder mit einem Blutdruckabfall. Der Blutdruck ist sehr viel mehr von der Größe des Herzminutenvolumens abhängig. Eine Verminderung des venösen Rückflusses aufgrund einer Hypovolämie führt daher im Kindesalter sehr viel früher zum Blutdruckabfall als beim Erwachsenen.

Die Beobachtung der Pulsfrequenz und des zentralvenösen Drucks gibt bei älteren Kindern eine zusätzliche Information.

Die Blutsubstitution sollte rechtzeitig vorbereitet werden. Ohne drei bis vier sichere venöse Zugänge darf die Operation nicht begonnen werden. Kommt es trotz aller vorsorgenden Maßnahmen zu größeren Blutverlusten in kürzerer Zeit, muß der Operateur seine Arbeit unterbrechen und sich gedulden, bis der Verlust kompensiert wurde und der Kreislauf sich stabilisiert hat. In diesen Situationen ist eine gute und vertrauensvolle Zusammenarbeit von Operateur und Anästhesist von entscheidender Bedeutung.

Erhebliche Blutverluste gehen zwangsläufig mit einem Verlust von Gerinnungsfaktoren einher. Es sollten daher möglichst frisch gewonnene Blutkonserven transfundiert werden. Stehen diese nicht zur Verfügung, so muß rechtzeitig eine Substitution mit Frischplasma erfolgen. Mit diesem Vorgehen haben wir bei keinem unserer kleinen Patienten ernsthafte Gerinnungsprobleme beobachtet, obgleich zum Teil beträchtliche Volumina transfundiert werden mußten (Abb. 1). Zu den größten Verlusten - 70 - 160 % des Blutvolumens - kam es bei den kranioorbitalen Plastiken, die mit einer Le-Fort-III-Osteotomie kombiniert werden mußten (Tabelle 6). Bei den frontoorbitalen Operationen betrug der Blutverlust 20 - 50 % des berechneten Blutvolumens. In einer Aufstellung von JELEN-ESSELBORN et al. (4) (bei 11 Patien-

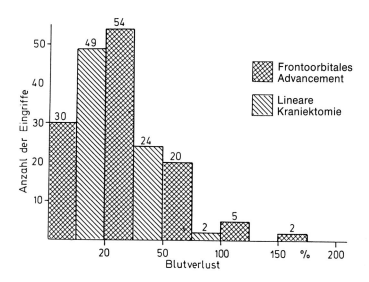

Abb. 1. Intraoperativer Blutverlust in Prozent des auf das Körpergewicht berechneten Blutvolumens

Tabelle 6. Altersverteilung und Blutverlust bei Operationen des Mittelgesichts

| Patient | Körpergewicht | Alter | Diagnose | % Blutverlust |
|---|---|---|---|---|
| AK | 9,1 | 2 J | M. Crouzon | 78 % |
| AK | 11,3 | 3 9/12 J | M. Crouzon | 154 % |
| EM | 20 | 6 J | M. Crouzon | 160 % |

ten) werden die Verluste mit 70 - 425 % des Blutvolumens angegeben.

Auch wir haben bei einigen Patienten okulokardiale Reflexe beobachtet, die auf Atropingabe rasch reversibel waren (Tabelle 5).

Postoperative Überwachung

Nach Abschluß der Operation ist eine intensive Überwachung der Kinder für mindestens 24 h erforderlich. Die meisten Patienten können frühzeitig nach Operationsende extubiert werden. Bei Eingriffen am Mittelgesicht darf die Extubation erst nach Abklingen der Schwellung im Bereich der oberen Luftwege erfolgen. Wurde gleichzeitig Rippenknorpel entnommen, muß ein Pneumothorax ausgeschlossen werden. TANNIERES et al. (5) beobachteten bei sechs Patienten einen Pneumothorax nach Rippenknorpelentnahme.

Die postoperativen Blutverluste können über die Drainagen genau erfaßt und rechtzeitig ausgeglichen werden.

Regelmäßige Kontrolle des Blutdrucks, kontinuierliche Überwachung des EKGs, der Atmung und der Temperatur sind unabdingbar.

Wiederholte Bestimmungen des Blutbildes, der Elektrolyte, der Blutgase und eventuell der Gerinnung helfen Entgleisungen frühzeitig zu erkennen und zu therapieren.

Hinzu kommt noch die neurologische Kontrolle, die postoperativ besonders notwendig ist. Wir haben die schwerste Komplikation, an der ein Kind verstarb, in der postoperativen Phase erlebt.

Bei einem 11 Monate alten Säugling mußte zum zweitenmal ein kraniofaziales Advancement vorgenommen werden. Der Eingriff dauerte 8 h und war mit großem Blutverlust verbunden, der volumen- und zeitgerecht behandelt worden war. In der unmittelbar postoperativen Phase trat ein Temperaturanstieg bis 40 °C auf, der mit einer Kreislaufzentralisation und Tachykardie einherging. Trotz Reintubation, kontrollierter Beatmung und dem Bemühen, eine metabolische Azidose zu korrigieren, kam es zum irreversiblen Kreislaufversagen. Die Obduktion deckte ein schweres Hirnödem als Ursache auf.

In der Studie von WHITAKER et al. aus sechs großen Zentren mit 793 Operationen wird eine Mortalität von 1,6 % angegeben.

Die operative Korrektur einer kraniofazialen Fehlbildung bedeutet für jedes Kind einen großen Eingriff. Die prä-, intra- und postoperativen Maßnahmen müssen daher sorgfältig geplant und durchgeführt werden. Die erfolgreiche kraniofaziale Chirurgie stellt ein überzeugendes Beispiel einer guten interdisziplinären Zusammenarbeit dar zwischen Pädiatern, Neurochirurgen, Kieferchirurgen und Anästhesisten.


Literatur

1. DAVIES, D. W., MUNRO, I. R.: The anesthetic management and intraoperative care of patients undergoing major facial osteotomies. Plast. reconstr. Surg. 55, 50 (1975)

2. DELEGUE, L., GUILBERT, M.: Management of airway problems during the repair of craniofacial anomalies in children. In: Craniofacial surgery (ed. E. P. CARONNI), p. 141. Boston, Toronto: Little, Brown and Company

3. HANDLER, J. D.: Airway management in the repair of cranial defects. Cleft Palate. J. 16, 16 (1978)

4. JELEN-ESSELBORN, S., SCHMID, Th.-O.: Anästhesie bei kraniofazialen Eingriffen im Kindesalter. Anästh. Intensivther. Notfallmed. 20, 131 (1985)

5. TANNIERES, M. L., STROCHLIC, C., BRANDLEY, G., VERROUC, H.: Les dysostoses cranio-faciales et les hypertelerismes. Anesth. Anal. Rean. 37, 147 (1980)

6. WHITAKER, L. A., MUNRO, I. R., SALYER, K. E., JACKSON, I. T., ORTIZ-MONASTERIO, F., MARCHAC, D.: Combined report of problems and complications in 793 craniofacial operations. Plast. reconstr. Surg. 64, 198 (1979)

# Möglichkeiten der Schmerzausschaltung in der zahnärztlichen Chirurgie

Von F. Sitzmann

## Einleitung

Seit Einführung der örtlichen Betäubung gilt im Gegensatz zu den angloamerikanischen Ländern bei uns die Lokalanästhesie als die Methode der ersten Wahl zur Schmerzausschaltung in der Zahn-, Mund- und Kieferheilkunde. Heute begegnet man einer zunehmenden Tendenz zur Allgemeinanästhesie, auch bei kleineren zahnärztlich-chirurgischen Eingriffen, die weniger einer absoluten Indikation als vielmehr der Angst des Patienten entspringt. Schmerz und Angst sind die wichtigsten Streßfaktoren bei der zahnärztlichen Behandlung. Der Wunsch des Patienten, daß bei operativen Eingriffen eine zusätzliche psychische Belastung und das Miterleben des operativen Eingriffs unterbleibt, wird deshalb verständlich.

## Die zahnärztliche Chirurgie

Die Zusammenstellung in der Tabelle 1 stellt den Versuch dar, Maßnahmen im Rahmen der zahnärztlichen Chirurgie in einem Überblick darzustellen. Die Grenzen der zahnärztlichen Chirurgie ergeben sich zwangsläufig im Bereich der Traumatologie, der Tumorchirurgie, bei den odontogenen Entzündungen, insbesondere bei deren Ausbreitung in präformierte Logen, in der präprothetischen Chirurgie zur Verbesserung des Prothesenlagers, in der Spaltenchirurgie und der orthognathen-kieferorthopädischen Chirurgie, in der plastischen Kiefer- und Gesichtschirurgie.

Zur Durchführung dieser mehr oder weniger ausgedehnten und schmerzhaften operativen Eingriffe kann die Schmerzausschaltung generell durch die Lokalanästhesie, die Kombinationsanalgesie oder durch die verschiedenen Techniken der Allgemeinanästhesie erfolgen.

## Zur Indikation der Lokalanästhesie und der Allgemeinanästhesie

Die Wahl der Betäubungsart kann nicht pauschal entschieden werden, sie muß immer auf den Einzelfall abgestimmt sein. Die Differentialindikation zwischen Lokal- und Allgemeinanästhesie bestimmt im wesentlichen die Erfahrung und das Können des Operateurs sowie die apparative Einrichtung und die Möglichkeit der Hinzuziehung eines Fachanästhesisten.

Besteht zwischen der Art des operativen Eingriffs und der Methode der Schmerzausschaltung jeweils ein besonderes Abhängigkeitsverhältnis, so darf darüber hinaus die Rücksicht auf den Patienten, seine psychisch-somatische Reaktionslage, nicht ver-

Tabelle 1. Operative Eingriffe im Rahmen der zahnärztlichen Chirurgie

---

Chirurgische Zahnheilkunde
Zahnentfernung und Komplikationen
Klinik und Therapie des retinierten Zahnes
Odontogene Eiterungen
Odontogene Kieferzysten, Weichteilretentionszysten
Traumatologie der Zähne und der Kiefer
Tumoren im Bereich der Mundhöhle und Kiefer

Chirurgie zur Zahnerhaltung
Operative Behandlung der Parodontitis apicalis
Chirurgische Wurzelbehandlung
Hemisektion mehrwurzeliger Zähne
Intertransdentale Fixation
Chirurgisch-orthopädische Einstellung des retinierten Zahnes
Parodontalchirurgie, mukogingivale Eingriffe

Chirurgie zum Zahnersatz
Retransplantation von Zähnen
Enossale Implantation
Präprothetische Chirurgie zur Verbesserung des Prothesenlagers

---

nachlässigt werden. Sie ist oftmals von ausschlaggebender Bedeutung für die Wahl des Verfahrens zur Schmerzausschaltung. So muß gegebenenfalls auf die Anwendung einer - operationstechnisch gesehen - optimalen Methode verzichtet werden, d. h. es muß anstelle der lokalen Schmerzausschaltung die Allgemeinnarkose angewendet werden oder umgekehrt. Zwei differente Patientengruppen lassen sich grob unterscheiden:

- Der "unkomplizierte Patient", als Erwachsener oder Kind, der weder psychisch noch physisch belastet ist.
- Der "komplizierte Patient", als Erwachsener oder Kind, dessen Problem in einem chronischen Grundleiden liegt oder der durch psychisch-vegetative Störungen einer zahnärztlich-chirurgischen Behandlung ängstlich und unkooperativ gegenübersteht (4).

Für die Wahl des Anästhesieverfahrens lassen sich folgende Punkte anführen:

- In der Lokalanästhesie steht dem Oralchirurgen ein Verfahren zur Verfügung, das technisch einfach, nicht zeitraubend und lege artis ausgeführt praktisch ungefährlich und für die meisten zahnärztlich-chirurgischen Eingriffe ausreichend ist. Die Lokalanästhesie findet deshalb in der zahnärztlichen- und Kieferchirurgie ein reiches Anwendungsgebiet.

- Bei ausgefeilter Technik der Lokalanästhesie werden geringe Mengen Lokalanästhetikum benötigt. Bei den modernen Präparaten tritt die anästhesierende Wirkung unmittelbar ein, bei hoher Erfolgsquote und geringem Auftreten von Nebenwirkungen.

- Die mögliche Mitarbeit des Patienten während des Eingriffs in Lokalanästhesie erleichtert das Arbeiten.

- Die Blutleere im Operationsgebiet macht den Eingriff übersichtlicher und kürzer.

- Die Mehrzahl zahnärztlich-chirurgischer Eingriffe erfordert keine postoperative Überwachung, wie sie im Falle einer Allgemeinnarkose gefordert wird. Der Patient ist gewöhnlich in der Lage, nach Abschluß der Behandlung nach Hause zu gehen, gelegentlich sogar die Arbeit aufzunehmen, wenn nicht die operative Maßnahme als solche eine Begleitung erfordert oder die Wiederaufnahme der Arbeit verbietet.

- Der notwendige Zeit- und Materialaufwand, gemessen an dem einer Narkose, ist gering.

Die Allgemeinnarkose wird vergleichsweise selten angewendet. Eine "kleine Narkose" im Sinne der kleinen Chirurgie gibt es nicht. Jede Art der Allgemeinbetäubung bürdet dem Arzt das gleiche Maß an Verantwortung auf. Hier darf sich weder in genialer Improvisation noch in der Beschränkung der Meister zeigen (2).

- Sie findet ihre Indikation bedingt bei akut entzündlichen Prozessen, die eine chirurgische Intervention erfordern, vor allem bei ausgedehnten Weichteilabszessen. Hier kann durch die Lokalanästhesie nicht immer eine ausreichende Schmerzausschaltung wegen der bestehenden Gewebsazidose im entzündlich-veränderten Gewebe erreicht werden. Außerdem besteht die Gefahr der Keimverschleppung durch die lokale Anästhesie.

- Große und langdauernde Eingriffe können in Lokalanästhesie zu große Mengen von Lokalanästhetikum erfordern und den Patienten belasten.

- Undurchführbar ist die Lokalanästhesie bei unkooperativen Patienten, bei ängstlichen Kindern oder nervös übererregten Erwachsenen, bei debilen und dementen Patienten mit neurologischen Erkrankungen.

- Eine bedingte Indikation zur Narkose ist bei bekannter Allergie gegen Lokalanästhetika und ihre Adjuvanzien gegeben.

Topographie und Möglichkeiten zur Lokalanästhesie des N. trigeminus

Die Ausdehnung der örtlichen Betäubung, insbesondere der Leitungsanästhesie, ist an die genaue Kenntnis der Anatomie und Topographie der Nervengebiete gebunden. Das Wissen um Variationen und anatomische Abnormitäten kann die verschiedenen Injektionstechniken zu einem sicheren Instrument der Schmerzausschaltung machen.

Der N. trigeminus versorgt mit seiner Radix sensoria sensibel im wesentlichen den Gesichtsbereich, die Schleimhäute der Mund- und Nasenhöhle und die Zähne des Ober- und Unterkiefers. Für den Zahnarzt ist die Aufteilung der drei Nervenstämme in der Peripherie von praktischem und klinischem Interesse, weil sich hieraus die topographischen Zielpunkte für die einzelnen Injektionstechniken ergeben. Sie sollen stichpunktartig aufgezeigt werden. Für den N. supraorbitalis, der aus dem N. frontalis entspringt, ist der Injektionsort das Foramen supraorbitale. Der N. infraorbitalis stellt die direkte Fortsetzung des N. maxillaris dar. Er tritt peripher über den Canalis infraorbitalis durch das Foramen infraorbitale aus. Er liegt unter der geradeaus blickenden Pupille ca. 0,5 cm unterhalb des Margo infraorbitalis. Der N. infraorbitalis kann von enoral über das Vestibulum oris oder perkutan blockiert werden. Der Plexus dentalis, der sich aus den Rr. alveolares superiores posteriores, medii und anteriores zusammensetzt, kann durch Infiltration im Vestibulum oris anästhesiert werden. Aus der Fossa pterygopalatina kommt der N. palatinus major, er verläuft durch den Canalis palatinus major und tritt durch das Foramen palatinum majus aus, das in Höhe des letzten Molaren liegt. Ist der dritte Molar nicht angelegt, so kann das Foramen in Höhe des zweiten Molaren lokalisiert werden. Über diesen präformierten Weg gelangt man in einer Tiefe von 3,0 - 3,5 cm bis in die Nähe des Foramen rotundum, so daß sich hier die Möglichkeit zur basalen Ausschaltung des zweiten Trigeminusastes ergibt. Das Foramen incisivum hinter der Papilla incisiva ist der Zielpunkt für den N. nasopalatinus.

Der stärkste Ast ist der N. mandibularis, der durch das Foramen ovale in die Fossa infratemporalis zieht. Nach der Teilungsstelle tritt der N. alveolaris inferior durch das Foramen mandibulae hinter der Lingula in den Canalis mandibularis ein, wo er die Rr. dentales inferiores abgibt und als N. mentalis Unterlippe und Gingiva im Prämolaren, Eckzahn und Frontzahnbereich innerviert. Während der Endast des N. buccalis durch die Infiltrationsanästhesie am Übergang des aufsteigenden Unterkieferastes zum Vestibulum oris ausgeschaltet werden kann, wird der N. lingualis zusammen mit dem N. mandibularis durch die Leitungsanästhesie blockiert. Da die Palpation des Zielpunktes nicht möglich ist, muß man sich an anatomischen Strukturen orientieren. Grundsätzlich ist festzustellen, daß die Lage des Foramen mandibulae zur Zahnreihe im Laufe des Alters einen gewissen Wandel erfährt. Beim Erwachsenen liegt das Foramen mandibulae ca. 1,5 - 1,0 cm oberhalb der Kauebene, während im Kindesalter das Foramen etwa auf der Linie der Kauebene zu liegen kommt. Beim zahnlosen Unterkiefer entfällt die Orientierung an den Kronen der Zähne, auch muß die Atrophie des Alveolarfortsatzes berücksichtigt werden, so daß die Lage des Foramen mandibulae bis zu 2,5 cm oberhalb des Alveolarfortsatzes angenommen werden muß. Beim progenen Formenkreis kann die Anästhesie des N. alveolaris inferior erschwert sein, weil sich die Lingula weiter kranial befindet als beim eugnathen Unterkiefer. Die Berücksichtigung dieser Konditionen trägt dazu bei, Anästhesieversager aus verschiedenen Ursachen auf ein Minimum zu reduzieren.

Im wesentlichen lassen sich zwei Techniken unterscheiden, die direkte Methode, die üblicherweise durchgeführt und gelehrt wird, und die früher vielfach benutzte indirekte Schwenkmethode oder Technik der drei Nadelpositionen. Die einseitige kombinierte Leitungsanästhesie des N. alveolaris inferior, N. lingualis und N. buccalis nach GOW-GATES oder LAGUARDIA (5) findet bei bestehender Kieferklemme Anwendung. Die Nadel wird in Höhe der Zahnhälse der oberen Molaren dicht medial vom Vorderrand des aufsteigenden Unterkieferastes eingeführt. In 3 - 4 cm Abstand von der Crista zygomaticoalveolaris blockiert ein Depot die hier noch dicht beieinander liegenden Äste des N. mandibularis, N. buccalis und N. lingualis.

Auf extraoralem Wege kann die Anästhesie des N. mandibularis ebenfalls durchgeführt werden. Es gibt zwei Möglichkeiten, die Methode, die den Einstich kaudal vor dem Kieferwinkel wählt, sowie die retromandibuläre Methode.

Basale Leitungsanästhesie

Für größere kieferchirurgische Eingriffe hat die Allgemeinnarkose in der Hand des Fachanästhesisten die basalen Leitungsanästhesien nahezu völlig verdrängt. In seltenen Fällen, z. B. bei Schmerzzuständen unterschiedlicher Genese, und auch bei anatomischen Variationen kann die basale Leitungsunterbrechung indiziert sein. Die basale Leitung ermöglicht eine Anästhesie des gesamten halbseitigen Ober- oder Unterkiefers durch Blockade der Nervenstämme nach Austritt aus der Schädelbasis. Das Aktionsgebiet für die zentrale Betäubung des zweiten Trigeminusastes ist das Foramen rotundum und die Flügelgaumengrube, für den dritten Trigeminusast das Foramen ovale und die Fossa infratemporalis. Die einzelnen Verfahrenstechniken unterscheiden sich nicht wesentlich. Die Verfahren nach IMMENKAMP, LINDEMANN, OFFERHAUS und PAYR wählen den Einstichpunkt oberhalb des Jochbogens, die Methode von BRAUN und MATAS (6) unterhalb. Während PAYR den Injektionspunkt in den äußeren Orbitawinkel legt, können die Einstichpunkte für die anderen Techniken ober- und unterhalb des Jochbogens konstruiert werden. Sie sind die gedachten Halbierungspunkte der Linien zwischen dem äußeren Orbitawinkel und dem Processus condyloideus mandibulae. Diese Techniken werden nicht routinemäßig zur Schmerzausschaltung durchgeführt, sie bedürfen entsprechender Erfahrung und sollten der Klinik vorbehalten bleiben.

Instrumentarium, Lokalanästhetika

Die Durchführung einer schonenden, weitgehend schmerzlosen und zuverlässigen örtlichen Betäubung ist in hohem Maße abhängig von der Qualität der verwendeten Injektionsspritzen und Kanülen. Von den verschiedenen Formen der Spritzensysteme haben sich in der Zahn-, Mund und Kieferheilkunde im wesentlichen die Rekordspritze als Einmalspritze und die Carpulen-Zylinderampullenspritze durchgesetzt. Hygienische Gesichtspunkte, Bruchfestigkeit und Schärfe der Kanülen sprechen für die Verwendung der

Einmalspritzen, insbesondere in Kliniken und großen Ambulanzen. In der zahnärztlichen Praxis hat das System der Zylinderampullenspritzen eine überragende Bedeutung. Mit den meisten Systemen ist heute eine mechanische oder automatische Aspirationsmöglichkeit gegeben. Zwei spezielle Spritzensysteme zur intraligamentären und zur transkortikalen Anästhesie sollen noch erwähnt werden. Anders als bei der Leitungs- und Infiltrationsanästhesie wird bei der intraligamentären Anästhesie durch die Injektion des Lokalanästhetikums direkt in das Desmodont eine vollkommene Anästhesie des Einzelzahnes erreicht. Grundsätzlich sollen bei jedem Zahn pro Wurzel 0,15 - 0,2 ml Anästhetikum injiziert und der Druck über die gesamte Injektionszeit aufrechterhalten werden, um die Durchdringung der desmodontalen Membrane bis zum Apex zu erreichen. Experimentelle Studien (9) sowie eigene Untersuchungen zeigen jedoch, daß die Anästhesie nicht so sehr auf den desmodontalen Raum beschränkt bleibt, sondern in Wirklichkeit als eine intraossäre Injektion zu bezeichnen ist. Das Lokalanästhetikum diffundiert über den Desmodontalspalt hinaus durch die Öffnungen der Lamina cribriformis in den umgebenden Alveolarknochen. Inwieweit durch den erzeugten hohen Druck Spätkomplikationen auftreten, soll gerade in einer experimentellen Studie untersucht werden. Wir können deshalb derzeit diese Art der Injektion ausschließlich bei der Zahnextraktion empfehlen und nicht bei restaurativen konservativen oder prothetischen Maßnahmen.

Bei der transkortikalen Anästhesie mit einem speziellen Injektor wird das Lokalanästhetikum transkortikal appliziert. Es handelt sich um eine speziell geschaffene trokarähnliche Injektionskanüle, die ein Mikromotor der Behandlungseinheit in Rotation versetzt. Dadurch kann die Kortikalis des Kieferknochens kraftlos durchstoßen werden. Diese Technik ist sowohl im Ober- als auch im Unterkiefer anwendbar. Bei ausreichender Menge und Diffusion des Anästhetikums nach distal und proximal kann jeweils eine Kieferhälfte anästhesiert werden. Die Perforationsstellen liegen im Bereich des interdentalen Septums auf einer gedachten Linie ca. 2 mm unterhalb der sogenannten Zahnhalsverbindungslinie. Bisher liegen kaum Erfahrungswerte über diese Methode vor, so daß von einer allgemeinen Empfehlung ohne genaue Kenntnis über eventuelle Gewebsschädigung im Bereich des Alveolarfortsatzes abgeraten werden muß (3).

Die Lokalanästhetika in der Zahn-, Mund- und Kieferheilkunde unterscheiden sich bezüglich der erforderlichen Anästhesietiefe und der üblicherweise angewandten Menge des Anästhetikums von denjenigen anderer Anwendungsgebiete. An das Diffusionsvermögen der Lösungen müssen hohe Anforderungen gestellt werden, z. B. zur einwandfreien Anästhesie der sehr schmerzempfindlichen Pulpa. Es werden deshalb in der Zahn-, Mund- und Kieferheilkunde relativ kleine Mengen verhältnismäßig hochkonzentrierter Lösungen verwendet. Es handelt sich um Lösungen auf Lidocain-, Prilocain- oder Carticain-(Articain-)Basis mit 2- bis 4%iger Konzentration. Hinsichtlich der vasokonstriktorischen Zusätze wird heute auch in der Zahn-, Mund- und Kieferheilkunde immer mehr eine Adrenalinkonzentration von 1 : 100 000 (0,01 mg/ml) bzw. 1 : 200 000 (0,005 mg/ml) gefordert, wie sie in der allgemeinen

Anästhesie bzw. Allgemeinchirurgie üblich ist. Wesentlich abweichende Konzentrationen finden sich noch bei Noradrenalinzusätzen, und zwar bis zu 1 : 25 000 (0,04 mg/ml). Es gibt jedoch kein Argument, das für die Verordnung von Noradrenalin als vasokonstriktorischem Zusatz spricht. Lokalanästhetische Lösungen in der Zahn-, Mund- und Kieferheilkunde, die sowohl Adrenalin als auch Noradrenalin enthalten, sind als "irrationale Schreibtischkombinationen" abzulehnen (7). Im übrigen hat auch die "American Heart Association" (1) bei kardiovaskulär vorgeschädigten Patienten eine Adrenalinkonzentration bis 1 : 100 000 für unbedeutend im Vergleich zum endogenen Adrenalinausstoß erachtet, wenn bei der Behandlung Schmerzen empfunden werden. Lokalanästhetika mit Felypressinzusätzen sind indiziert, wenn Katecholamine kontraindiziert sind, z. B. beim Engwinkelglaukom oder bei frequenter absoluter Arrhythmie, aber auch bei Hinweisen auf Einnahme tri- oder tetrazyklischer Antidepressiva, die bekanntlich die Wirkung der Katecholamine durch Hemmung des neuralen Uptake-Mechanismus verstärken. Bei dem Zusatz handelt es sich um Octapressin (Phenylalanin-Lysin-Vasopressin). Derartige Präparate sind z. B. das Xylonest mit Octapressin 3 % (Prilocain) oder das Neo-Lidocaton forte 3 % (Lidocain).

Das POR 8 (Phenylalanin-8-Ornitin-Vasopressin) spielt als Zusatz zur Lokalanästhesie in der Zahn-, Mund- und Kieferheilkunde eine untergeordnete Rolle, da die optimale Wirkung erst 15 min post injectionem erreicht wird. In der amerikanischen Literatur wird zunehmend unter der Medikation von POR 8 über einen Anstieg des peripheren Widerstandes und das Absinken des Herzzeitvolumens berichtet. Weil auch eine koronare Vasokonstriktion registriert wurde, sollte POR 8 nur bei Herzgesunden bis zum 50. Lebensjahr benutzt werden (8).

Mißerfolge und Komplikationen bei der Lokalanästhesie

Unter dem Begriff "Anästhesieversager" ist zu verstehen, daß trotz richtiger Injektionstechnik die gewünschte Schmerzausschaltung nicht zustande kommt. Dafür gibt es verschiedene Gründe:
a) Anatomische Gegebenheiten mit einem abnormen Nervenverlauf, so daß das Lokalanästhetikum den entsprechenden peripheren Nervenanteil nicht erreicht,
b) wenn eine akzessorische Innervation z. B. im Unterkiefer vorliegt,
c) wenn ein infektionsbelastetes Gewebe mit unzureichenden Voraussetzungen für ein Wirkungsoptimum der Anästhesielösung vorliegt,
d) wenn das Lösungsmittel nicht mehr brauchbar ist.

Im allgemeinen handelt es sich jedoch um eine fehlerhafte Technik, insbesondere bei der Leitungsanästhesie, die zu Mißerfolgen führt.

Das Tangieren oder seltener die endoneurale Injektion des N. alveolaris inferior bzw. des N. lingualis bei der Leitungsanästhesie im Unterkiefer führt zu einem charakteristischen

Schmerz im Bereich der Unterlipe oder der Zunge, vergleichbar
mit einem elektrischen Stromschlag. Deshalb muß der Patient vor
jeder Leitungsanästhesie entsprechend aufgeklärt werden, um
bleibende Schäden im Sinne einer Hyp-, An- oder Parästhesie zu
vermeiden und auch forensischen Problemen vorzubeugen.

Gelegentlich stellen sich scharf umschriebene anämische Zonen
dar. Sie betreffen am häufigsten die Wange, wenn Anästhesien am
Tuber maxillae, am Foramen infraorbitale und am Foramen palatinum majus oder incisivum durchgeführt werden. Nach der Mandibularisanästhesie kann auch eine Gesichtshälfte betroffen sein.
Es handelt sich wohl um Gefäßspasmen, die nicht dem Aufteilungsgebiet des betreffenden Nerven entsprechen, sondern dem des betreffenden versorgenden Gefäßes. Sie sind allerdings in der Regel ungefährlich, mit Ausnahme der wenigen beschriebenen Fälle
eines spastischen Verschlusses der A. centralis retinae (10).
Das Doppelbildersehen nach Injektion im Oberkieferbereich, vorzugsweise bei der hohen Tuberanästhesie, ist auf eine temporäre
Beeinflussung der Augenmuskulatur durch Diffusion des Lokalanästhetikums zurückzuführen. Im Regelfall ist dieses Ereignis
jedoch flüchtig und bildet sich praktisch nach einigen Minuten,
spätestens nach Stunden voll zurück. Dramatischer muß eine Erblindung auf einem Auge oder doppelseitig registriert werden.
Wahrscheinlich kommen hier reflektorische Mechanismen zum Tragen, die im einzelnen noch nicht aufgeklärt sind. Bei diesen,
in der Literatur als selten beschriebenen Problemen haben sich
im Normalfalle nach Minuten oder Stunden, manchmal aber auch
erst nach Tagen, diese Sehstörungen zurückgebildet.

Neurologische Ausfälle des N. facialis bei der Infiltrationsanästhesie, insbesondere bei der Leitungsanästhesie des N. alveolaris inferior, sind bekannt. Sie entstehen häufig dadurch, daß
das Depot in die Nähe des Foramen stylomastoideum oder des N.
facialis, also in jedem Falle zu tief in das Gewebe eingebracht
wird. Dies kann zu einer partiellen oder auch totalen Parese
führen. Es handelt sich um ein temporäres Geschehen. Bleibende
Schäden des N. facialis können theoretisch nur dann möglich
sein, wenn bei extremer Injektionstiefe die Kanüle den N. facialis direkt schädigt.

Die örtliche Schmerzausschaltung ist ein wesentlicher diagnostischer und therapeutischer Eingriff in der zahnärztlichen Chirurgie. Gute Grundkenntnisse über die Wirkungsweise der Lokalanästhetika, in der topographischen Anatomie sowie eine ausgefeilte
Technik sind die Voraussetzung für den erfolgreichen Einsatz
der Lokalanästhesie. Diese Faktoren reduzieren die Gefahren und
möglichen Komplikationen für den Patienten auf ein Minimum und
machen so die Lokalanästhesie zu einem sicheren Instrumentarium
zur örtlichen Schmerzausschaltung.

Literatur

1. American Heart Association: Standards for cardiopulmonary
   resuscitation (CPR) and emergency cardiac care (ECC). JAMA
   227, No. 7 (Suppl.), 833 (1974)

2. BERGMANN, H.: Die Schmerzbetäubung, Allgemeine Anästhesie. In: Lehrbuch der Zahn-, Mund- und Kieferheilkunde (eds. HOFER, REICHENBACH, SPRETER v. KREUDENSTEIN, WANNENMACHER), p. 89. Leipzig: Barth 1968

3. CREMER, Th.: Transkortikale Anästhesie mit dem Injektor Villette. Zahnärztl. Welt 95, 654 (1986)

4. FEUERSTEIN, V.: Die Anästhesie für zahnärztliche Eingriffe vom Standpunkt des Anästhesisten aus gesehen. Öst. Z. Stomat. 64, 10 (1967)

5. GOW-GATES, H.: Lokalanästhesie in der Zahnheilkunde (eds. H. EWERS, G. HAEGERSTAM). Berlin, Heidelberg, New York: Springer 1983

6. IMMENKAMP, A.: Allgemeinanästhesie und örtliche Betäubung in der Zahn-, Mund- und Kieferheilkunde. Heidelberg: Hüthig 1970

7. KNOLL-KÖHLER, E.: Nebenwirkungen von Lokalanästhetika und Analgetika. Zahnärztl. Mitt. 73, 2086 (1983)

8. NISHIOKA, K., YUSA, T., SHIMA, T.: Evaluation of POR 8 (Ornithine-vasopressin) as a local vasoconstrictor during halothane anesthesia. Anesth. Analg. Curr. Res. 50, 769 (1971)

9. PLAGMANN, H. Chr., JAGENOW, U.: Tierexperimentelle Studie zur Reaktion der desmodontalen Gewebe auf intraligamentäre Injektion. Dtsch. zahnärztl. Z. 39, 677 (1984)

10. SCHWENZER, N., SCHMELZLE, R., RIEDIGER, D., BÜRGER, E.: Notfallmedizin für Zahnärzte. München, Wien: Hauser 1984

# Anästhesie bei Eingriffen im Kopfbereich in Praxis und Tagesklinik

## Von A. Brandts

Mein Thema führt in die Praxis und die Tagesklinik des freiberuflich tätigen und als Kassenarzt niedergelassenen Anästhesisten. Diese Praxis ist als Operationsbetrieb konzipiert und wird von Kassenarztkollegen der verschiedenen operativen Fächer für ambulante Operationen genutzt, für die Allgemeinanästhesie erforderlich ist.

Die Kollegen kommen hierher, weil ihnen in der eigenen Praxis kein Anästhesist zur Verfügung steht und weil eine Lokalanästhesie als Alternative zur Allgemeinanästhesie für eine Reihe von Eingriffen nicht möglich ist. Hierzu gehören auch Eingriffe im Kopfbereich, insbesondere beim Kind.

In der Altersverteilung dieser Patientengruppe überwiegen die Kinder. Es sind 70 % Kinder bis zu 12 Jahren und 30 % Jugendliche und Erwachsene.

Bei der Durchführung ambulanter Anästhesien in Praxis und Tagesklinik hält sich der Anästhesist an gültige Grundprinzipien. Leitmotiv ist die Sicherheit des Patienten. Der Patient soll weder intra- noch postoperativ einem höheren Risiko ausgesetzt sein, als wenn er stationär behandelt würde.

Hierzu ist die Auswahl geeigneter Patienten (ASA-Risikogruppe I - II) ebenso bedeutsam wie die Vorsorge eines sicheren Heimtransports und einer über 24 h gesicherten Betreuung im häuslichen Milieu. Aufsicht und Pflege liegen dort ja nicht in der Hand von Fachkräften, sondern von Angehörigen mit sehr unterschiedlicher sozialer wie intellektueller Struktur.

Diesem Umstand muß auch der Operateur bei der Auswahl geeigneter Eingriffe Rechnung tragen. Für ihn ergibt sich ein Negativkatalog, der solche Eingriffe enthält, welche z. B. häufig mit Nachblutungen einhergehen oder welche eine strikte Immobilisation des Operationsgebietes während der Heilungsphase voraussetzen.

In den Negativkatalog gehören unter anderem Tonsillektomien, Osteotomien, plastische Operationen mit großflächigem Wundbett, Schieloperationen beim Kind etc.

Das Betäubungsverfahren soll den Erfordernissen der Ambulanz entsprechen. Es soll wirksam und sicher, die Aufwachphase gut kontrollierbar und zeitlich limitiert sein. Es werden Narkotika verwendet, die sich durch schnellen Wirkungseintritt, kurze Wirkdauer und rasche Elimination auszeichnen. Ich arbeite mit einer Kombination von wenigen Substanzen, welche sich bewährt hat und den Erfordernissen entspricht:

1. Keine Prämedikation. Statt dessen sedierende Musik über Kopfhörer.
2. Einleitung mit Brevimytal i.v. oder mit Inhalation eines $O_2$-$N_2O$-Gemisches im Beisein der Bezugsperson.
3. Intubation mit Succinylcholin nach Vorgabe eines nichtdepolarisierenden Relaxans.
4. Aufrechterhaltung der Betäubung mit Isofluran (selten Ethran oder Halothan) in Konzentrationen bis 1 % mit assistierter Beatmung von Hand.
5. Kreislaufsteuerung mit Tutofusion oder Ringer-Lösung. Monitoring.

Die postnarkotische Kontrolle findet im Aufwachraum unter Personalaufsicht im Beisein der Bezugsperson statt.

Die Entlassung wird individuell geregelt. Grundsätzlich muß sich der Zustand des Patienten der Ausgangssituation optimal angenähert haben. Gradmesser sind Sitz-, Steh- und Laufkontrollen. Der Heimtransport kommt nur in Begleitung einer kompetenten Person mit Privatwagen, Taxi oder Sanitätsauto in Frage. Heimtransport und häusliche Nachsorge werden präoperativ geregelt und schriftlich fixiert. Die schriftlichen Informationen an den Patienten sind bindend. An diesem Punkt machen wir keine Kompromisse. Eher wird der Eingriff abgesetzt oder verschoben.

Operateure akzeptieren die Sicherheitsmaßnahmen des Anästhesisten ganz besonders in der freiberuflich-ambulanten Zusammenarbeit, denn hier trägt jeder die Verantwortung für seine Maßnahmen persönlich, und er haftet persönlich.

Was wird ambulant operiert? Den Katalog der bei uns ambulant am Kopf durchgeführten Eingriffe möchte ich in extra- und intraorale unterteilen, womit auch zugleich eine Unterscheidung nach anästhesiologischen Komplikationen getroffen ist:

1. Extraorale Eingriffe:
Nasenseptumoperationen,
endonasale Kieferhöhlenrevisionen,
Ohrmuschelplastiken,
Paukendrainagen (in Kombination mit AT),
Tränenwegstenosen beim Kind.

Die Häufigkeit der Anästhesien bei extraoralen Eingriffen am Kopf liegt bei nur knapp 1 % unserer Gesamtzahl von gut 3 000 ambulanten Narkosen pro Jahr.

Die Anästhesie erfolgt in oraler Intubation und stellt dem Anästhesisten keine außergewöhnlichen Probleme.

2. Intraorale Eingriffe:
Adenotomien,
Zahnbehandlungen,
kieferchirurgische Eingriffe.

Sie sind festintegrierter Bestandteil unserer täglichen Narkoseprogramme und machen 30 % der jährlichen Gesamtzahl an ambulanten Anästhesien aus.

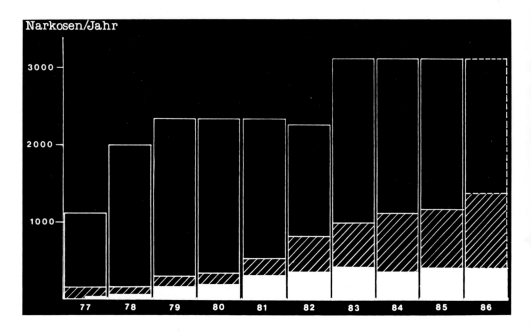

Abb. 1. Anteil der Anästhesien bei zahn-, mund- und kieferchirurgischen Eingriffen an der Gesamtzahl ambulanter Anästhesien pro Jahr in der Zeit von 1977 - 1986
▢ Zahn- und kieferchirurgische Operationen
▨ Mundchirurgische Operationen

Abb. 1 zeigt den Anteil der Anästhesien bei zahn-, mund- und kieferchirurgischen Eingriffen an der Gesamtzahl ambulanter Narkosen pro Jahr in der Zeit von 1977 - 1986.

Auffällig ist die im Laufe der Jahre stetig steigende Zahl der Anästhesien bei intraoralen Eingriffen, insbesondere für Adenotomien bei Kindern. Als Ursache hierfür ist wohl der tatsächliche Bedarf an außerklinisch-ambulanter Anästhesie in dieser Gruppe, speziell bei Kindern, in Betracht zu ziehen. Werden Eltern von ihrem Arzt vor die Wahl gestellt, die Narkose und den Eingriff bei ihrem Kind stationär oder ambulant durchführen zu lassen, so entscheiden sie sich gern für die ambulante Version. Sie schätzen es, daß Operation und Nachsorge in der Hand des vertrauten Arztes bleiben und daß ihrem Kind vor allem auch die psychische Belastung eines Krankenhausaufenthalts erspart bleiben kann.

Aufkommende Zweifel und Fragen beziehen sich nicht auf die Durchführbarkeit des geplanten Eingriffs, sondern auf die Sicherheit der zugehörigen ambulanten Narkose.

Die Eltern fragen den Operateur nicht: "Haben Sie auch sterile Instrumente?", sondern sie fragen: "Ist die Narkose gefährlich?", "Wacht mein Kind auch wieder auf?"

Mit der Zusicherung einer fachärztlich durchgeführten Anästhesie gewinnt der Operateur uneingeschränktes Vertrauen. Eine solche Adresse wird z. B in Kindergärten weitergereicht.

Um vorwiegend jugendliche und erwachsene Patienten handelt es sich dagegen bei Eingriffen der Kieferchirurgen und Zahnärzte. Das Spektrum ihrer ambulanten Eingriffe ist weitgehend identisch: Zahnärzte führen im Rahmen konservierender Behandlung auch notwendige chirurgische Maßnahmen durch und Kieferchirurgen haben neben Operativem gleichfalls Zahnbehandlungen im Programm. Zur Narkose kommen nur ausgesuchte Fälle, für welche die Allgemeinanästhesie nicht nur eine therapieerleichternde Hilfsmaßnahme, sondern eine notwendige Voraussetzung ist. Es handelt sich mit wenigen Ausnahmen durchweg um behandlungsunwillige Patienten:
- geistig Behinderte im Jugend- und Erwachsenenalter,
- Alkohol- und Drogenabhängige mit Psycholabilität, die vor Antritt einer Therapie saniert werden sollen,
- Altersheiminsassen mit seniler Demenz,
- verhaltensgestörte, häufig sozialgeschädigte Kinder ab Vorschulalter.

Zu den erwähnten Ausnahmen gehören Patienten mit unbeherrschbarem Würgereflex und solche, die wegen einer Allergie gegen Lokalanästhetika bzw. wegen Nichtansprechens auf Lokalanästhesie der Allgemeinanästhesie bedürfen. Schließlich auch einige kieferchirurgische Fälle zur operativen Entfernung verlagerter Weisheitszähne.

Abgesehen von den Ausnahmen haben all diese Patienten schwerwiegende Zahnschäden.

Die zum Teil völlig verwahrlosten Gebisse sind die Folge fehlender Mundhygiene und unterbliebener Zahnbehandlungen. Häufig sind es Patienten, die bereits von Zahnarzt zu Zahnarzt weitergeschickt wurden.

Eine wachsende Zahl von Zahnärzten, Oral- und Kieferchirurgen greift auf die Zusammenarbeit mit der anästhesiologischen Tagesklinik zurück, seit die Gelegenheit dazu besteht. In Mittelfranken gibt es bisher keine Möglichkeit zur Durchführung außerklinisch-ambulanter Narkose-Zahnbehandlungen außer dieser.

Den schweren Befunden entsprechend sind die Sanierungsmaßnahmen in Narkose umfangreich. Die Behandlungen nehmen bis zu 3 oder 4 h in Anspruch, denn jeder Narkosetermin beim Zahnpatienten wird weitestmöglich zur Vollsanierung genutzt, um Wiederholungen zu vermeiden. Zum Sanierungsprogramm gehören konservierende Maßnahmen, Extraktionen, chirurgische Behandlungen und gleichfalls auch die Vorbereitung zur Prothetik.

Die Allgemeinanästhesie bei intraoralen Eingriffen der Zahn- und Kieferchirurgen erfolgt in nasaler Intubation. Der Operateur soll frei und ungehindert in der Mundhöhle arbeiten können (Abb. 2). Allerdings reicht das Aktionsfeld von Operateur und Assistenz weit über die Mundhöhle hinaus. Über dem Gesicht des

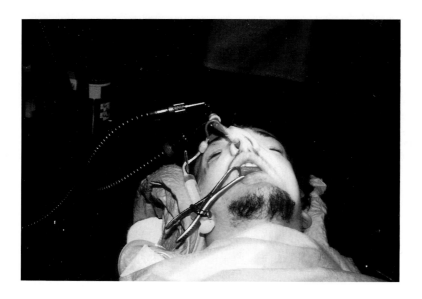

Abb. 2. Operationsbereiter Zahnpatient, nasal intubiert. Kopflagerung im Vakuumkissen

Patienten agieren Hände und Instrumente in enger Nachbarschaft zum Tubus. Der Tubus ist mit Pflasterstreifen gut fixiert. Die Pflaster lösen sich jedoch unter den Sprühnebeln von Turbine und Bohrer. Die Dislokation des Tubus mit nachfolgender Aspiration von Spülflüssigkeit, Blut und Partikeln sind die Hauptgefahren bei zahn-, mund- und kieferchirurgischen Eingriffen in Narkose. Hier liegt die eigentliche Quelle möglicher Komplikationen mit schwerwiegenden Folgen.

Der Anästhesist kann sie am sichersten durch die Hand am Tubus verhindern. Alle anderen Fixationsmöglichkeiten lassen nach meiner Erfahrung besonders in Extremsituationen im Stich. Hierzu gehören Extraktionen, Biß- und Abdrucknahmen, weil hierbei der Kopf aus seiner Lagerung gedrängt wird. Das Vakuumkissen stellt eine gute Fixation der Kopfhaltung dar, ist aber in Situationen hinderlich, die eine gewisse Mobilität des Kopfes erfordern.

Sobald die Zahnbehandlung abgeschlossen ist und die Extubation ansteht, droht abermals die Gefahr der Aspiration. Das OP-Team verläßt die Mundhöhle sozusagen "besenrein", der skeptische Anästhesist sollte sich jedoch nur auf sich selbst verlassen. In den Schleimhautfalten finden sich noch Watterollen, Amalgambrösel, Partikel von Abdruckmaterial, Metallreste von Wurzelfüllungen, Fadenstückchen und vor allem Residuen der Flüssigkeiten, welche zur Wurzelbehandlung benutzt wurden: $H_2O_2$ und Hypochlorid. Eine gründliche, bei gutem Licht durchgeführte Mund- und Rachentoilette vor der Extubation ist Grundbedingung.

Die Rachentamponade als Aspirationsschutz wird von Zahnbehandlern nur höchst selten benutzt, denn sie bewirkt ein Vordrängen der Zunge nach labial und behindert das Arbeiten an den Front-

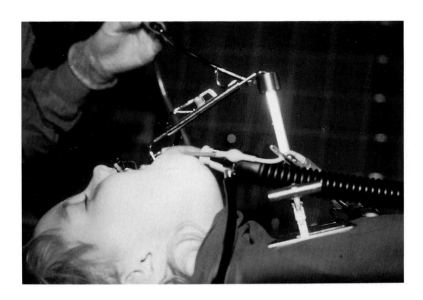

Abb. 3. Mundsperrer und Bruststütze bei Adenotomie

zähnen. Zerebralgeschädigte bringen ohnehin häufig schon eine Makroglossie mit.

Bei mundchirurgischen Eingriffen des HNO-Faches wird oral intubiert. Der Mundsperrer des Operateurs fixiert den Tubus am Unterkiefer. Beim Einsetzen des Mundsperrers ist sowohl die Gefahr einer Tubusdislokation als auch einer Einengung des Tubuslumens gegeben. Die am Mundsperrer eingehängte Bruststütze dient der fixierten Reklination des Kopfes während der Adenotomie. Die Bruststütze übt Druck auf das Sternum aus, wodurch sich nicht nur eine Atembehinderung, sondern auch eine Kompression der subklavikulären Gefäße ergeben kann. Es kommt zu einseitiger Stauungszyanose der oberen Extremität oder sogar zum einseitigen Auslöschen des Radialispulses. Scharfe Wachsamkeit des Anästhesisten ist notwendig (Abb. 3).

Während und nach der Extubation besteht die Gefahr der Aspiration von Blut und Restpartikeln des OP-Präparates. Wieder ist die gründliche Mund- und Rachentoilette mit stumpfem Metallsauger vor der Extubation unerläßlich. Adenotomie- und Zahn-Kinder extubiere ich in Seitenlage oder zumindest in seitlicher Lagerung des Kopfes, um der Aspiration post extubationem vorzubeugen.

Als Prophylaxe gegen ein etwa folgendes Glottisödem bekommen Kinder bei entsprechendem Verdacht zu Operationsende ein Rectodelt-Suppositorium à 30 oder 100 mg. Zeigt sich im Aufwachraum auch nur die Spur eines Stridors, geben wir Fenistiltropfen als Antihistaminikum und rezeptieren sie zur weiteren Gabe über 24 h.

Das Vermeiden von Komplikationen durch Voraussicht und Prophylaxe hat für den niedergelassenen Anästhesisten existentielle Bedeutung. Man wird nicht an der Summe der vermiedenen oder bewältigten Komplikationen gemessen, sondern an den Niederlagen, d. h. an Zwischenfällen mit schwerwiegenden Folgen. Ein einziger Mißerfolg unter Tausenden selbstverständlicher Erfolge vermag das Vertrauen freiberuflicher Operateure in die Zusammenarbeit mit dem freiberuflichen Anästhesisten erschüttern.

Unter rund 22 000 ambulanten Narkosen, davon rund 6 500 bei Eingriffen im Kopfbereich, gab es zwei derartige Zwischenfälle. Einmal mit letaler Folge, einmal mit Restitutio ad integrum dank intensivmedizinischer Therapie.

In beiden Fällen handelte es sich um Patienten der Gruppe <u>intraoraler</u> Eingriffe, in beiden Fällen war Aspiration die Komplikationsursache.

In einem Fall wurde vor der Intubation Mageninhalt aspiriert, im anderen Fall kam es wegen intraoperativer Tubusdislokation zur Aspiration vermutlich von $H_2O_2$ und Hypochlorid aus dem Hypopharynx.

Bei der Bewältigung einer eingetretenen Komplikation ist der Praxisanästhesist auf sich gestellt und auf die vorgehaltenen Hilfsmittel und Hilfskräfte angewiesen. Diese müssen für jede denkbare Situation zweckmäßig und ausreichend sein, nicht nur für den Normalfall.

Anders als in der Klinik, muß man sich in der Praxis aber alle benötigten Arbeitshilfen (Material und Personal) mit Ausnahme von Medikamenten selbst kaufen. Der Kostenaufwand steht aber in keinem realistischem Verhältnis zu den erarbeiteten Erträgen.

Welche ärztliche Leistung honoriert wird, bestimmt nicht der Kassenarzt, der sie erbringt, sondern die Gebührenordnung. Der Anästhesist erhält ein Honorar für "Narkose" als Pauschalleistung inklusive aller Sicherheitsmaßnahmen zur Risikominimierung.

Für den Praxisanästhesisten zählen Sicherheitsmaßnahmen wie: Anästhesieassistenz, Monitoring, Überwachung im Aufwachraum usw. zu den Leistungen, die als freiwilliger Luxus nicht vergütet werden.

Sicherheitsmaßnahmen im OP- und Anästhesiebereich sind in jedem Fall mit Personalaufwand verbunden. Daher stellen Personalausgaben auch den Hauptkostenfaktor in einem operativen Anästhesiebetrieb, wie unserer Tagesklinik, dar. Sie machen 50 % der Betriebskosten aus (Abb. 4).

Es wird ersichtlich, daß die Kosten für fachgerechte Operation und Anästhesie in einer Tagesklinik weit über das hinausgehen, was von den Kostenträgern als erstattungswürdig akzeptiert wird.

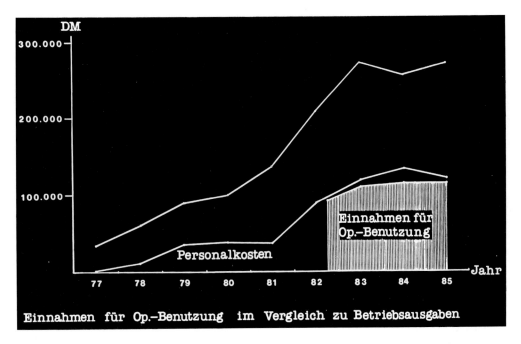

Abb. 4. Personalkostenanteil an Betriebskosten. Kostendeckungsanteil der OP-Benutzungsbeiträge

Rechnerischer Nutznießer sind allein die Krankenversicherungen, die überall dort stationäre Kosten einsparen, wo ambulant operiert und anästhesiert wird.

Zur Erfüllung ihrer Versorgungsaufgabe im ambulanten Bereich bedienen sie sich des freien Berufes der Ärzte mit der Auflage zu wirtschaftlicher Behandlungsweise. An der Risikobewältigung beteiligen sie sich kostentechnisch nicht. Der Kassenarzt zahlt drauf, speziell der Betreiber eines Operationsbetriebes.

Er kann sich damit trösten, einen guten Beitrag zur Sanierung des Gesundheitswesens zu leisten. Für mich selbst zählt der Gewinn vielseitiger Erfahrungen durch die ambulante Tätigkeit. Teure Erfahrungen zwar: Aber was teuer ist, ist auch gut.

Zusammenfassung

Ambulante Eingriffe im Kopfbereich werden nur in ausgesuchten Fällen in Allgemeinanästhesie durchgeführt. Mit wenigen Ausnahmen handelt es sich hierbei ausschließlich um Kinder oder behandlungsunwillige Patienten. Die Besonderheiten ambulanter Anästhesien in Praxis und Tagesklinik werden erläutert und typische Komplikationsmöglichkeiten speziell bei der Anästhesie intraoraler Eingriffe dargelegt.

Der freiberufliche Anästhesist hat sich nicht nur an die Sorgfaltspflicht und privatrechtliche Haftung gegenüber dem Patienten zu halten, sondern als Kassenarzt auch an das Wirtschaftlichkeitsgebot der Krankenversicherungen. Hierdurch gerät er in Konflikt mit der Finanzierbarkeit seiner ambulanten Tätigkeit in Praxis und Tagesklinik.

# Zusammenfassung der Diskussion zum Thema: „Anästhesie bei Eingriffen im Mund-, Kiefer- und Gesichtsbereich"

FRAGE:
Speziell im Bereich der Mund-Kiefer-Gesichts-Chirurgie bietet die Fixierung des Endotrachealtubus Schwierigkeiten. Welche Verfahren bieten sich aus der Sicht des Operateurs an?

ANTWORT:
Mit Hilfe eines geeigneten Pflastermaterials und einer differenzierten Klebetechnik ist es nach Entfettung der Haut (z. B. mit Äther) in der Regel bei allen Eingriffen möglich, den endotrachealen Tubus sicher zu befestigen. Die übliche Pflasterfixierung ist bei Eingriffen im Lipppen-, Kiefer- und Gaumenbereich häufig nicht möglich, da die Weichteile verzogen werden. Besonders trifft dies bei Lippenrekonstruktionen, beim Face-lifting und bei Operationen mit der Notwendigkeit der Überprüfung der Nervus-facialis-Funktion zu. SCHWENZER empfiehlt hier die Fixierung des Tubus an den Schneidezähnen mit Hilfe eines Drahtes (0,35 mm). Bei zahnlosen Patienten kommt eventuell auch eine Nahtfixierung am Gaumen, am Alveolarfortsatz oder am Naseseptum in Frage. Selbstverständlich muß dies sorgfältig dokumentiert werden, um bei der Extubation nicht Schäden zu setzen.

FRAGE:
Bei welchen Eingriffen muß eine Nervenfunktionsprüfung vorgenommen werden? Verbietet sich hier die Muskelrelaxierung?

ANTWORT:
Bei allen Eingriffen, bei denen der Nervus facialis freipräpariert wird (z. B. Parotidektomie, Nerventransplantation) muß die Funktionsprüfung erfolgen. Wünschenswert ist die vorherige Information des Anästhesisten durch den Operateur. In der Regel wird es problemlos möglich sein, intraoperativ auf eine Relaxierung zu verzichten, es muß nur bekannt sein. Umgekehrt empfiehlt sich eine Information des Operateurs durch den Anästhesisten vor einer Relaxierung, um Zeitverzögerungen bei einer notwendigen Funktionsprüfung zu vermeiden.

FRAGE:
Gibt es spezielle Tuben für Eingriffe im Bereich der Mund-Kiefer-Gesichts-Chirurgie?

ANTWORT:
Es gelten die allgemeinen Regeln der oralen bzw. nasalen Intubation, allerdings kompliziert durch die Schwierigkeit der Fi-

xierung des Tubus und die Notwendigkeit einer absolut sicheren
Verbindung zwischen Kreisteil und Konnektor. Spiraltuben sind
zu bevorzugen. Auf einen festen Sitz des Konnektors ist speziell zu achten. Wegen der erhöhten Gefahr einer Herniation
nach Mehrfachsterilisation sollten möglichst neue Latex-Tuben
oder Einmaltuben verwendet werden. Einerseits empfiehlt sich
die Verwendung von Niederdruckcuffs, andererseits muß jedoch,
speziell bei nasaler Intubation, mit einer erhöhten Gefahr einer Cuffbeschädigung bei der Einführung gerechnet werden. Eine
Umintubation intraoperativ wird immer äußerst problematisch
sein. Auf die Vorteile einer kontinuierlichen Cuffdruckmessung
sei hingewiesen.

FRAGE:
Welche Verfahren bieten sich an, wenn mit einer schwierigen Intubation gerechnet werden muß?

ANTWORT:
Speziell in der Mund-Kiefer-Gesichts-Chirurgie muß man mit der
Möglichkeit einer schwierigen Intubation rechnen. Wertvolle Hinweise können anamnestische Angaben und die sorgfältige Inspektion und Untersuchung des Patienten geben.

Während früher die blind nasale Intubation unter Spontanatmung
das Verfahren der Wahl war, kann heute mit dem flexiblen Fiberskop wesentlich unproblematischer intubiert werden. Voraussetzung ist die sichere Beherrschung der Technik. Wegen der Blutungsgefahr bei vorherigen nasalen Intubationsversuchen sollte
bei entsprechenden Voraussetzungen heute primär fiberoptisch intubiert werden.

Zu empfehlen ist, daß in allen operativen Bereichen, in denen
mit schwierigen Intubationsverhältnissen gerechnet werden muß,
eine flexible Fiberoptik zur Verfügung steht. Ihr Einsatz erfordert allerdings spezielle Kenntnisse und insbesondere Übung,
die unter Anleitung von Erfahrenen erworben werden sollten.
Prinzipiell ist zu fordern, daß die fiberoptische Intubation in
den Ausbildungsgang eines jeden Anästhesisten aufgenommen wird.

Um Schäden des flexiblen Fiberendoskops zu vermeiden und seinen
sofortigen Einsatz im OP sicherzustellen, empfiehlt es sich,
einen sogenannten "fiberoptischen Intubationswagen" als fahrbare Einheit zusammenzustellen, der alle notwendigen Gerätschaften und Einzelteile für die fiberoptische Intubation und die anschließende Wiederaufbereitung des Gerätes enthält. Durch eine
solche Einheit wird insbesondere die sichere Aufbewahrung des
Gerätes im funktionsbereiten Zustand gewährleistet.

FRAGE:
Immer wieder stellt sich die Frage des Zusammenhangs zwischen
einer vermehrten Blutung im Operationsgebiet und der Narkoseführung bzw. -technik. Welche Möglichkeiten der Blutungsminderung
sieht der Anästhesist, welche der Operateur?

ANTWORT:
Unter den Inhalationsanästhetika besitzt Isofluran die ausgeprägteste vasodilatatorische Wirkung. Inwieweit dies mit einer vermehrten kapillären Blutung verbunden ist, muß dahingestellt bleiben. Im Zweifelsfall sollte jedoch auf ein anderes Inhalationsanästhetikum übergewechselt werden. Die zweite Möglichkeit besteht in der kontrollierten Hypotension, die jedoch eine kapillare Blutung weniger beeinflussen wird. Schließlich hat sich als dritte Möglichkeit die Hochlagerung des Oberkörpers bewährt, wobei auf einen freien venösen Abfluß aus dem Kopfbereich zu achten ist.

Von seiten des Operateurs werden lokal Vasokonstringenzien verwendet. Das bisher bevorzugte POR 8 ist in der letzten Zeit durch Zwischenfälle in Mißkredit geraten. Eine Höchstdosis von 2 IE sollte nicht überschritten werden, die Verdünnung sollte zwischen 0,1 - 0,25 IE/ml liegen. Das Medikament sollte nicht mehr jenseits des fünfzigsten Lebensjahres eingesetzt werden. Weitere Kontraindikationen sind kardiovaskuläre Erkrankungen (insbesondere koronare Herzkrankheit) und pulmonale Erkrankungen.

Die Frage der Notwendigkeit eines Vasokonstriktorzusatzes zum Lokalanästhetikum muß im Zusammenhang mit der Konzentration des Lokalanästhetikums gesehen werden. Er vermindert die Durchblutung und verhindert dadurch den raschen Abtransport des Lokalanästhetikums über die Blutbahn. Die längere Verweildauer in ausreichender Konzentration am Applikationsort bewirkt eine ausreichende Dauer und Tiefe der Anästhesie, eine Reduzierung der Durchblutungsrate, d. h. Blutleere im Operationsgebiet, und eine Reduktion der systemisch toxischen Wirkungen ($\underline{1}$, $\underline{2}$, $\underline{3}$). Durch den vasokonstriktorischen Zusatz können jedoch lokale und systemische Nebenwirkungen ausgelöst werden, deshalb soll die zugefügte Menge an vasokonstriktorischen Substanzen möglichst gering gehalten werden. Allgemein gilt daher, daß bei Einsatz eines Lokalanästhetikums heute noch strenger als bisher zu überprüfen ist, ob ein Vasokonstriktorzusatz notwendig ist. SCHWENZER sieht für sein Fachgebiet als Indikation nur die Wurzelspitzenresektion. Bei Verwendung von Adrenalin sollte generell die Konzentration von 1 : 200 000 bevorzugt werden. Höhere Konzentrationen (mehr als 1 : 100 000), die vor allem in der Zahnheilkunde eingesetzt werden, sollten Ausnahmefällen vorbehalten bleiben. Die Gefahr der Nachblutung darf bei zusätzlicher Lokalanästhesie nicht unterschätzt werden. Dies gilt besonders bei Eingriffen am Mundboden.

FRAGE:
Bietet die Lokalanästhesie gegenüber der Vollnarkose bei geriatrischen Patienten Vorteile?

ANTWORT:
Die klinische Erfahrung zeigt, daß bei Patienten im höheren Alter nach Vollnarkosen gehäuft mit Durchgangssyndromen gerechnet werden muß. Die Indikation muß daher durchaus streng gestellt

werden. Voraussetzung für eine Vollnarkose ist weiterhin eine gute präoperative Abklärung des Gesundheitszustandes des Patienten und eine entsprechend gezielte Vorbereitung. Zweifelsohne sollte diese präoperative Vorbereitung jedoch auch für Patienten gelten, bei denen nur eine Lokalanästhesie angewandt wird.

FRAGE:
Bietet die zusätzliche Analgosedierung zur Lokalanästhesie Vorteile?

ANTWORT:
Die zusätzlich zur Lokalanästhesie durchgeführte Analgosedierung erfreut sich in allen operativen Bereichen, speziell bei Eingriffen im Kopfbereich, großer Beliebtheit. Aus anästhesiologischer Sicht muß jedoch auf die damit verbundenen möglichen Komplikationen hingewiesen werden. Eine bereits bestehende Hypoxie kann durch eine Dämpfung des Atemzentrums verstärkt werden, eine Unruhe des Patienten durch Sedativa zunehmen, die Kontrolle der Atemwege ist durch die Abdeckung mit Operationstüchern oftmals sehr erschwert. Insgesamt müssen für die Durchführung eines solchen Verfahrens erhöhte Sicherheitsmaßnahmen gefordert werden. DICK vertritt die Meinung, die Indikation für ein anästhesiologisches Stand-by sei weit zu stellen.

Literatur

1. ESTLER, C.-J.: Lokalanästhetika, Eigenschaften, Wirkungsweise, Pharmakokinetik. Med. Mo. Pharm. 9, 197 (1986)

2. KNOLL-KÖHLER, E.: Nebenwirkungen von Lokalanästhetika und Analgetika. Zahnärztl. Mitt. 73, 2086 (1983)

3. SCHROLL, K.: Cardicain als Lokalanästhetikum in der Zahnheilkunde, Literaturübersicht. Swiss Dent. 7, 3 (1986)

# Sachverzeichnis

Acetazolamid 161, 184
Adenotomie 197, 279
-, Anästhesieverfahren 199f
-, Gerinnung 231
Adrenalin 161, 202, 251, 270f, 285
-, trizyklische Antidepressiva 271
Akromegalie 8
-, Hyperglykämie 17
-, Intubation 17, 21
-, Komplikationen 18
-, Myokardinsuffizienz 17
Akustikusneurinom 9, 10f
-, Bradykardie 11
-, Hydrozephalus 10
Akutes Glaukom 105
Anästhesieverfahren
-, Adenotomie 199f
-, Angiographie 54
-, Computertomographie 53f
-, Gesichtsverletzungen 87f
-, Hirntrauma 74f, 81f
-, Hypophysenadenom 17f, 20f
-, Kernspintomographie 57f
-, Ophthalmochirurgie 165f, 222f
-, Pneumenzephalographie 56
-, sitzende Position 25, 28
Angiographie, zerebral 53
-, Komplikationen 54f
Antidiuretisches Hormon 22
Augeninnendruckerhöhung 111f
Augenverletzung
-, Erstversorgung 70f, 101

Barbiturat
-, Hirnprotektion 28f
-, Schädel-Hirn-Trauma 65f, 78
Bradykardie
-, Akustikusneurinom 11
-, Hypophysenadenom 21
-, okulokardialer Reflex 104
Bronchoskopie 219

Cimetidin 184

Computertomographie 52f
-, Anästhesie 53f

Diabetes insipidus
-, Hypophysenadenom 22
-, Therapie 22
Doppler-Sonographie
-, Luftembolie 26
-, transkraniell 35, 48

Ecothiopat 183, 184
EEG 34f, 99
-, Spektralanalyse 36
-, zerebraler Funktionsmonitor 34
Enfluran
-, intrakranieller Druck 75
-, intraokulärer Druck 148
-, Kinder 179
Erbrechen
-, Strabismus 182, 229
Etomidat
-, Hypophysenadenom 20
-, Kinderanästhesie 176
Evozierte Potentiale 35f
-, akustisch 11f, 35, 39f, 93
-, Anästhesiemonitoring 100
-, Aussagegrenzen 46
-, Intubationsanästhesie 13
-, Lachgas 28
-, somatisch 41
-, visuell 21, 35, 47f
Expulsive Blutung 111f

Fiberoptische Intubation 250, 284

Gesichtsverletzungen
-, Aspiration 68, 253
-, Atemwegsverlegung 86
-, Erstversorgung 66
-, Intubation 66
-, Koniotomie 67
-, Narkoseeinleitung 87
-, Nasentamponade 68
-, Rachentamponade 68
-, Tracheotomie 87f

Glasgow-Coma-Scale 64
Glaukom 183
Glykopyrrolat 161, 182, 232

Halothan
-, intrakranieller Druck 75
-, intraokulärer Druck 148
-, Kinder 179
Halswirbelsäule
-, Lagerung 69
Hirndruckerhöhung
-, Anästhesieverfahren 53, 97f
-, Kortison 65, 93
-, PEEP 65
-, Sauerstoffextraktion 79f
-, Sorbit 93f
-, Therapie 65, 78, 93f
Hirndruckmessung 100
Hirnprotektive Maßnahmen 2, 28f
-, Barbiturat 28, 65
-, Midazolam 28
Hirnstammonitoring 13, 39f
Hyperthyreose 8
Hyperventilation
-, intraokulärer Druck 148
Hypogonadismus 8
Hypophysäre Insuffizienz 19f
-, Hypothyreose 20
-, Kortison 20
Hypophysenadenom 4f, 8, 16f
-, Akromegalie 8, 18
-, Anästhesieverfahren 20f
-, Anatomie 16, 18
-, antidiuretisches Hormon 23
-, Diabetes insipidus 22
-, Etomidat 20
-, Funktionsdiagnostik 6, 8, 16
-, hypertensive Krise 95
-, Hyperthyreose 8
-, Hypogonadismus 8
-, M. Cushing 7, 18
-, postoperative Phase 22f, 28f
-, transkranieller Zugang 9, 16
-, transsphenoidaler Zugang 5, 17, 94f

Intrakranieller Druck 75
-, Anästhesieauswirkung 75f, 84f
-, Isofluran 75, 81, 97f
-, Lachgas 75f

-, Lidocain 84
Intraokulärer Druck
-, Einflußgrößen 143f, 156f, 160f
-, Hyperventilation 144, 148, 156, 161
-, Ketamin 147f, 157f
-, Lachgas 148, 166
-, Muskelrelaxanzien 149, 160
-, Osmotherapie 161
-, volatile Anästhetika 148f
-, zentrale Steuerung 146f
Intubation
-, Akromegalie 17, 21
-, Gesichtsverletzung 66
-, Larynxeingriff 209
Iris-Linsen-Diaphragma 111f, 162f, 228
Isofluran 285
-, intrakranieller Druck 75
-, intraokulärer Druck 148
-, Kinder 179
-, zerebrale Perfusion 81, 97f

Jetventilation 210, 213f
-, Durchführung 215
-, Kontraindikation 217f

Kammerwasser 144f
Kapnometrie 219
-, Luftembolie 20, 26
Kernspintomographie 57
-, Anästhesieverfahren 57f
-, Monitoring 57
Ketamin
-, intraokulärer Druck 157
-, Kinder 177
Kieferchirurgie
-, Intubationswege 237f
-, kontrollierte Hypotension 244, 251
-, Narkoseeinleitung 246f
-, Tubusfixierung 238f, 250
Kieferklemme 239f, 252
Koniotomie 67, 101
Kontrastmittelreaktion 55
-, Prophylaxe 55
-, Therapie 55
Kontrollierte Hypotension 146, 211, 229, 233, 251
-, Kieferchirurgie 244
Kortisontherapie
-, M. Cushing 17
-, Schädel-Hirn-Trauma 65, 93

Kraniofaziale Dysostose 257f
-, Blutersatz 261
-, Monitoring 259
Krikoidtrokar 68

Lachgas
-, evozierte Potentiale 28
-, intrakranieller Druck 75, 77f, 84f
-, intraokulärer Druck 148, 166, 234
-, Luftembolie 27, 97
-, Mittelohreingriff 204, 234
-, Pneumenzephalographie 56
Lagerung
-, Bauchlagerung 23
-, hintere Schädelgrube 23
-, kraniofaziale Dysostose 260
-, Kreislauf 24
-, Schädel-Hirn-Trauma 84
-, sitzende Position 23
Laryngospasmus 201, 208
Larynxeingriff
-, Luftembolie 211
-, Monitoring 207
-, Narkoseeinleitung 209f
Laserchirurgie 108, 219f, 234
-, Komplikationen 219f
Lokalanästhesie
-, Adrenalin 270f
-, Dentalchirurgie 267f, 285
-, Komplikationen 271
-, Ophthalmochirurgie 121f
-, POR 8 271
Luftembolie 3
-, Doppler-Sonographie 26, 99
-, Häufigkeit 25, 96
-, Kapnographie 20, 26, 99
-, klinische Symptome 26
-, Lachgas 27, 97
-, Lagerung 3, 24, 25, 96
-, Monitoring 3, 20, 26f, 99
-, PEEP 95f
-, Prophylaxe 27
-, sitzende Position 24, 25, 96
-, Therapie 27
-, Vorhofkatheter 27

Maligne Hyperthermie 180f
Methohexital
-, rektale Einleitung 177
Minirin 22

Mittelohreingriff
-, Lachgas 204
Monitoring
-, EEG 34
-, evozierte Potentiale 35f
-, Hypophysenadenom 20f
-, Kernspintomographie 57
-, kraniofaziale Dysostose 259
-, Luftembolie 25f
-, Schädel-Hirn-Trauma 85, 100
M. Cushing 7f
-, Komplikationen 7, 18
-, Kortisonsubstitution 17
-, präoperatives Vorgehen 7, 17
Muskelrelaxanzien
-, intraokulärer Druck 149f

Narkoseeinleitung 199f
-, intramuskulär 177
-, Kieferchirurgie 246
-, rektal 177, 199
Narkoseführung
-, Gesichtsverletzung 87f
-, Hypophysenadenom 21
-, perforierende Augenverletzung 185
-, Schädel-Hirn-Trauma 81f
-, sitzende Position 28
Nasentamponade
-, Gesichtsverletzung 68
-, Nasenoperation 205
N.-facialis-Stimulation 193, 204, 283
Neuroleptanalgesie
-, Hypophysenadenom 20
-, sitzende Position 25, 28

Okulokardialer Reflex 104, 128f, 160f, 182, 226, 229
-, Glykopyrrolat 161, 182
-, retrobulbäre Blockade 105
-, Symptome 104, 161
Ophthalmochirurgie
-, Anästhesieverfahren 113f, 154f, 165f, 222f
-, Infiltrationsanästhesie 123, 134
-, Kinder 172f
-, kontrollierte Hypotension 166, 229
-, Monitoring 167f, 180, 231
-, Mortalität 223

-, örtliche Tropfanästhesie
  121f, 134
-, regionale Nervenblockade
  123
-, retrobulbäre Blockade
  124f, 135, 168
-, Stand-by 127f, 168, 225,
  226, 231

Perforierende Augenverletzung 184, 185
-, Narkoseeinleitung 185, 227
-, Vecuronium 228
Phenylephrin 163, 181
Plastische Operation
-, Tubusfixierung 254
Pneumenzephalographie 56
-, Lachgas 56
POR 8 203, 251, 271, 285
-, Komplikationen 251
Postoperative Phase
-, Barbiturat 28
-, Midazolam 28
-, Nachbeatmung 98
Prolaktinom 18
Pulsoxymetrie 219

Rachentamponade
-, Gesichtsverletzung 68
-, Kieferchirurgie 250
-, Nasenoperation 205
Retrobulbäre Blockade 113f,
  124f
-, Komplikationen 113f, 129f
-, okulokardialer Reflex 105

Salivation 190, 232
Schädelbasisoperation
-, arterielle Blutung 3
-, Hirnprotektion 2
-, Lachgas 4, 27
-, Lagerung 2, 23f
-, Liquordrainage 2, 21
-, Luftembolie 3, 24, 27f
-, Tubusfixierung 2, 20
Schädelgrube, hintere
-, Anatomie 23
-, Narkoseführung 28
Schädel-Hirn-Trauma
-, Diagnostik 64
-, Glasgow-Coma-Scale 64
-, Hypertonus 85
-, Isofluran 75f, 97f
-, Kortison 65, 93
-, Lachgas 75f
-, lachgasfreie Narkose 78

-, Lagerung 84
-, Monitoring 85
-, Narkoseeinleitung 83f
-, Narkoseführung 81f
-, Perfusionsdruck 65, 74
-, Schocktherapie 81f
-, Succinylcholin 63
-, Therapie 65f, 76f
-, zerebrale Perfusion 78f
Schocktherapie
-, Schädel-Hirn-Trauma 81f
Schwierige Intubation 209f,
  248f
Sitzende Position
-, Kreislauf 24
-, Luftembolie 3, 24, 25f
-, Narkoseführung 28
-, Neuroleptanalgesie 25, 28
-, Respiration 25
Stand-by 127f, 168, 225,
  226, 231, 286
Strabismus 179, 181
-, Erbrechen 182, 229
Succinylcholin
-, intraokulärer Druck 150f,
  181f, 227
-, Kontraindikation 227
-, Schädel-Hirn-Trauma 63, 84

Tageschirurgie 274f
Temperaturverlust 207
Timolol 183, 184
Tracheotomie
-, Gesichtsverletzung 87f
Tränenwegspülung 182f
Trizyklische Antidepressiva
-, Adrenalin 271
Tubusfixierung 196, 200,
  238f, 278, 283
-, Kieferchirurgie 238f
-, plastische Operation 254
Vecuronium 228

Zerebraler Funktionsmonitor
  34f
Zerebrale Perfusion
-, Isofluran 81, 97f
-, Sauerstoffextraktion 79f
-, Schädel-Hirn-Trauma 78